急诊急救与急诊创伤处置要点

主编 高 明 周潘宇 张秀春 郝信磊 曹含梅

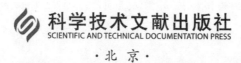

科学技术文献出版社
SCIENTIFIC AND TECHNICAL DOCUMENTATION PRESS

·北 京·

图书在版编目（CIP）数据

急诊急救与急诊创伤处置要点 / 高明等主编. — 北京：科学技术文献出版社，2018.5
ISBN 978-7-5189-4462-0

Ⅰ.①急… Ⅱ.①高… Ⅲ.①急诊②急救③急救—创伤外科学 Ⅳ.①R459.7
②R605.97③R64

中国版本图书馆CIP数据核字(2018)第103335号

急诊急救与急诊创伤处置要点

| 策划编辑：曹沧晔 | 责任编辑：曹沧晔 | 责任校对：赵 瑷 | 责任出版：张志平 |

出 版 者　科学技术文献出版社

地　　址　北京市复兴路15号　邮编 100038

编 务 部　(010) 58882938，58882087（传真）

发 行 部　(010) 58882868，58882874（传真）

邮 购 部　(010) 58882873

官方网址　www.stdp.com.cn

发 行 者　科学技术文献出版社发行　全国各地新华书店经销

印 刷 者　济南大地图文快印有限公司

版　　次　2018年5月第1版　2018年5月第1次印刷

开　　本　880×1230　1/16

字　　数　400千

印　　张　13

书　　号　ISBN 978-7-5189-4462-0

定　　价　148.00元

前言

近三十年来，随着改革开放的深入开展，人民生活水平不断提高，对医疗的需求也随之水涨船高，给临床医生带来压力的同时，也促进了我国医疗事业的快速发展，尤其是医学科学技术的发展给急重症医学带来了革命性的变化。为了满足社会的需求和专业知识技术的不断快速更新，我们邀请了一批专家、教授及年轻的医师编写了本书。

本书首先系统介绍了心肺脑复苏、休克的应急处理、院前急救、院内急救等急诊急救要点，然后重点讲述了急诊科常见疾病的诊断与治疗内容，资料新颖，重点突出，简明扼要，突出实用性、体现先进性、确保科学性，可供各基层医院急诊医师、全科医师及相关科室医务人员参考阅读。

由于参编人员较多，文笔不尽一致，加上编者时间和篇幅有限，虽经反复多次校稿，但书中疏漏在所难免，望广大读者批评指正，谢谢！

编　者
2018 年 4 月

目　录

第一章

心肺脑复苏

第一节　心肺脑复苏发展史

一、古代心肺复苏

公元前 3000 年，玛雅文明和印加文明都推崇用"直肠烟熏法"对患者进行复苏。公元前 896 年，圣经中首次描述了成功复苏的案例。一对夫妇的儿子因为头痛而死亡，先知以利沙"祈祷后俯身向小孩，嘴巴对着小孩的嘴巴，眼睛看着小孩的眼睛，手放在小孩的手上。小孩的身体随后慢慢暖和起来。先知便在房中来回走动，然后再次俯身向小孩。小孩打了七个喷嚏后睁开了双眼"。这是最早的关于心肺复苏的文字记录，似乎有了口对口人工呼吸的雏形。

500—1500 年，各种方法（包括鞭打法、体外加温法、马背颠簸法，以及木桶滚体法）在不同的地域应用。鞭打法即是通过鞭打的方式唤醒患者的意识。体外加温法的出现是由于当时人们意识到人死后体温会降低，因此将生命与温度联系在一起，为患者加温成了当时防止患者死亡的重要方法。加温的方法包括热炭灰、燃烧的排泄物或热水体表加温等。马背颠簸法是将患者置于马背上，然后让马在空旷的地方奔跑，以期通过颠簸使气体进出患者肺内。木桶滚体法是让患者俯卧在大木桶（如红酒桶）上，来回滚动木桶，以帮助挤压患者的胸部，使气体呼出；然后去除胸部压力让胸部扩张，使气体吸入。由于这项技术引入了通过胸部压力变化影响肺内气体呼出、吸入的理念，因而成为现代心肺复苏技术的前身技术之一。

实验性气管插管最初于 1000 年左右由穆斯林哲学家和医学家阿维森纳报道："必要时将一根金、银或其他材质的管子插入喉部。"安德雷亚斯·维萨里在其出版的书籍中也提到"向管中吹气使动物复苏"。这是气道管理最早的雏形。

16 世纪初，人们开始使用风箱法对患者进行复苏，延续了近 300 年。由于壁炉风箱携带极不方便，不少制造业人员萌生了球囊面罩复苏器的创意。1829 年，研究者发现用风箱使肺部过度膨胀，可能导致动物死亡，故停止使用风箱法。

18 世纪初，烟草燃烧的烟雾灌入患者直肠——一种新的复苏方法悄然兴起，在北美印第安人中运用得非常广泛，在 1767 年被美国殖民者引入英国。1881 年，本杰明·布罗迪的研究发现四盎司烟草可能使狗致死，一盎司烟草可能使猫致死，此法不再被使用。

18 世纪，溺水者的数量呈上升趋势，溺水逐渐成为当时引起猝死的首要原因。为此，人们开始使用"倒挂法"抢救溺水。倒挂法是捆住溺水者的脚部将溺水者倒挂起来，并对其胸部间断加压以帮助溺水者吸气和呼气。18 世纪 40 年代，法国巴黎科学院正式推荐对溺水的患者进行口对口吹气。1767 年，荷兰溺水者复苏协会成立。1774 年，英国皇家溺水者营救会成立。该协会推荐的溺水者救治方法包括：①将溺水者移近燃烧的火堆旁、埋在热沙中、浸入热水中或置入有 1~2 名志愿者供暖的被窝中，为患者保暖。②将溺水者置于头低脚高位，挤压其腹部，并用羽毛挠其咽喉壁催吐，清除患者吞入胃内或吸入肺内的水。③通过直肠内灌入烟草烟雾或其他强刺激性的气体刺激溺水者的双肺、胃和肠。④用风箱帮助患者恢复呼吸。⑤放血。

最早出现的低温治疗始于19世纪初，俄国人将患者的身体埋在雪和冰中，以降低机体的代谢。当时人们尚未认识到最重要的需要降低代谢的器官是大脑，只对身体进行降温。

19世纪50年代，人工通气并未得到足够的重视，人们把注意力主要集中在如何保持体温上。100年前荷兰人提出的保温方法仍在继续沿用，直到马歇尔·霍尔提出长时间转运的患者，如果不进行呼吸支持而仅仅是单纯保暖，对患者有害无益，保暖的方法才受到了挑战。新鲜空气对患者是最重要的，但患者仰卧、舌根后坠可能阻塞气道。由于风箱在当时已经不再使用，马歇尔·霍尔提出将患者从仰卧位到侧卧位来回滚动，每分钟16次，并且当患者处于俯卧位时，在患者的背部加压，以便患者呼气。通过这种方法，患者可以获得300~500mL的潮气量。该法很快被英国皇家溺水者营救会所采纳。后来，随着麻醉药物的使用，医院内发生呼吸骤停的患者数量增加，口对口人工呼吸的技术逐渐成熟。

19世纪后期，西尔维斯特复苏法开始出现。让患者仰卧，将双上肢举向头的两侧，再收回并按压胸部，每分钟重复16次。1892年，法国学者还提出了伸拉舌头复苏法，即打开患者口腔，有节奏地将其舌头向外拉，为开放气道奠定了基础。1932年，霍尔格和尼尔森对西尔维斯特复苏法进行了改进，改进后仍是让患者取仰卧位，其双手置于头后，通过按压胸部让气体呼出，抬高肘部使气体吸入。1954年，詹姆斯·埃兰首次提出了正常人呼出的气体足够维持患者的氧合的理论。1956年，与彼得·沙法共同研发了现代口对口人工呼吸技术。1957年，美国军方开始采用该技术复苏意识丧失的患者。同年，彼得·沙法教授撰写了《心肺复苏的基础》一书，提出口对口人工呼吸是复苏医学领域里一场革命性的进展。1960年，闭胸心脏按压技术出现，技术的关键在于产生一定的心脏搏出量和血液循环将氧气带到患者的大脑，减轻大脑的缺血缺氧，是复苏医学领域又一个标志性的里程碑。

二、电除颤技术的发展历程

电除颤技术的发展有赖于当代医学对心室纤颤的认识。18世纪末—19世纪初，人们逐渐认识到心脏电活动对心脏正常工作的重要性，电治疗也作为一种重要的治疗手段逐渐兴起。

1879年，一位德国医生研究了感应电和直流电对外科手术中的心脏的影响，提出直接电击心脏或者将直流电施加在胸壁上均可改变心脏的频率和节律。1887年，马克·威廉首次阐释了"心室肌纤维状收缩"的病理生理特点和临床意义，认为心室肌肉不规则、无节律、不协调的颤动时，不能产生前向血流，心室将充血扩大，动脉血压将显著下降。提出不规则的纤维状收缩是心室内发生了物质变化所导致的，与心脏结构和心外神经的活动无关。首次描述了室颤阈值的概念，同时发现某些物质（如高浓度的溴化钾）注射入血循环后更容易引起室颤。同年，马克·威廉提出对哺乳动物的心脏给予一系列适当强度的电击，可能重新恢复心脏搏动，并且首次提出将直接心脏按压和人工通气结合起来对心脏骤停的患者进行复苏。

1889年，马克·威廉将心脏骤停的原因分为心脏停搏和心室纤颤，各种心脏状态下发生的室颤是猝死的重要原因，并提出大部分心源性猝死都是在心肌缺血的基础上发生心室纤颤而引起的。1887年，奥古斯都·沃勒开始用毛细血管静电计记录人的心脏活动。1897年，威廉·埃因托芬开始用线性检流计记录人类心脏电活动，从而成为心电图发展的先驱。1911年，奥古斯都·霍夫曼发表了第一份室颤的心电图。同年，托马斯·刘易斯等人采用该方法记录心电图，发现室颤是氯仿麻醉时发生猝死的常见原因。

随着电力在社会大众中的广泛应用，意外触电身亡的危险明显增加。1882年，人们发现250V的交流电可以致命。1899年，日内瓦大学的生理学家普雷沃斯特和巴提丽观察发现室颤时可以通过心脏按压和人工通气来暂时维持血压，同时让比较强的电流经过颤动的心脏，可以使颤动的心肌恢复规则的节律，有助于成功救治触电身亡的患者。遗憾的是复苏所需的最佳电压和电流强度仍为未知数，且在现场和很短的时间内提供符合要求电压下的电流也实为不易。因此，该理论与技术难为临床所用。

20世纪初，英国、欧洲和美国的解剖学家、病理学家和生理学家开始应用连续的心电监护设备来研究心脏搏动形成和传导的异常。20 世纪 20 年代，贝尔电话试验室开展了对于室颤和除颤非常有价值的研究。1933 年，约翰·霍普金斯大学的威廉等报道狗诱发室颤后进行电除颤的研究结果，首次提出了对实验动物进行闭胸电除颤的可能性。但该研究并没有在霍普金斯大学继续进行下去，有幸的是克利夫兰市的 Western Reserve 大学的研究者们仍继续在进行相关研究，卡尔·维格尔发表了一系列关于采用氯化钾、氯化钙混合溶液血管内注射和心脏按压结合起来治疗狗室颤的文章，同时提出将人工心脏按压和电除颤相结合，可以增加除颤的成功率。1936 年，在美国生理协会年会上，卡尔·维格尔阐释了这种方法可用于增加心脏手术中突发室颤后复苏成功的可能性。1937 年，弗雷德里克·莫茨报道了在电除颤前静脉使用局麻药物普鲁卡因可以增加电除颤的成功率，首次对室颤时有效使用抗心律失常药物的报道。尽管如此，大家仍然对室颤患者的心脏复苏持怀疑态度。

1941 年，Western Reserve 大学的外科医生克劳德·贝克报道了 2 例术中发生室颤的患者，使用上述药物治疗和电除颤，但未成功。1947 年，贝克医生为一位患有严重先天性漏斗胸的 14 岁小孩进行手术。关胸时，患儿发生心脏骤停，贝克医生再次为他开胸，进行心脏按压，发现患儿心室肌颤动，立即使用肾上腺素、洋地黄和普鲁卡因等药物。医务人员从贝克医生的实验室推来了一台除颤器，在患儿心脏骤停 45min 时进行了第一次电除颤。几次除颤后，患儿心脏恢复了窦性心律。3h 后患儿神志恢复，能正确回答问题。最后患儿完全康复出院。该病例是人类首次除颤成功的病例，提出除颤器是挽救心脏骤停的有效工具。此后，贝克医生开设了一系列复苏培训课程，指导 3 000 余人参加课程学习和使用除颤器。至此，将人类心室颤动转复为窦性心律的电除颤技术诞生了。但是，贝克医生的除颤器大而笨重，必须使用交流电源和开胸直接电击心脏，极大地降低了临床应用的可行性。

1956 年，保罗·卓尔成功进行了闭胸式电除颤。持续心电监护的出现提高了识别致命性心律失常的高危者的可能性，经过心肺复苏和电除颤技术培训的急救小组的组建提高了心脏骤停的复苏成功率，这两者都对电除颤技术至关重要。1962 年，有研究者报道了直流电除颤，并发症更少、更为安全，可以用电池为除颤器供电。1969 年，第一台可移动除颤器上市。1979 年，第一台自动体外除颤器（automated external defibrillator，AEDs）投入临床使用。随着社会经济的发展和公众自救意识的提高，AEDs 将逐渐从临床走向社区，从社区走向家庭，进入个人的生活。

三、现代心肺复苏的发展历程

1960 年，口对口人工呼吸和闭胸式心脏按压两种技术结合，开启了心肺复苏的新纪元，标志着现代心肺复苏的诞生及现代心肺复苏体系和学说的建立。同期，口对口人工呼吸、闭胸式心脏按压和闭胸式电除颤共同成为现代心肺复苏的三大里程碑。

1974 年，美国心脏学会（AHA）制定了第一个心肺复苏指南［Standards for Cardiopul - monary Resuscitation（CPR）and Emergency Cardiac Care（ECC）］。1980 年，AHA 对指南进行了第一次更新。1985 年，第四届全美复苏会议对 CPR 标准进行了评价和修改，强调复苏的成功并非仅仅指心脏泵功能和呼吸功能的恢复，还包括神经系统功能的恢复，提出心肺脑复苏的概念。1986 年和 1992 年，AHA 又分别对指南进行了两次更新。1992 年的指南中首次提出"生命链"的概念，指在心脏骤停患者抢救的过程中"早期识别""早期心肺复苏""早期电除颤""早期高级支持"是至关重要的四个环节，环环相扣，紧密相连，成为延续生命的链条，每一个环节的成功实施，有助于降低心脏骤停患者的死亡率。"生命链"的概念很快得到了推广和普及，成为众多急救医疗服务（emergency medical service，EMS）体系抢救院外心脏骤停患者的基石。

2000 年，AHA 和国际复苏联合会（ILCOR）联合推出《2000 心肺复苏和心血管急救指南》，首次采用循证医学方法对世界范围内的复苏医学证据进行系统评价和分级，形成了基于证据的推荐指南。该指南很快成为全球复苏医学的纲领性文件。中国将心肺复苏技术总结成为 A～I 法：A（airway，开放气道）、B（breathing，人工呼吸）、C（circulation，胸部按压）、D（drug，药物治疗）、E（ECG，心电监护）、F（fibrillation，电击除颤/复律）、G（gauge，病情评估）、H（hypothermia，低温保护脑）、I（intensive care unit，重症监护）。此后，AHA 和 ILCOR 采用同样的评价方法每五年对指南进行一次更新。《2005 心肺复苏和心血管急救指南》重在简化心肺复苏的程序，增加每分钟按压次数和减少 CPR 期间对按压的中断。目前，最新的《2010 心肺复苏和心血管急救指南》则在既往四环生命链的基础上增加了"心脏骤停后综合治疗"的环节，将生命链拓展为五环，通过各种技术进一步强调了帮助脑功能恢复在复苏中的重要性。该版指南还对心肺脑复苏的技术细节进行了简化和修订。

四、2000—2010 心肺复苏和心血管急救指南的主要变化

心肺复苏技术从古至今、从原始到现代、从蒙昧到科学，其发展、变迁和革新都与人类的文明和进步密不可分。同时，心肺复苏技术有医学家、生物医学家和生理学家的通力合作，更有电力业、电器业和电话业的技术支撑，才让这项拯救成千上万生命的实践性技术日臻完善。然而，心肺复苏技术还远未达到完美的境地，它并不像其在电视或电影中被神化的那样，有那么高的抢救成功率。时至今日，院外发生的、无目击者的心脏骤停的存活入院率不过 6%，而存活出院率则更低。另一方面，即使现在指南中推荐的意见和建议，也有很多是源自专家共识、动物实验或临床观察性实验，并非大规模临床随机对照试验。因此，心肺复苏的未来还有很长的路要走，每一次指南的更新，其实都是人类集跬步至千里的一次实践。也许我们可以从历史的回顾中学习一些经验，加强多学科的合作、交叉和融合，让心肺复苏技术进步的每一步都迈得坚实而有力，让心肺复苏技术的每一个小小进步都转化为千千万万的生命和尊严。

（一）心肺复苏程序的变化

在现代心肺复苏学诞生之初，经典的心肺复苏一直以开放气道为起点，即通常说的"A－B－C"，也是 2000 指南和 2005 指南推荐的心肺复苏程序。近年来，越来越多的研究证实延误或中断胸外按压会降低存活率。因此，2010 年指南将心肺复苏程序从"A－B－C"改为了"C－A－B"（胸部按压－开放气道－人工呼吸），即先开始胸部按压，再开放患者气道和实施人工呼吸。

（二）成人胸部按压推荐意见的主要变化

按压产生的血流灌注能为大脑和心脏等重要脏器输送氧和养供。因此，心脏骤停后胸部按压尤为重要。指南在不断地更新中，对按压的要求越来越高（表 1－1）。

表 1－1　2000—2010 心肺复苏和心血管急救指南关于成人胸部按压推荐意见的主要变化

指南	按压深度（cm）	按压频率（次/min）	按压通气比	仅胸部按压的 CPR
2000 指南	4~5	100	15：2	未做推荐
2005 指南	4~5	100	30：2	施救者不愿或无法提供通气，则应进行单纯胸外按压
2010 指南	至少 5	至少 100	30：2	未经 CPR 培训的非专业人员，应进行单纯胸外按压的 CPR

（三）成人人工呼吸推荐意见的主要变化（表 1－2）

表 1－2　2000—2010 心肺复苏和心血管急救指南关于成人人工呼吸推荐意见的主要变化

指南	检查呼吸方法	吹气时间	吹气前准备	环状软骨加压
2000 指南	看、听、感觉检查呼吸	2s 左右	深吸气	2~3 名施救人员时可采用
2005 指南	看、听、感觉检查呼吸	大于 1s	平静呼吸	2~3 名施救人员时可采用
2010 指南	扫视患者呼吸状态，取消看听感觉检查方法	大于 1s	平静呼吸	不建议常规采用

（四）电除颤推荐意见的主要变化（表1-3）

表1-3　2000—2010心肺复苏和心血管急救指南关于成人电除颤推荐意见的主要变化

指南	儿童使用AED	连续除颤方法	除颤能量
2000指南	仅推荐8岁以上患儿使用	3次（首次除颤后，检查心律，若不成功，立即进行第二次除颤，再检查心律，若仍不成功，进行第三次电除颤）	单相波： 首次：200J 再次：200~300J 第三次：360J 双相波： 未做推荐
2005指南	1至8岁的儿童，应使用儿科型剂量衰减AED。如果无此机型，可使用普通AED。是否为1岁以下的婴儿使用AED，尚无足够证据	1次（除颤后立即恢复胸外按压与人工通气，2min后检查心律，若仍需除颤心律，进行再次除颤）	单相波： 每次除颤均推荐360J 双相波： 首次：120~200J 再次：相同或更高的能量
2010指南	1至8岁儿童应使用儿科型剂量衰减AED。如果没有，应使用普通AED。对于1岁以下婴儿，建议使用手动除颤器。如果没有，需使用儿科型剂量衰减AED。如果也没有，可以使用普通AED	1次（除颤后立即恢复胸外按压与人工通气，2min后检查心律，若仍需除颤心律，进行再次除颤）	单相波： 每次除颤均推荐360J 双相波： 首次：制造商为其对应波形建议的能量剂量（120J至200J） 再次：相同或更高的能量

（五）成人高级生命支持推荐意见的主要变化（表1-4）

表1-4　2000—2010心肺复苏和心血管急救指南关于成人高级生命支持推荐意见的主要变化

指南	二氧化碳波形图	用药方案		
		阿托品	腺苷	有症状的心动过缓用药
2000指南	建议使用呼出二氧化碳检测器确认气管插管位置。监测呼气末二氧化碳（PETCO$_2$）可以用于了解心肺复苏过程中产生的心输出量	PEA或心脏停搏时建议常规使用	用于稳定的、规则的、窄QRS心动过速	在阿托品或起搏无效时，可使用多巴胺和肾上腺素
2005指南	建议使用呼出二氧化碳检测器确认气管插管位置。监测PETCO$_2$可以用于了解心肺复苏过程中产生的心输出量	PEA或心脏停搏时建议常规使用	用于稳定的、规则的、窄QRS心动过速	在阿托品或起搏无效时，可使用多巴胺和肾上腺素
2010指南	使用二氧化碳波形图确认气管插管位置，根据PETCO$_2$值监测心肺复苏质量和检测自主循环是否恢复	不推荐PEA或心脏停搏时常规使用	用于稳定型、规则的、单型性、宽QRS心动过速	在阿托品无效或不适合使用阿托品时，可使用多巴胺、肾上腺素和异丙肾上腺素代替经皮起搏

（六）成人复苏后治疗推荐意见的主要变化（表1-5）

表1-5　2000—2010心肺复苏和心血管急救指南关于成人复苏后治疗推荐意见的主要变化

指南	重要性	亚低温治疗	经皮冠脉介入治疗	脑电监测
2000指南	心脏骤停后治疗涵盖在高级生命支持中	心脏骤停后自助循环恢复，血流动力学稳定者，自发产生的轻度低温（＞33℃）无须积极复温	对于复苏后的患者未做推荐	对于复苏后的患者未做推荐
2005指南	心脏骤停后治疗涵盖在高级生命支持中	院外发生的室颤所致心脏骤停，复苏后仍昏迷但血流动力学稳定者，推荐诱导亚低温治疗	对于复苏后的患者未做推荐	对于复苏后的患者未做推荐
2010指南	形成综合的、多学科的心脏骤停后治疗体系	院外发生的室颤所致的心脏骤停，自主循环恢复后仍昏迷，但血流动力学稳定者，推荐诱导亚低温治疗	对于STEMI致心脏骤停的患者，无论复苏后意识如何，都推荐急诊冠脉造影和血管再通治疗	对于ROSC后仍昏迷的患者，应频繁或持续监测脑电情况，以诊断癫痫并及时处理

（高　明）

第二节　心脏骤停

心脏骤停（cardiac arrest，CA）是指各种原因（心脏和非心脏原因）引起的心脏有效泵血功能突然丧失，导致血液循环停止，全身重要脏器严重缺血、缺氧的临床急症状态。发生CA的患者不一定有心脏基础疾病或全身其他的基础疾病，可能发生于任何人、任何时间、任何场合。发病后若不立即进行积极心肺复苏，患者可能在极短的时间内死亡。

心脏骤停与心脏性猝死（sudden cardiac death，SCD）的概念不尽相同。SCD是指由于各种心脏原因引起的短时间内发生的（一般在症状出现后1h内）突然死亡。SCD的患者绝大多数有心脏结构异常，主要包括冠心病、肥厚型心肌病、心脏瓣膜病、心肌炎、非粥样硬化性冠状动脉异常和结构性心电异常等。另外，尚有一些暂时的功能性因素（如心电活动不稳定、冠状动脉痉挛、心肌缺血及缺血后再灌注等），也可能使心脏发生不稳定的情况。其他如自主神经系统不稳定、电解质紊乱、过度劳累、情绪压抑及使用导致室性心律失常的药物等心外因素也可能诱发SCD。

一、心脏骤停的常见原因

AHA和ILCOR认为诱发心脏骤停最常见的原因归结为5"H"和5"T"。5"H"是指低血容量（hypovolemia）、低氧血症（hypoxia）、氢离子（酸中毒）［hydrogen ion（acidosis）］、高/低钾血症（hyper-/hypokalemia）、低体温（hypothenma）。5"T"是指中毒（toxins）、填塞（心包）［tamponade（pericardiac）］、张力性气胸（tension pneumothorax）、心肌梗死（myocardial infarction）、肺血管栓塞（thrombosis of the pulmonary vasculature）。

（一）低血容量

低血容量是指体内或血管内的体液、血液或血浆大量丢失，引起的有效血容量急剧减少。引起低血容量的常见原因包括：严重腹泻、剧烈呕吐、大量排尿或大面积烧伤时可导致体液、血浆的大量丢失；食管胃底静脉曲张破裂出血、胃肠道溃疡侵蚀血管出血时可导致血液的大量丢失；肌肉挫伤、骨折、肝脾破裂等创伤出血时也可导致血液的大量丢失。

（二）低氧血症

低氧血症是指血液中氧含量过低，主要表现为动脉血氧分压与血氧饱和度下降，是呼吸衰竭的重要临床表现之一。若未及时进行氧疗或呼吸支持，患者可因心、脑等全身重要脏器严重缺氧而发生心脏骤停。引起低氧血症的常见原因：①呼吸系统疾病：严重感染、呼吸道阻塞性病变的急性发作或急性加重、重症哮喘、各种原因引起的急性肺水肿、肺血管疾病和胸部创伤等引起通气和（或）换气功能障碍可导致缺氧的发生。②中枢神经系统疾病：脑卒中、颅内感染、颅内占位、颅脑外伤、高位脊髓病变或创伤、重症肌无力等呼吸中枢抑制或神经－肌肉传导系统障碍也可导致缺氧的发生。

（三）酸中毒

酸中毒是指体内血液和组织中的酸性物质堆积，表现为血液中氢离子浓度上升、pH下降。引起酸中毒的常见原因：

1. 代谢性酸中毒　各种原因引起的休克导致的酸中毒、酮症酸中毒、乳酸酸中毒、肾小管酸中毒、尿毒症性酸中毒、药物或毒物引起的酸中毒。

2. 呼吸性酸中毒　①颅内病变或外伤引起的呼吸中枢活动抑制，使通气减少而二氧化碳蓄积。②催眠镇静药物（如吗啡、巴比妥钠等）引起的呼吸抑制所致通气不足。③各种原因导致的呼吸肌麻痹（如脊髓灰质炎、吉兰－巴雷综合征、重症肌无力等）引起的通气不足。④胸廓畸形（如脊柱侧弯、强直性脊柱炎等）引起通气不足。⑤气道异物、喉头水肿和呕吐物误吸等引起的气道阻塞所致通气不足。⑥严重妨碍肺泡通气的肺部疾病，如阻塞性肺病、支气管哮喘、严重肺间质性病变等。⑦环境气体中二氧化碳浓度过高致过多二氧化碳吸入等。

（四）高/低钾血症

高钾血症可通过影响自律细胞的自律性、心肌细胞静息电位、复极过程，以及通过间接影响动作电位的形成和传导速度，引发包括室速、室颤在内的各种心律失常，也可通过抑制心肌，使心肌收缩力减弱、心脏扩大并于舒张期发生停搏。引起高钾血症的主要原因有：①钾的摄入量过多。②排除减少。③组织破坏，主要见于严重组织损伤，如各种急性溶血反应、大量肌肉损伤等。

低钾血症可导致心肌细胞及其传导组织的功能障碍，引起心脏自律性细胞兴奋性下降，房室交界区的传导减慢，异位节律细胞的兴奋性增强，引发多种心动过缓或心动过速性心律失常，甚至室性心动过速和心室纤颤。严重的低钾血症还可导致心肌功能和结构改变，直接诱发或加重心功能不全，特别是基础心功能较差的患者。低钾血症时，患者发生洋地黄中毒的可能性更高。引起低钾血症的常见原因：①摄入不足。②丢失增多。③药物使用不当：大量使用排钾利尿药物（如祥利尿剂和噻嗪类利尿剂及甘露醇、高渗葡萄糖等渗透性利尿剂）而补钾不足、使用泻药不当造成患者严重腹泻等。

（五）低体温

低体温是指核心体温降至新陈代谢和生理功能所需温度以下的状态。严重低体温可能导致细胞新陈代谢显著减慢，甚至停止，患者可能出现呼吸显著减慢和致命性快速或缓慢心律失常。引起低体温的常见原因：①环境温度过低。②影响体温调节功能的躯体疾病：甲状腺功能减退、肾上腺功能低下、低血糖等。③药物使用不当：巴比妥类药物和吩噻嗪类药物可能影响患者下丘脑的体温调节功能，乙醇可以使血管扩张和中枢神经系统调节功能抑制，胰岛素、甲状腺药物或类固醇药物的使用也可能导致低体温。

（六）中毒

中毒是指毒物进入体内，发生毒性作用，使组织细胞破坏、生理功能障碍，甚至引起死亡的现象。中毒后由于毒物种类的不同，可能导致损伤的重点脏器也不同，但最终都可能发生多器官功能障碍从而引发心脏骤停。

（七）心包填塞

心包填塞是指外伤后心脏破裂或心包内血管损伤造成心包腔内的血液积存或者心包因炎症或肿瘤导致大量液体渗出造成心包腔内的液体积存。由于心包的弹力有限，急性心包大量积血或积液可限制心脏舒张功能，使回心血量急剧降低，心输出量也显著降低，引起急性循环衰竭，进而导致心脏骤停。

（八）张力性气胸

张力性气胸可能造成：①患侧肺脏被完全压缩萎陷，丧失通气和换气功能。②纵隔被压力推向健侧，使与心脏连接的大血管发生扭曲和受压，影响回心血量进而影响心输出量。③健侧肺脏部分被压迫，影响健侧肺的通气和换气功能。若未立即进行排气减压，可造成严重气体交换障碍，静脉回流受阻，心输出量下降，严重者最终导致心脏骤停。

引起张力性气胸的常见原因：①胸部创伤导致的肺大泡破裂，或较大、较深的肺裂伤，或支气管破裂。②自发性气胸的胸膜破口形成上述单向活瓣。

（九）急性心肌梗死

急性心肌梗死患者未及时进行再灌注治疗，坏死的心肌将会导致心肌收缩力减弱、顺应性减低、心肌收缩不协调或严重心律失常，结果导致射血分数降低，心输出量减少、心源性休克，甚至心脏骤停。

（十）肺栓塞

肺栓塞是指各种栓子阻塞肺动脉系统，阻断血液供应所导致的严重临床状态。肺栓塞的直接机械阻塞作用和栓塞后化学性与反射性机制引起肺动脉收缩，肺动脉压开始升高，右心后负荷增高，进而引起右心功能不全。随着右心压力的增高，室间隔可能左移，使左心功能受损，心输出量降低，低血压休克，冠脉缺血，甚至心脏骤停。

引起肺血管栓塞的常见原因包括：①血栓栓塞。②脂肪栓塞。③羊水栓塞。④空气栓塞。

二、病理生理

（一）缺血缺氧

心脏骤停后短时间内即可出现动脉血氧分压降低，同时由于酸中毒的存在，血红蛋白氧离曲线右移，导致氧饱和度下降。即使立即给予有效的心肺复苏，患者在自主循环恢复（retum of spontaneous circulation，ROSC）前仍然存在动脉血氧合不足和毛细血管内血流速度缓慢的状态，组织器官可发生严重缺氧。

不同器官对缺血缺氧的敏感性和耐受性不同，同一器官的不同部位也不一样。脑是人体中缺血、缺氧最敏感的重要器官，特别是大脑皮质、海马和小脑的神经元细胞最易在缺血、缺氧状态下发生损伤。此外，脑组织对缺血、缺氧的耐受性还受到环境温度、患者身体基础状态和原发疾病等的影响。如果体温正常，心脏骤停约4min后，大脑细胞就开始发生不可逆的缺血、缺氧损害。如果心脏骤停10min内未积极复苏，神经功能可能严重受损，很难恢复到发病前的水平。其次，心脏也是易受缺血、缺氧损伤的器官，可能发生起搏、传导、收缩和舒张等多方面的功能障碍。骨骼、肌肉、胃肠道和肾脏等组织器官对缺血缺氧的耐受能力可能比脑和心脏稍强一些。

（二）酸中毒

循环停止后，组织器官血流灌注受损，氧和养供显著减少，机体很快从有氧代谢向无氧代谢转变。无氧代谢产物——乳酸的堆积和二氧化碳的潴留会导致机体发生酸中毒。有研究检测患者外周静脉血标本发现，室颤发生后10min内，血液pH可以从正常迅速降低至6.8。而组织细胞酸中毒的发展可能更快，影响可能也更严重。循环停止4min后，脑组织的pH会显著降低，直接导致组织细胞不可逆损伤。心肌组织也会在循环停止早期发生酸中毒，引起心肌收缩力减退、窦房结自律性降低、心肌室颤阈值降低，以及对儿茶酚胺产生抵抗。

（三）神经内分泌及代谢改变

心脏骤停后，内源性儿茶酚胺、血管紧张素、精氨酸加压素、内皮素及心房利钠肽等血管活性物质的水平可发生显著的反应性变化。一方面是机体对血流动力学恶化和组织低灌注状态所产生的保护性反射，另一方面高浓度的这些物质也可能带来急心肌、血管等器官内的细胞损害，造成组织器官功能的进一步恶化。

由于心脏骤停死亡率高，抢救机会稍纵即逝，抢救时间窗短暂，对施救者的抢救技能熟练程度和快速反应能力提出了极高的要求。因此，认识并掌握心脏骤停发病的病因和病理生理，有助于快速评估患者状况和推进心肺复苏的进程，提高心肺复苏的成功率。

三、引发心脏骤停的常见心律失常

（一）心室纤颤

心室纤颤，又称室颤（ventricular fibrillation，VF），是指心脏电活动的紊乱引起心室肌纤维不规则、不同步的收缩，导致心脏不能正常地将血液泵出的一种致命性临床状态。心肌纤维有机械活动，但不能协调一致的收缩，故不能产生前向血流。临床上，无法扪及患者的颈动脉或者股动脉搏动。根据室颤波幅的大小，可分为粗颤和细颤两种类型。心室纤颤常常发生于有基础性心脏疾病的患者，最多见于缺血性心脏病，也可见于心肌病、心肌炎和其他心脏病理情况及电解质紊乱和心脏毒性药物过量。VF 也可能发生于无确切心脏病理改变或其他明确原因的情况下，即"原发性室颤"，院外心脏骤停患者中约1% 为原发性室颤。

心室纤颤时心电图表现为心电波形、振幅与频率均极不规则，无法辨认 P 波、QRS 波群、ST 段与 T 波，频率达 150～300 次/min（图 1－1）。

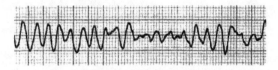

图 1－1　心室纤颤

（二）无脉性室性心动过速

无脉性室性心动过速（pulseless ventricular tachycardia，PVT）是指心室极快速的电活动，心脏不能正常的机械收缩和舒张，心脏充盈极端不良，心输出量为零或接近零的一种致命性临床状态。心脏有活动，但不能有效泵血。临床上，无法扪及患者的颈动脉或者股动脉搏动，血压测不出，故称之为"无脉性室性心动过速"。若不及时救治，患者可在极短的时间内进展为心室纤颤。

心电图表现为连续、宽大畸形的 QRS 波群，节律较规则，频率150～250 次/min（图 1－2）。因此，当临床上发现心电图显示为宽 QRS 波心动过速时，首先应摸脉搏并监测患者的血流动力学，以便明确患者的心律类型，尽早开始适当的抢救处理。

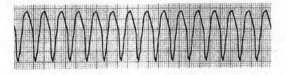

图 1－2　室性心动过速

（三）无脉电活动

无脉电活动（pulseless electric activity，PEA）是指心脏有心电活动，能去极化，但不能同步产生有泵血功能的机械活动。临床上无法扪及颈动脉或股动脉搏动，是一种终末心律表现，死亡率极高。PEA 分为两种类型：①心脏的电活动完全不能引起机械活动，即"电机械分离"。②心脏的电活动可以引起非常微弱的心肌收缩，但无法产生足够的前向血流来形成脉搏和血压，只能在超声下看到心脏的微弱活动。

心电图表现为缓慢性心律（图 1－3），如各类房室传导阻滞、室性自主心律和室性逸搏等。因此，当临床上发现心电图显示为缓慢性心律失常同时患者出现意识障碍时，应首先摸脉搏并监测患者的血流动力学，以明确患者是否为 PEA，以便尽早开始适当的抢救处理。

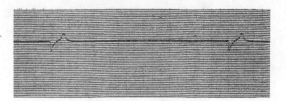

图 1-3　无脉电活动

（四）心脏停搏

心脏停搏（asystole）是指心脏完全无电活动和机械活动的致命性心律，是一种严重的终末心律，复苏成功的可能性极低。心脏停搏在心电图上表现为一条直线（图1-4）。

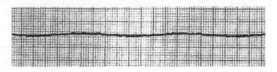

图 1-4　心脏停搏

四、临床表现

心脏骤停是临床常见的急危重症，救护人员必须掌握心脏骤停的临床表现，以便快速而准确的对其进行识别，并尽早开始抢救。临床表现：①突然意识丧失或抽搐。②大动脉（股动脉、颈动脉）搏动消失。③突发面色苍白或发绀。④叹气样呼吸，继之呼吸停止。⑤不能闻及心音。⑥不能测出血压。⑦瞳孔散大、固定。⑧肛门括约肌松弛。

（高　明）

第三节　心肺脑复苏

心脏骤停发生后，尽早开始积极心肺复苏，建立人工循环、气道和人工通气，有利于终止心脏骤停后病理生理上的恶性循环，减轻缺血缺氧、酸中毒及内源性血管活性物质等对重要脏器的损害，真正实现心肺脑的复苏。

一、生命链

"生命链"（chain of survival）是心肺复苏中贯穿始终的重要概念。AHA 和 ILCOR 设计了紧密相扣的五连环来表示针对心脏骤停患者的急救理念。成人"生命链"（图1-5）的五环包括：立即识别心脏骤停并启动急救系统（immediate recognition of cardiac arrest and activation of the emergency response system），尽早心肺复苏，着重胸部按压（early CPR that emphasizes chest compressions），快速电除颤（rapid defibrillation），有效的高级生命支持（effective advanced life support），心脏骤停后综合治疗（integrated postcardiac arrest care）。五个环节相互独立而又紧密关联，仅注重某一个环节或未注意实施某一个环节，都可能导致心肺复苏的存活率降低。因此，心脏骤停后有效的复苏取决于生命链中五个环节紧密地配合。

图 1-5　成人生命链

二、成人基本生命支持

基本生命支持（basic life support，BLS）是心脏骤停后挽救生命的基本措施。成人 BLS 的基本内容包括：立即识别心脏骤停并启动急救系统、尽早心肺复苏，快速电除颤，即成人生命链的前三环。

有效的基本生命支持能够产生 25% ~ 33% 的心输出量和 60 ~ 80mmHg 的收缩压，对于心脏和大脑的供血和供氧非常重要。它能延缓室颤转变为 PEA 或心脏停搏的时间，增加电击除颤终止室颤的成功率，使心脏恢复有效节律，产生有效灌注的全身循环。尽早识别和开始 CPR 是提供有效心肺复苏的前提，即刻的 CPR 能够使室颤所致心脏骤停患者的生存概率提高 2 ~ 3 倍，开始 CPR 的时间越晚，心脏的顺应性就越差，复苏成功的可能性就越小，预后也就越差。

（一）立即识别心脏骤停并启动急救系统

当发现成人无反应（无身体活动或对刺激无反应）时或者目击成人突然倒下时，首先需要确认环境安全，然后开始评估患者的情况。

1. 复苏体位 开始基本生命支持之前，尽量将患者置于复苏体位。理想的体位是让患者仰卧在坚硬的平面上（如地面、木板等）。如果患者躺在柔软的平面上（如弹簧床），应将木板或其他面积较大的坚硬平面且厚度较薄的物体放在患者和床之间或将患者小心地移到地面上。如果患者躺在充气床垫上，应该在复苏前将床垫放气。

确定或怀疑患者有头颈部创伤时，只有在环境不安全或患者处于俯卧位时才能移动患者，不恰当的移动可能会加重患者颈部的损伤。需要移动患者时，应采用"滚动"的方式来调整患者的体位。如果现场只有一名救护人员，术者应跪在患者一侧，一手固定患者的头颈部，另一只手固定患者的前胸部，两手协同将患者翻转过来。若现场有两名以上救护人员，可以一人固定患者的头颈部，另一人转动患者躯干，两人密切配合，使头、颈和躯干作为整体翻转，而避免相对转动带来的损伤。

2. 检查意识 检查意识实际上就是检查患者有无反应。检查时应拍患者肩部，并在患者双耳旁大声呼叫："××，你怎么了？"。应注意避免拍打患者头部、面部或颈部，尤其是对于怀疑或确定有颈椎损伤的患者更是如此，以免造成头、颈和躯干的相对移动，加重颈椎的损伤。

3. 呼救 对于非专业的救护人员，当发现患者无反应时，应立即拨打急救电话，启动当地的急救系统。拨打电话时应向派遣人员告知患者的地点、发生的事件、患者的数量和情况，以及已经采取的措施，同时还要做好准备回答派遣人员提出的问题，并接受派遣人员的指示。只有当派遣人员建议挂断电话时才能结束通话。

4. 检查呼吸 非专业的救护人员可以在派遣人员的指导下通过扫视患者检查患者有无呼吸。如果患者无呼吸，或者呼吸不正常（如只有叹气样呼吸），就应该考虑患者发生了心脏骤停，需要立即行心肺复苏。专业的救护人员可在检查意识后立即扫视患者检查呼吸，确认患者无反应、无呼吸或呼吸不正常时再拨打急救电话，启动急救系统。

5. 检查脉搏 非专业人员只要发现患者无反应、无呼吸或呼吸不正常就可以考虑患者发生了心脏骤停，无须检查脉搏。专业人员发现患者无反应、无呼吸或呼吸不正常后可以检查颈动脉搏动。检查脉搏的方法是：救护人员位于患者一侧，将食指和中指放于甲状软骨处，并轻轻向同侧移动至气管与胸锁乳突肌之间的纵沟内，感觉颈动脉搏动。需要注意的是，检查的时间应控制在 10s 以内，若仍不能扪及患者的脉搏，则应立即开始胸部按压。

（二）尽早心肺复苏

1. 胸部按压（circulation） 胸部按压是指有节律的按压胸部（胸骨的上 2/3 与下 1/3 的交接处为按压点）以形成暂时的人工循环的方法。按压产生的血流可为脑和心肌提供至关重要的氧和营养物质，对室颤患者可以增加电击除颤成功的可能性。

（1）胸部按压的机制：目前尚不清楚，主要有"心泵机制"学说和"胸泵机制"学说。"心泵机制"学说认为心脏在胸骨和胸椎之间受到挤压，形成心室和大动脉之间的压力梯度，这种压力梯度驱使血液从心脏流向体循环和肺循环。放松胸部时，胸廓回弹恢复原形，心脏不再受到挤压，左、右心室的压力下降，血液从静脉回流到心脏，左右心室重新充盈。由于主动脉瓣防止血液倒流的作用，主动脉内血液不能逆流，形成一定的主动脉舒张压和冠脉灌注压。近年来，临床观察发现胸部按压建立的人工循环不并单是"心泵机制"发挥作用，还可能与胸腔内压力变化有关，即"胸泵机制"。该学说认为胸部按压时胸腔内压力增高，以致形成胸膜腔内压 – 颈动脉压 – 颅内动脉压 – 颈静脉压从高到低的压力梯度。血液会顺着压力梯度从胸内血管流向胸外血管。由于颈静脉瓣具有防止血液逆流的功能，胸部按压时血液难以逆流到脑静脉系统。同时，右心室和肺动脉均在胸腔内，两者间没有压力梯度，按压过程中仅作为血流的通道。

目前认为，胸部按压可能两种机制都在发挥作用。对于不同人群，两种机制发挥作用的比例不同。如儿童、体格瘦小和胸壁塌陷的患者，由于胸壁弹性差，按压时可能以"心泵机制"为主；成人和肥胖患者因为胸壁弹性较好，按压时则可能以"胸泵机制"为主。

（2）胸部按压方法：①救护人员的位置：进行按压的救护人员应位于患者一侧，并根据患者位置的高低分别可采取跪、站、垫踩脚凳等方式来调整救护人员的手臂与患者胸部的位置关系，以保证按压时救护人员的手臂能保持垂直于患者胸部。②按压的技术要点（A～I）：A. 按压部位——成人基本生命支持时，按压位置以胸骨的上 2/3 与下 1/3 的交接处为按压点，寻找的方法为剑突上 4～5cm 或双乳头连线与胸骨相交的中点。B. 按压手法——按压时将一手掌根部置于胸骨上选定的按压部位，另一手重叠其上，两手十指相扣，指尖向上翘，手指不要触及胸壁和肋骨。按压时，救护人员的两臂必须伸直，且与胸壁垂直，让肩关节始终位于患者胸骨的正上方。按压过程中，应避免肘关节屈曲（图 1 - 6）。C. 按压深度——为了保证按压的有效性，按压胸骨的深度应为至少 5cm。足够的按压深度是有效的 CPR 的关键因素之一。按压的深度与救护人员的按压力量和疲劳程度有关。D. 按压频率——胸部按压的频率至少应达到 100 次/min。E. 按压与放松的时间比例——目前推荐的胸部按压与放松的时间比例为 1：1。F. 放松的要求——放松时要让胸廓充分回弹。胸廓回弹不充分可能引起胸膜腔内压明显增高，导致冠脉压降低、心脏指数降低及心肌和脑血流灌注降低。G. 中断的要求——心肺复苏时，救护人员常常因为检查脉搏、分析心律、开放气道或人工呼吸等活动而中断胸部按压。中断胸部按压可能减少重要脏器的灌注，减少中断胸部按压的频次和时长可能改善心脏骤停患者的临床预后。因此，非专业人员和专业人员（＜10 秒）均应尽量减少为判断自主循环是否恢复而中断胸部按压。H. 按压人员的更换——救护人员的疲劳可能导致按压频率不够或按压深度不足。心肺复苏 1min 之后，救护人员就可能出现疲劳，导致按压深度变浅。因此，现场有 2 名或 2 名以上的救护人员时，应该每 2min 更换按压人员，以保证按压的质量。更换按压人员可以在使用自动体外除颤仪（AED）除颤等操作的同时进行，以减少对按压的中断。每次更换人员都应该在 5s 内完成。I. 按压过程中的转运——由于在移动患者时很难进行有效的胸部按压，推荐发现患者心脏骤停后，在原地进行心肺复苏。只有在环境不安全时，才考虑转移患者后再行心肺复苏。

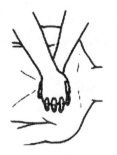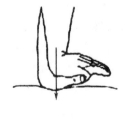

图 1 - 6　胸部按压的手法

（3）胸部按压有效的标志：①按压时可扪及颈动脉或股动脉搏动，可测得血压（收缩压＞60mmHg）。②患者皮肤、黏膜、甲床等色泽由发绀转红润。③散大的瞳孔变小。④ETCO$_2$ 升高，是判断复苏效果的可靠指标。⑤可出现自主呼吸。⑥神志逐渐恢复，可有眼球活动，睫毛反射与对光反射出现，甚至手足抽动，肌张力增加。

（4）并发症：胸部按压较常见的并发症是肋骨骨折。按压位置不正确或手指接触胸廓都可能导致胸骨、剑突及肋骨骨折，损伤心脏和（或）腹部脏器，导致内脏穿孔、破裂及出血。尤其是老年人骨质较脆而胸廓有缺乏弹性，更易发生肋骨骨折。

2. 开放气道（airway）　心肺复苏以胸部按压开始，按压 30 次后开放气道。当患者出现神志障碍时，咽部肌肉群松弛可能导致舌根部后坠阻塞气道。舌及会厌均与下颚相连，将下颚向上推可以使舌与会厌抬起而远离咽后壁，从而使气道恢复通畅。

（1）仰头抬颏法：仰头抬颏法是最常用的开放气道的手法。"仰头"是指救护人员位于患者一侧，一手放于患者的前额，用手掌把额头用力向下压，使患者头后仰。"抬颏"是指救护人员另一只手的食指和中指放在下颌骨的一旁，将下颌向上抬，避免舌根后坠阻塞气道。

（2）托下颌法：如果怀疑患者有颈椎损伤，开放气道时为尽量避免头颈部的相对移动，以免加重颈椎损伤，可以使用托下颌法。救护人员位于患者头侧，双手分别托住患者的双侧下颌角，用力向上推下颌。

开放气道后应检查患者口腔内有无异物或呕吐物等，可用食指屈曲掏出法取出固体异物或用布包裹手指清除液体或半液体异物。如果患者有义齿或牙齿松动，应取出义齿或松动牙齿，以免脱落掉入气道内而阻塞气道。

3. 人工通气（breathing）　人工通气方法包括口对口人工呼吸、口对鼻人工呼吸、口对通气防护装置呼吸及球囊面罩通气。开放气道后应立即给予 2 次人工通气，但无论哪种人工通气方式，每次通气时间都应超过 1s，通气量以能引起患者胸廓起伏为准。

（1）口对口人工呼吸：在开放气道的前提下，救护人员用放在患者前额的手的拇指和食指捏闭患者鼻孔，然后平静吸一口气，再用嘴唇密闭患者的口周，避免漏气，接着向患者吹气。吹气时间在 1s 以上，吹气时应注意患者胸部有无起伏。吹气完毕后，应放松患者口鼻，让患者被动呼气。不推荐在每次吹气前深呼吸，因为深呼吸可能导致救护人员因过度换气而出现头晕症状，也可导致吹出的气量过大，以致患者过度通气。

（2）口对鼻人工呼吸：适应证：①无法进行口对口人工通气（如严重口部外伤）或无法打开患者口腔的患者。②患者在水中或救护人员难以用口封闭患者口腔（如救护人员的口小于患者的口）。口对鼻人工呼吸与口对口人工呼吸相似，只是救护人员应以托下颌的手使患者口腔封闭，同时救护人员以口完全封闭患者的鼻孔，然后吹气。每次吹气后应放松患者口鼻以便气体呼出。

（3）口对防护装置人工通气：在心肺复苏过程中，术者被传染疾病的可能性很低，但基于救护人员可能与患者血液或体液（如唾液）接触，都应当采用标准防护措施，包括使用防护装置，如面罩等。口对面罩通气时，救护人员应选择适当大小的面罩，位于患者一侧，以仰头抬颏法开放气道，然后用面罩密闭患者口鼻，分别用两手的食指和拇指压紧面罩。救护人员也可位于患者头侧，以托下颌法开放气道，用双手拇指和食指按住面罩边缘，其余手指托起下颌。平静吸气后向面罩吹气，吹气时间应大于 1s，吹气量以能引起胸廓起伏为宜。

（4）球囊面罩人工通气：球囊面罩人工通气可由单人操作或两人共同实施，通气量大小以胸廓起伏为宜。如果有条件使用氧源，应使氧流量达到 10~12L/min，保证氧浓度大于 40%。

A. 单人使用球囊面罩通气的方法：救护人员位于患者头侧，选择适当大小的面罩，采用 E-C 手法开放气道和固定面罩，即用一只手的拇指和食指形成"C"形放在面罩上，将面罩压紧到患者面部，使面罩密闭患者的口鼻，其余 3 个手指形成"E"形提起下颌，开放气道。挤压气囊给予人工通气（每次挤压时间 1s 以上），通气时注意观察胸廓是否有起伏。

B. 双人使用球囊面罩通气的方法：双人球囊面罩通气能提供比单人通气更好的通气效果。双人使用球囊面罩时，一名救护人员位于患者头侧，双手采用"E-C"手法开放气道和固定面罩；第二名救护人员位于患者左侧或右侧，缓慢挤压气囊（持续 1s 以上）直到胸廓起伏。通气时，两名救护人员均应观察胸廓起伏情况。

成人心肺复苏过程中，心输出量只有心功能正常时的25%～33%。因此，需要从肺部摄取的氧和输送到肺泡的二氧化碳都大幅减少，较低的分钟通气量（低潮气量和低呼吸频率）也能维持有效的V/Q比值。潮气量为6～7mL/kg足以引起患者胸廓起伏，即可满足患者通气需要。

过度通气有害无益。在未建立气管插管等人工气道的时候，过度通气可能导致胃胀气、胃内容物反流和误吸等并发症。同时，胃胀气可使膈肌抬高，降低呼吸顺应性。过度通气可增加胸膜腔内压，减少静脉回心血量，降低心输出量进而降低存活率。故心肺复苏时救护人员应该避免过度通气，每次人工通气的吹气均应超过1s，避免短时间内给予过大的潮气量和压力。

4. 按压与通气的比例　无论是单人心肺复苏或双人心肺复苏，按压与通气的比例为30：2，如果现场有两名救护人员，建立高级气道后，救护人员不必中断按压来进行人工通气，按压人员可以持续按照至少100次/min的频率来进行按压。通气人员可每6～8s提供一次通气，每分钟通气8～10次。

5. 仅做胸部按压的心肺复苏（Hands－only CPR）　目前，仅20%～30%成人院外心脏骤停患者获得了旁观者的心肺复苏，主要原因是非专业人员在事件现场的恐慌和部分人员不愿意为心脏骤停患者提供口对口人工呼吸。因此，将心肺复苏简化为仅做胸部按压可能有助于非专业人员克服惊慌和犹豫。2010年心肺复苏指南推荐鼓励非专业人员对怀疑心脏骤停的患者进行心肺复苏，无论是仅做胸部按压的心肺复苏还是传统的按压与通气配合的心肺复苏都是可行的方法。

对于非心脏原因（窒息）导致心脏骤停的儿童患者，传统心肺复苏的存活率优于仅做胸部按压的心肺复苏，因而抢救呼吸是复苏的重要环节。对于窒息所致心脏骤停的成人患者（如溺水、药物过量等）、长时间的心脏骤停患者也是如此。因此，目前推荐所有专业人员对于院内和院外发生的心脏骤停均采用胸部按压和人工通气配合的心肺复苏方法。

（三）快速电除颤

大部分成人心脏骤停患者存在冠状动脉病变和心肌缺血等基础疾病，可能因突然发生的室颤或无脉性室速而导致心脏骤停。电除颤是治疗室颤和无脉性室速的有效方法，尽早除颤可能为患者带来更高的存活率。

对于院外发生室颤所致心脏骤停的患者，如果旁观者能在第一时间提供心肺复苏，并在3～5min内除颤，患者的生存率可能非常高。对于院内监护状态下的患者，一旦发生室颤，快速电除颤也将最大限度地增加患者生存的希望。另一方面，未转复的室颤可能在数分钟内转变为PEA或心脏停搏，PEA或心脏停搏属不可除颤心律。研究发现，除颤每延迟一分钟，患者的存活率可降低10%。

1. 除颤和心肺复苏的顺序　当救护人员在院外目击患者心脏骤停，且智能化的计算机控制除颤装置（AED）就在附近时，应尽快开始心肺复苏及使用AED。如果医务人员在可立即取到AED的医疗机构内发现患者心脏骤停，应立即开始心肺复苏，一旦AED或除颤器准备就绪，应立即除颤。

对于院外心脏骤停患者，如果救护人员没有目击其心脏骤停的发生，应立即开始心肺复苏，并且同时检查心电图及准备除颤。若现场有两名或两名以上的救护人员，一人开始心肺复苏，其余的人启动急救系统并准备除颤。对于院内发生心脏骤停者，立即开始心肺复苏并争取3min内除颤。

2. 电击除颤与心肺复苏的衔接　电击除颤后，救护人员应继续进行胸部按压，而不是立即检测心律或脉搏。除颤后心脏需要一定时间恢复规则节律，胸部按压有助于保证重要脏器的灌注。心肺复苏5个循环（约2min）后，可再次使用AED分析心律，若仍为室颤或无脉性室速，应再次除颤。若为PEA或心脏停搏，AED将提示应该继续以胸部按压开始心肺复苏。

（四）恢复体位

对于意识障碍但有正常呼吸和有效循环的成人或者经积极心肺复苏后自主循环和呼吸恢复的成人患者，应将其置于恢复体位。目前，国际上尚无统一的恢复体位摆放方法。但理想的恢复体位应该是稳定的侧卧位，头部有支撑，且胸部不受压，不影响呼吸，有利于保持患者气道通畅，减少气道梗阻和误吸。

（五）成人基本生命支持流程图

根据2010年AHA&ECC心肺复苏指南，将成人基本生命支持的方法总结为如下流程图（图1－7）：

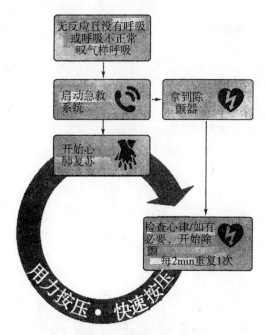

图1-7 成人基本生命支持流程

三、成人高级生命支持

高级生命支持贯穿生命链的多个环节，包括心脏骤停的预防、治疗和对自主循环恢复者预后的改善等，主要包括气道管理、通气支持、心脏骤停诱因的干预、快速心律失常和缓慢心律失常的药物治疗和其他治疗手段及各项生理学指标监测。

（一）气道管理与通气

在室颤导致心脏骤停的最初几分钟，人工呼吸不如胸部按压重要。因此，现场只有一名救护人员的情况下，应该进行有力、快速的胸部按压，不应因为人工通气、建立高级气道而中断按压或延迟胸部按压和除颤。但是，几分钟后，血液中的氧耗竭，人工通气和氧疗的重要性随之上升。高级气道建立后，按压者以至少100次/min的频率进行胸部按压，每分钟通气8~10次，无须因为通气而中断按压。

1. 氧疗　心肺复苏期间的最佳吸入氧浓度尚无定论。长时间吸入100%纯氧可能产生毒性，但在心肺复苏期间可短时间经验性使用纯氧。为保障动脉血液氧合及组织氧供需要，应根据动脉血气分析随时调整FiO_2，维持$SaO_2 \geqslant 94\%$。

2. 球囊面罩通气　球囊面罩通气可以在心肺复苏期间为患者提供通气和供氧。如果现场只有一名救护人员，应注重胸部按压，不建议使用球囊面罩通气。如果有两名或两名以上的救护人员，可以使用球囊面罩进行通气。

3. 通气辅助措施

（1）口咽通气道：使用口咽通气道可以防止舌后坠阻塞气道，与球囊面罩通气配合使用时，有助于改善通气效果。口咽通气道适用于意识障碍、无咳嗽、无咽反射的患者。

（2）鼻咽通气道：鼻咽通气道适用于有气道阻塞风险的患者，尤其适用于牙关紧闭无法安置口咽通气道的患者。也可用于昏迷程度较浅或清醒的患者。对严重头面部外伤、颅底骨折、凝血功能障碍的患者，慎用鼻咽通气管。

4. 高级气道

（1）食管气管联合导管（图1-8）：与球囊面罩相比，食管气管联合导管通气更有效，且可保护气道，降低误吸的风险。使用食管气管联合导管最关键的是正确识别导管远端的位置，一旦判断错误就可能导致气道阻塞、胃胀气等并发症。

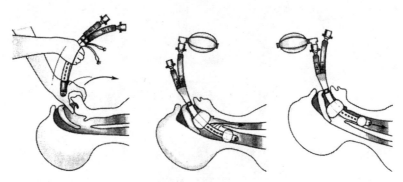

图 1 - 8　食管气管联合导管

（2）喉罩（图1-9）：与球囊面罩相比，使用喉罩通气更安全有效。安置喉罩无须使用喉镜和窥视声带，操作简单。患者并发不稳定颈椎损伤，使用喉罩比气管插管更具安全优势。

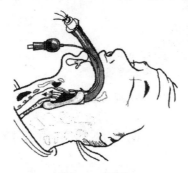

图 1 - 9　喉罩

（3）气管插管（图1-10）：紧急气管插管的适应证：①昏迷患者，使用球囊面罩无法充分通气时。②患者缺乏保护性反射。气管插管可以保证气道通畅，提供正压通气和高浓度的氧，有利于吸痰和防止误吸，也可作为复苏患者的给药通道。术者实施气管插管操作，一旦导管通过声门，立即继续开始胸部按压。

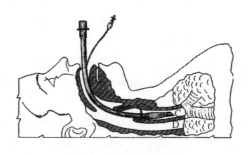

图 1 - 10　气管插管

（二）心脏骤停的处理

救治心脏骤停患者有赖于基本生命支持、高级生命支持及心脏骤停后治疗。成功的高级生命支持的基础是高质量的心肺复苏和对 VF 和无脉性室速者的尽早电除颤。持续高质量的心肺复苏是处理心脏骤停的关键，减少对心肺复苏的中断对于保证心肺复苏的质量非常重要。推荐通过评估机械指标（按压频率、深度、胸廓回弹情况和中断按压的时间）或生理指标（呼气末二氧化碳、动脉压、中心静脉氧饱和度）来帮助提高心肺复苏的质量（图1-11）。其他高级生命支持的措施，如药物治疗、高级气道等可以提高自主循环恢复率，但未被证实能提高出院生存率。因此，患者自主循环恢复后应迅速开始心脏骤停后治疗，改善患者预后。

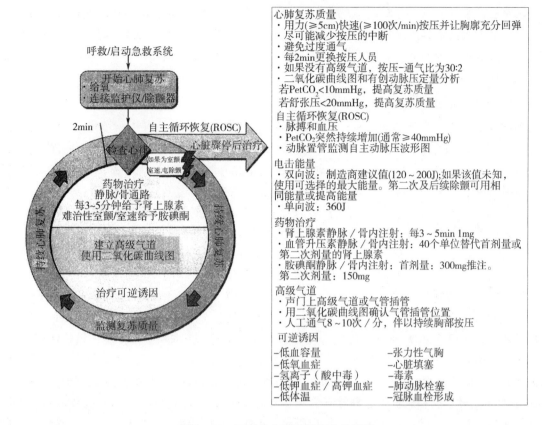

图 1 - 11　环形成人高级生命支持流程

1. 室颤/无脉性室速

（1）电除颤：除院外高质量的心肺复苏，电除颤是能够改善出院生存率唯一的心律特异性治疗方法。VF 和无脉性室速是可除颤心律，治疗后存活出院率可达 50%；PEA 和心脏停搏属不可除颤心律，患者自主循环恢复的可能性较小，存活率仅为 3% 左右。因此，心脏骤停发生后，第一救护人员应尽快开始胸部按压，其他救护人员应尽快取得除颤器，检查节律，若为可除颤心律则立即除颤，否则应持续高质量的胸部按压并治疗可逆性病因和伴发因素。复苏过程中，患者心律的可除颤性可能发生变化，治疗方案也应随之而改变，尤其是当心律由不可除颤心律转为可除颤心律时，应及时电除颤。

（2）药物治疗：电除颤和心肺复苏 2min 后，如果室颤/无脉性室速仍无改善，应在不中断胸部按压的情况下使用血管加压药物（肾上腺素或血管加压素），增加心肺复苏期间的心肌血流灌注，为下次除颤做好准备。

胺碘酮是心脏骤停期间抗心律失常的一线药物，可以增加患者自主循环恢复率和院外或急诊科难治性室颤/无脉性室速患者的存活入院率。当室颤/室速对心肺复苏、电除颤和血管加压药物治疗等无反应时，应考虑使用胺碘酮或二线药物利多卡因。对于 QT 间期延长的尖端扭转室速患者，应使用硫酸镁。

（3）可逆诱因的治疗：诊断和治疗室颤/无脉性室速的可逆诱因对于心脏骤停的复苏非常重要。对于难治性室颤/无脉性室速，急性冠脉缺血或心肌梗死是常见的病因，一旦怀疑心脏骤停由以上病因引起时，应及时行冠脉造影，一旦诊断明确应立即进行介入治疗。

2. PEA/心脏停搏　PEA/心脏停搏为不可除颤心律，无须除颤，应进行心肺复苏，每 2min 检查节律。如果除颤器或监护仪显示患者为规则的心律，应检查脉搏。若患者有脉搏，立即开始复苏后治疗；若患者无脉搏，即患者心律为 PEA，应继续心肺复苏，2min 后再检查。如果心律转为 VF 或无脉性室速，应及时电除颤。

（1）药物治疗：使用血管加压药物（肾上腺素或血管加压素）有助于增加心肌和大脑血流。

（2）可逆诱因的治疗：PEA 往往是由可逆性诱因引起，如果能尽快确认诱因，并及时处理，有可能使心脏恢复灌注节律。低氧血症引起的 PEA，应充分供氧和人工通气，及早建立高级气道。严重容量丢失或脓毒症导致的 PEA 应经验性使用晶体液扩容。对于失血导致的 PEA，应考虑输血治疗。若为肺栓塞，则应经验性溶栓治疗。若考虑张力性气胸，应尽快胸腔穿刺减压。心脏停搏往往是 VF 或 PEA 后的终末期心律，预后极差。

（三）CPR 期间的监测

心电图和脉搏是指导心肺复苏的常用监测指标。目前发现呼气末二氧化碳浓度（$EtCO_2$）、冠脉灌注压（coronary perfusion pressure，CPP）和中心静脉氧饱和度（$ScvO_2$）能较好反映患者的情况和治疗的效果。$EtCO_2$、CPP、$ScvO_2$ 与复苏期间患者的心输出量和心肌血流灌注有明显相关性，如果指标低于阈值，自主循环恢复的可能性极低，如果指标显著增加，则提示自主循环恢复的可能性大。

1. 脉搏　救护人员常在胸部按压期间扪诊颈动脉搏动以评估按压的有效性。检查脉搏的时间不应超过 10s，如果 10s 之内不能肯定有脉搏，则应继续胸部按压。

2. 呼气末二氧化碳浓度　呼气末二氧化碳浓度是指呼气末呼出气体中的二氧化碳浓度，通常用二氧化碳分压（$PetCO_2$）表示，正常范围为 35~40mmHg，临床常用 $PetCO_2$ 来判断心肺复苏的质量。对于气管插管患者，心肺复苏期间持续低 $PetCO_2$（<10mmHg）提示自主循环恢复的可能性小，应考虑通过调整按压参数来提高心肺复苏的质量。如果 $PetCO_2$ 突然增加到正常水平（35~40mmHg），提示自主循环恢复。因此，监测 $PetCO_2$ 有助于优化心肺复苏的按压深度、频率和了解按压人员的疲劳。

3. 冠脉灌注压（CPP）和动脉舒张压　在心肺复苏期间，CPP 与心肌血流和自主循环恢复可能性有明显关系，CPP≥15mmHg，患者有恢复自主循环的可能性，增加 CPP 可能提高 24h 生存率。但是，获得 CPP 需要主动脉穿刺和放置中心静脉导管，在心肺复苏期间临床上监测 CPP 比较困难，可以考虑使用动脉舒张压来代替 CPP。动脉舒张压小于 17mmHg 时，患者自主循环恢复的可能性很低。因此，可以使用动脉舒张压来监测心肺复苏的质量，调整按压参数，指导血管加压药物的使用，也可用于判断自主循环是否恢复。

4. 中心静脉氧饱和度（$ScvO_2$）　$ScvO_2$ 可以通过中心静脉导管尖端的血氧检测仪持续监测，$ScvO_2$ 的正常范围为 60%~80%。监测 $ScvO_2$ 可了解心肺复苏质量，调整胸部按压参数和判断自主循环是否恢复。心脏骤停和心肺复苏期间 $ScvO_2$ 为 25%~35%，提示血流量不足，甚至有研究报道 $ScvO_2$ 若低于 30%，自主循环恢复的可能性极低。

5. 脉搏氧饱和度和血气分析　心脏骤停期间，脉搏氧饱和度往往不能可靠反映患者情况，但脉搏氧合波形图对于判断自主循环恢复有一定价值。CPR 期间，血气分析不能准确反映组织缺血、高碳酸血症或组织酸中毒的严重性，但复苏后的动态监测有助于评估患者的治疗效果和预后。

6. 超声心动图　复苏期间经胸和经食管超声心动图可用于寻找心脏骤停的诱因，例如心包填塞、肺栓塞和主动脉夹层。

（四）肠外用药的通道

1. 静脉通道　在心脏复苏中，最重要的是高质量的心肺复苏和快速除颤，药物的重要性次之。心肺复苏及确认室颤/无脉性室速并电除颤后，可以建立静脉通道，给予药物治疗，但不能中断胸部按压。外周静脉用药时应进行弹丸式注射，继以 20mL 液体推注或抬高肢体，促进药物从肢体静脉进入中心循环。

中心静脉与外周静脉通道相比，最大的优势是药物峰浓度更高、药物循环时间更短。此外，中心静脉通道直接进入患者的上腔静脉，可用于监测 CVP、$ScvO_2$，估算 CPP，预测自主循环恢复的可能性。但是，进行中心静脉置管操作时，可能中断胸部按压，故主张若患者在复苏前已建立中心静脉通道则可通过中心静脉用药；否则，不能为了建立中心静脉通道而中断胸部按压。

2. 骨通道　骨通道是不塌陷的静脉丛，用药后的药效与外周静脉用药相同。在外周静脉塌陷，难以建立外周静脉通道的时候可以建立骨通道，有助于安全有效地进行液体复苏、使用药物、采血样等。

3. 气管内用药　某些药物，如肾上腺素、血管加压素、利多卡因、阿托品和纳洛酮都能经过气管黏膜吸收，进入血液循环。与静脉用药相比，同等剂量药物在气管内使用时血药浓度更低，故应按静脉用药剂量的 2 ~ 2.5 倍给药。

（五）药物治疗

心脏骤停期间，药物治疗的主要目的是帮助恢复和维持自主灌注节律。药物治疗可能增加自主循环恢复率和入院率，但不能改善神经系统的预后和长期生存率。

1. 血管加压药物

（1）肾上腺素：盐酸肾上腺素在复苏时的使用有利有弊。其 α 受体兴奋作用，可以收缩血管，增加血压，增加 CPP 和大脑灌注压。但其 β 受体兴奋作用可能增加心脏做功，增加心肌氧耗，减少心内膜下心肌的灌注。使用方法：盐酸肾上腺素 1mg 静脉推注/骨通道推注，每 3 ~ 5min 一次。若未能建立静脉通道/骨通道，可采用 2 ~ 2.5mg 气管内注射。

（2）血管加压素：血管加压素是非肾上腺素能外周缩血管药物，可能引起冠脉和肾动脉收缩而影响心、肾灌注。使用方法：血管加压素 40U 静脉推注/骨通道推注，代替第一次或第二次肾上腺素。

2. 抗心律失常药物

（1）胺碘酮：胺碘酮通过影响钠、钾、钙离子通道和阻断 α 受体和 β 受体而发挥作用。可用于治疗对除颤和血管加压药物无反应的室颤/无脉性室速。其主要不良反应是导致低血压。使用方法：胺碘酮首次剂量 300mg IV/IO，第二次剂量 150mg IV/IO。

（2）利多卡因：利多卡因的不良反应较小，但有效性不确切，在无法取得胺碘酮时可考虑使用。首次剂量为 1 ~ 1.5mg/kg IV，如果室颤/室速持续存在，可使用 0.5 ~ 0.75mg/kg IV，每 5 ~ 10min 重复一次，总量不超过 3mg/kg。

（3）硫酸镁：硫酸镁可终止尖端扭转型室速，但对于正常 QT 间期的室速效果不佳。使用方法为 1 ~ 2g $MgSO_4$ 加入 5% 葡萄糖注射液 10mL 后静脉缓慢推注。

3. 复苏过程中不推荐常规使用的药物

（1）阿托品：阿托品可对抗胆碱能介导的心律降低和房室结传导降低，但尚无前瞻性对照研究显示阿托品对心脏停搏和 PEA 有效。目前认为在心脏停搏和 PEA 时，常规使用阿托品无显著治疗作用，不推荐常规使用。

（2）碳酸氢钠：心脏骤停和心肺复苏期间的组织酸中毒和酸血症是无血流和低血流所致，受心脏骤停时间长短、血流量和动脉血氧含量影响。适当的机械通气、提高心肺复苏质量、增加组织灌注和心输出量、尽快恢复自主循环是恢复酸碱平衡的首要措施。碳酸氢钠可降低全身血管阻力导致 CPP 降低，还可引起细胞外碱中毒，致使氧离曲线左移，抑制氧的释放。同时，碳酸氢钠与血中的酸作用产生较多的二氧化碳，二氧化碳弥散入心肌细胞和脑细胞引起细胞内酸中毒。因此，只有在某些特殊的情况下，如心脏骤停前即存在代谢性酸中毒、高钾血症或三环类抗抑郁药物过量等，才考虑使用碳酸氢钠。

（3）钙剂：不推荐在心脏骤停过程中常规使用钙剂。

4. 静脉补液 由于血容量的大量丢失引起心脏骤停，往往在心脏骤停（通常为 PEA）前即可出现循环休克的征象，需要积极的抗休克治疗。

（六）缓慢心律失常和快速心律失常的处理

在判读心电图和心脏节律时应与患者的全身情况结合起来评估。如果救护人员进行高级生命支持时仅以节律判读为依据，而忽略患者的临床状况（包括通气、氧合、心率、血压、意识状态和器官灌注不足等），往往可能导致诊断和治疗错误。

1. 心动过缓 若患者不稳定（可表现为急性意识状态改变、缺血性胸痛、急性心力衰竭、低血压等），可使用阿托品。如果阿托品效果不佳，可静脉使用 β 受体兴奋剂，如多巴胺、肾上腺素等加快心率。若需要安置临时起搏器，在等待过程中可使用经皮起搏（图 1 - 12）。

2. 心动过速 若患者不稳定（可表现为急性意识状态改变、缺血性胸痛、急性心力衰竭、低血压及其他休克征象等），评估后怀疑是由于快速性心律失常所致，应立即进行电复律。若患者情况稳定，应仔细判读心电图，明确心动过速的类型，判读步骤如下：①QRS波的宽窄，即患者是窄QRS心动过速还是宽QRS心动过速。②QRS波的节律是否整齐。③若为宽QRS心动过速，应明确QRS波是单形性还是多形性。判读后，根据结果进行处理（图1-13）。

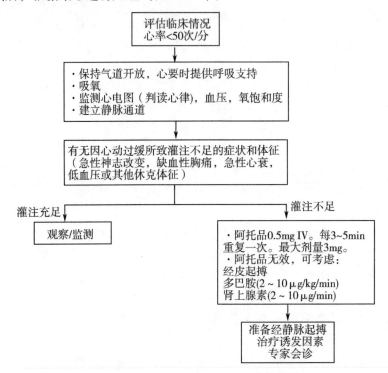

图1-12 成人有症状的心动过缓抢救流程

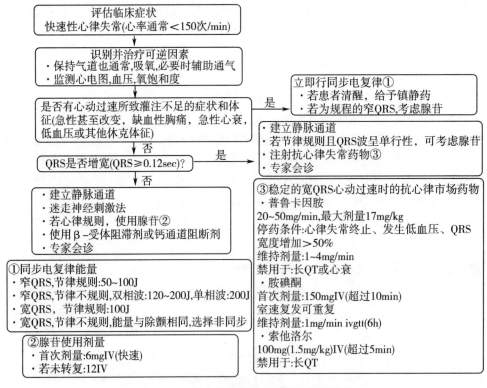

图1-13 成人有脉搏的心动过速抢救流程

四、心脏骤停后综合治疗

随着现代心肺复苏技术和急诊医务人员技术水平的不断提高，呼吸心脏骤停患者若能得到及时有效的救治，自主循环恢复（ROSC）的成功率可达40%~60%。但ROSC并非治疗的终点，而是复杂的心肺复苏后（postresuscitation）阶段的开始。ROSC后患者常出现神经系统损害和其他器官功能衰竭，导致相当高的死亡率，只有极少数复苏成功患者存活并重返社会。对心肺复苏后病理生理过程的进一步了解，对心肺、大脑与其他器官的监测和功能维护，有助于降低MOF和脑损害导致的死亡。

（一）ROSC后的病理生理变化

在心肺复苏过程中，机体缺血和再灌注均可引起组织细胞不同程度的功能损害。心脏骤停期间，全身组织发生严重缺血缺氧，并持续存在于整个复苏过程中，直至自主循环恢复才有可能逆转。低氧血症是造成组织损伤的主要原因，无氧酵解途径成为三磷腺苷（ATP）的唯一来源，造成细胞内ATP含量下降，全身所有脏器均受到损害。脑组织对缺氧的耐受最差，复苏后患者的神经系统功能是否恢复成为心肺脑复苏中的关键。

心肺复苏患者ROSC后，组织器官产生再灌流，导致再灌注损伤。各组织器官发生代谢紊乱，功能障碍及结构损伤，严重者可造成多器官功能衰竭。目前认为，再灌注损伤主要与自由基的作用、细胞内钙超载和白细胞的激活三方面因素有关。大量的自由基引起细胞膜脂质过氧化、蛋白功能抑制、核酸及染色体破坏，进而细胞死亡。再灌注期钙离子内流增加，促进氧自由基生成，加重酸中毒，破坏细胞膜，干扰线粒体功能，激活其他酶的活性，加重组织的损伤。缺血－再灌注时白细胞尤其是中性粒细胞聚集、激活，中性粒细胞与血管内皮细胞相互作用，造成微血管损伤，同时释放大量炎性物质，造成周围组织细胞损伤。

国际心肺复苏指南指出，ROSC后可能出现复苏后的不同变化：①大约50%的复苏后患者于发病后24h内死亡。主要是因为ROSC后，心血管功能处于不稳定状态，12~24h后才可逐渐趋向稳定。同时，由于多部位缺氧造成的微循环功能障碍，使有害的酶和自由基快速释放至脑脊液和血液中，导致脑和其他重要脏器功能障碍。②1~3d后，心功能和全身情况有所改善，但由于胃肠道的渗透性增加，全身炎症反应的出现，导致多个器官进行性功能不全，特别是肝脏、胰腺和肾脏的损害，可能产生多器官功能障碍综合征（multiple organ dysfunction syndrome，MODS）。③心脏骤停数日后，严重的感染使患者发展为多器官衰竭（multiple organ failure，MOF）。

（二）复苏后管理

复苏后的治疗是高级生命支持的重要组成部分，对减少由血流动力学不稳定、多脏器衰竭引起的早期死亡及由脑损伤引起的晚期死亡具有重要意义。主要治疗目标是重建有效的器官和组织灌注，以期患者存活且神经功能完整。治疗原则：①积极寻找和治疗导致呼吸心脏骤停的可逆性原因。②加强重要脏器功能的监测和维护。③亚低温治疗。

1. 寻找和治疗心脏骤停的可逆性原因　无论在高级生命支持还是在复苏后治疗，5"H"和5"T"的搜索和处理必须贯穿复苏始终。急性冠脉血栓事件是非创伤性突发心脏骤停的重要诱发因素，而再灌注治疗对这类心脏骤停患者的预后有重要影响，直接PCI治疗使ST段抬高性心肌梗死（STEMI）致院外心脏骤停患者的短期和长期生存率均有提高。对STEMI致心脏骤停的患者，无论自主循环恢复后意识如何，都应考虑急诊冠脉造影和血管再通治疗，特别是紧急冠脉造影和PCI治疗联合亚低温治疗更有助于神经系统功能恢复。

高度怀疑肺栓塞引起的心脏骤停时，可考虑使用溶栓治疗，如组织型纤溶酶原复合物、链激酶或尿激酶等。对心包填塞、张力性气胸的患者应及早明确诊断，积极行穿刺或置管引流。对中毒的患者应尽早明确具体的中毒毒物，有针对性地进行解毒或血液净化治疗。积极发现和纠正各种原因引起的血糖、电解质和酸碱的异常。明确创伤患者的受伤部位和严重程度，必要时尽早安排手术治疗。

2. 加强重要脏器功能的监测和维护

（1）呼吸系统：自主循环恢复后，患者可能仍存在不同程度的呼吸功能障碍，如肺水肿、肺炎或胸廓创伤所致的呼吸功增加等，部分患者尚需要机械通气或高浓度吸氧来维持机体氧合。临床医师应：①在全面体格检查的同时，安排胸部影像学检查确认气管插管的位置和深度，了解有无复苏并发症（如气胸、肋骨骨折等）发生。②检查呼吸频率、呼吸动度及血气分析，进行综合评估，并以此调节呼吸机的通气参数。

调节通气量时，除了要考虑呼吸功能，满足全身组织器官供氧、二氧化碳排出的需要，还要考虑通气对脑部供血的影响。既往有研究者提出高通气可以增加氧供，降低二氧化碳。但目前研究证实高通气不但不能保护脑组织和其他重要组织器官免受缺血的损害，反而还会恶化神经系统功能的预后。一方面，高通气可能使气道压力增加，呼气末胸膜腔内压增加，导致脑静脉压增加从而使颅内压增高，脑灌注压降低，脑血流量减少，加重脑缺血。另一方面，持续性低碳酸血症将引起脑血管收缩，减少脑血流量。因此，目前认为自主循环恢复后，机械通气应避免通气量过高，宜将患者的 $PaCO_2$ 维持于正常水平，以免加重脑损伤。一旦患者的自主呼吸增强，就应逐渐降低机械通气辅助程度，直到自主呼吸完全恢复而停机。

对于无肺部原发或继发病变的患者，吸氧浓度宜控制在 60% 以下。如果患者需要持续吸入较高浓度的氧，应判断低氧血症是肺功能障碍或心功能障碍所致。对于既往有呼吸功能受损的患者，复苏成功后可能需要采取增加呼气末正压或提高吸呼比等措施来提高氧合功能。但过高的呼气末正压可能导致心输出量降低和低血压，因此增加呼气末正压时应注意监测患者的心输出量和动脉血压等血流动力学参数。如果并发心功能不全，应同时进行心脏支持治疗。

（2）心血管系统：心脏骤停后的冠脉缺血、心肺复苏过程中电除颤和肾上腺素的使用，及自主循环恢复后的缺血 – 再灌注损伤可导致心肌顿抑和复苏后心功能不全，甚至引起致命性的急性血流动力学紊乱（继发性心脏骤停）或者心源性休克，进一步加重脑和其他器官的缺血性损伤。复苏后最初 24h 的持续低心输出量与多器官功能衰竭所致的早期死亡相关，故自主循环恢复后应尽力支持衰竭的心肌直到心脏恢复有效的泵功能。

A. 心功能评估：复苏后对患者心功能的评估应包括重要的病史、体格检查、心电图、血电解质、心肌标志物和超声心动图等。①重要的病史：包括典型和不典型的症状，既往病史和药物使用情况。②体格检查：需要搜寻有无肺血管充血、体循环瘀血和心输出量减少的体征。③动态 12 导联心电图检查：应将心电图与心脏骤停前的心电图进行对比，及时发现心电图的变化和心律失常，有助于判断血流动力学不稳定是否与冠脉缺血和心律失常有关。④血清电解质：包括钾离子、钙离子和镁离子等。心脏病患者的血钾水平在一个很窄的范围，因为低钾血症与室颤的发生关系密切，而高钾血症（血钾高于5.5～6.0mmol/L）也可增加室颤的发生率，可导致缓慢性心律失常、无脉性电活动或心脏停搏。只有维持血钾浓度在 4.5～5.5mmol/L 时，才可降低室颤的发生率。此外，钙镁离子的紊乱对心脏传导系统的影响与钾离子类似，彼此之间还可能存在协同效应。⑤心肌标志物：心肌标志物增高，可能是由于心脏骤停和 CPR 期间的冠状动脉血流减少或停止，导致全心普遍性缺血缺氧、心肌细胞破坏所致，同时也提示心脏骤停可能是急性心肌梗死所致。⑥超声心动图：能评价心脏形态、室壁活动情况、心脏收缩和舒张功能，诊断心功能不全并量化其严重程度，以及识别心包填塞、乳头肌断裂、室壁瘤、胸主动脉破裂和夹层动脉瘤等情况。⑦有创性血流动力学监测：可以帮助制定最合理的补液和药物联合治疗方案，使组织灌注达到最佳状态。

B. 液体治疗和正性肌力药物的使用：如果心输出量和肺动脉楔压低，需加强补液。如果充盈压正常，但低血压和低血流灌注持续存在，需给予正性肌力药物，改善心脏泵功能。常用药物：①多巴胺：具有 α 受体、β 受体及多巴胺受体激动作用。复苏过程中，心动过缓和恢复自主循环后造成的低血压状态，常常选用多巴胺治疗。多巴胺的推荐剂量为 5～20μg/（kg·min）。②去甲肾上腺素：是一种强效的 α 肾上腺素能激动剂，同时激动 α_1 和 α_2 受体，对 β_1 受体有一定激动作用。适用于严重低血压（收缩压 <70mmHg）和周围血管阻力低的患者。去甲肾上腺素的起始剂量为 0.5～1.0μg/min，逐渐调节至

有效剂量。由于去甲肾上腺素可引起心肌耗氧量增加，在缺血性心脏病患者中使用应慎重。③多巴酚丁胺：主要作用于 β_1 受体、β_2 受体和 α 受体，可以增强心肌收缩力，增加心输出量和心脏指数，降低体循环和肺循环阻力。常用剂量下周围动脉收缩作用较微弱，不显著增加心肌耗氧量。使用多巴酚丁胺可以有效地纠正复苏后心脏收缩和舒张功能不全。④磷酸二酯酶抑制剂（如米力农、氨力农）：选择性抑制心肌磷酸二酯酶而增加心肌细胞内环磷酸腺苷（cAIMP）浓度，促使 Ca^{2+} 调节蛋白磷酸化，从而增加细胞内 Ca^{2+} 循环，具有正性肌力和血管扩张的作用，可以改善复苏后心功能不全。⑤新型的正性肌力药物：左西孟旦是一种 Ca^{2+} 增敏剂，以 Ca^{2+} 依赖性的模式结合到 TnC 的 N 末端的结构域起作用，增强心肌细胞内收缩结构对 Ca^{2+} 的敏感性，在不增加 cAIMP 和细胞内 Ca^{2+} 浓度的前提下达到正性变力作用。具有增加心肌收缩力而不增加心率和心肌耗氧量等优点，被认为是很有临床应用前景的新药。

C. 抗心律失常药物和其他治疗：对于各种原因引起的心脏骤停存活者是否预防性使用抗心律失常药物目前尚无定论。对于室颤的患者除颤成功后，可短期给予抗心律失常治疗，如注射胺碘酮、利多卡因或其他抗心律失常药物。β 受体阻滞剂对缺血性心脏病有保护作用，在复苏后阶段，如无禁忌证，可谨慎使用。对复苏后存活且左室射血分数低于 0.35、有室性心律失常病史的患者应考虑使用植入式心脏除颤器（ICD）。

（3）中枢神经系统：大脑的氧合和灌注对于中枢神经系统功能的恢复非常重要。血液循环停止 10s 便可因大脑缺氧而出现意识障碍，$2\sim4\min$ 后大脑储备的葡萄糖和糖原耗尽，$4\sim5\min$ 后 ATP 耗竭，$10\sim15\min$ 后脑组织乳酸含量持续升高。随着低氧血症和（或）高碳酸血症的发展，大脑血流的自动调节能力明显下降。通常情况下，脑血流量由脑灌注压决定。脑灌注压等于平均动脉压与颅内压之差。但在复苏的状态下，情况却有所不同。随着自主循环的恢复，脑组织会出现一过性充血，随后由于微血管功能不良，将出现脑血流的减少。此时，即使脑灌注压正常，脑血流也可能减少。

为维持一定的脑灌注压，复苏后应当将平均动脉压维持在 $80\sim100\mathrm{mmHg}$，必要时可应用正性肌力药物或血管活性药物。另一方面，控制脑水肿、降低颅内压也是保证脑灌注压的重要措施，方法包括：①避免头颈部过度扭曲，排除低血容量的情况下抬高床头 $30°$。②适当使用脱水药物，目前最常用的是 20% 甘露醇，静脉快速滴注。并发心、肾功能不全的患者，可考虑使用呋塞米。③有条件情况下给予亚低温治疗。④防治引起颅内压增高的其他因素，如情绪激动、用力、发热、癫痫、呼吸道不通畅和咳嗽等。出现高热的患者予以积极降温的同时，还需搜寻发热原因，进行病因治疗。对于并发抽搐的患者，应立即控制抽搐，适当使用镇静及抗惊厥药物，如地西泮、苯巴比妥等。

除维持脑灌注压以外，保证大脑的氧合非常关键。在高压氧的条件下，血氧含量明显增加，脑和脑脊液氧含量也相应增加，在复苏早期，脑组织仍处于低灌注状态，高压氧治疗效果明显，可收缩脑血管，阻断脑缺氧、脑水肿恶性循环，改善全身缺氧状态，促使脑细胞功能恢复。但高压氧治疗可能引起氧中毒和肺部感染。总之，密切注意复苏后大脑血液灌注和氧合，可以极大地减少继发性脑损伤的发生，最大限度地增加神经系统康复的概率。治疗过程中还应动态观察患者的格拉斯哥评分、瞳孔对光反射、角膜反射及对外界刺激的运动反应等，评估患者的神经功能损伤程度及预后。

（4）肾脏功能：心脏骤停及心肺复苏过程中肾脏的有效灌注不足，甚至在自主循环恢复后，肾脏仍然处于低灌注状态。由于肾脏有良好的自我保护机制，可以耐受短时间的缺血缺氧，多数复苏成功的患者并不出现肾功能受损。但存在高龄、使用肾毒性药物、长时间的心肺复苏、肾上腺素用量过大、既往有肾功能不全、慢性心功能不全及高血压等高危因素时，患者可能出现双肾排泄功能减低，肾小球滤过功能下降，血尿素氮和肌酐升高，伴有水、电解质和酸碱平衡失调及急性肾衰竭症状。一般复苏后血肌酐超过 $123.7\mu\mathrm{mol/L}$ 或肌酐清除率小于 $70\mathrm{mL/min}$，称为复苏后急性肾衰竭。

A. 监测：对于自主循环恢复的患者，应精确计算出入量。出量包括胃液引流液、腹泻、呕吐物、出汗、呼吸道水分丢失和尿量；入量包括胃肠道及静脉输注液体量。对于复苏后肾衰竭的高危患者还应监测中心静脉压、肺动脉楔压、血压、血尿素氮、肌酐、电解质、动脉血气和尿常规等指标。

B. 治疗：①尽量避免使用具有明确肾毒性的药物，如氨基苷类抗生素、造影剂和两性霉素 B 等。②积极控制容量负荷，防止电解质紊乱和酸碱失衡。③积极扩容，纠正休克后，若出现尿量减少，及时使用呋塞米等袢利尿剂以增加尿量，减少肾小管阻塞，增加肾小球滤过率。④小剂量多巴胺并不能降低急性肾衰竭的患病率和整体死亡率，不推荐在复苏后肾衰竭时常规使用。⑤如果患者出现下列情况，可考虑进行肾脏替代治疗：对药物治疗无反应的严重高钾血症；容量过多，肺水肿；严重的代谢性酸中毒（pH＜7.1）；严重氮质血症，并发脑部及心脏等损害。

（5）胃肠道消化功能：对肠鸣音消失和行机械通气并伴有意识障碍的患者，应该留置胃管，有腹胀表现者可考虑行胃肠减压。心肺复苏后机体发生应激反应，易产生应激性溃疡，导致消化道出血。应密切观察患者大便及胃管引流液的颜色和量，适当使用质子泵抑制剂、H_2受体阻滞剂或铝剂。同时考虑尽早开始胃肠内营养，促进肠道功能恢复，避免肠道菌群移位。

（6）凝血功能：心脏骤停后凝血功能可能发生显著变化，凝血机制异常的严重程度与死亡率相关。对于自主循环恢复的患者，应加强凝血功能的监测，密切观察患者有无栓塞或出血倾向，定期复查PLT、PT、APTT、FIB、D-二聚体等指标，发现异常，及时纠正。心脏骤停后几分钟即可发生超过纤溶系统代偿范围的血液凝固反应激活过程，纤维蛋白、凝血酶/抗凝血酶复合物生成增加，血液处于高凝状态。高凝状态常常导致广泛的微血管内血栓形成，从而引起多器官功能衰竭和继发的出血，凝血变化过程类似于弥散性血管内凝血（DIC）。

（7）内分泌及代谢紊乱：心肺复苏后可并发下丘脑-垂体-肾上腺轴的损伤，导致肾上腺组织广泛受损出现肾上腺皮质功能不全，凝血功能异常的患者更为显著。大量的炎性介质可直接抑制肾上腺皮质激素的分泌。肾上腺素和生理应激反应均会导致血糖浓度升高。复苏后高血糖与不良的神经功能预后有密切相关性。用胰岛素严格控制血糖、防止高血糖发生，可降低需要通气支持的危重患者的病死率和感染的发生率。因此，应密切注意监测血糖，根据患者的血糖水平，调整胰岛素剂量，避免高血糖和低血糖的发生。

心脏骤停后常存在酸碱失衡尤其是酸中毒。复苏后机体可能出现严重的酸中毒，乳酸的产生在其中发挥最主要的作用。乳酸的升高间接反映了休克低灌注状态对机体的损伤，往往提示预后不良。足量的肺泡通气和组织血流的恢复是纠正酸中毒的关键，补碱治疗并不能有效改善预后。只有在心脏骤停前即有代谢性酸中毒、高钾血症、三环类或苯巴比妥类药物过量的情况下，应用碳酸氢钠才有效。心脏骤停后也常常存在电解质紊乱，应严密监测复苏后血电解质的动态变化并及时加以纠正。

（8）全身炎性反应综合征（systemic inflammatory response syndrome，SIRS）和脓毒性休克：SIRS是一个复杂的疾病发展过程，可以启动自身持久的免疫反应，造成局部组织损伤和多脏器功能衰竭。如果SIRS为感染所诱发，患者可表现为脓毒血症。脓毒性休克患者发生的多器官功能障碍综合征（MODS）常伴有血管扩张，导致相对的和绝对的血容量不足。

复苏后的最初12h，有近40%的患者出现菌血症。复苏后48h内患者常常会出现发热，可能与抢救过程中各项操作的污染（如动、静脉置管）、气道管理中出现误吸、肠系膜缺血后肠道菌群移位及复苏后血清中内毒素和各种细胞因子升高等因素有关。复苏后的感染以肺部感染最为常见，其次是菌血症。严重感染的发生和发展与死亡有直接关系。

临床上怀疑脓毒性休克时，应尽早获取相关标本进行病原学检查，并静脉使用抗生素。最初进行经验性抗感染治疗可选用对抗所有可疑病原微生物（细菌和/或真菌）的强有力的一种或多种药物。在抗生素使用48～72h后，应结合临床与病原学检查结果调整抗感染药物，原则是尽量使用非广谱的抗生素，以期达到减少耐药菌产生、降低药物毒性和降低费用的目的。

早期的液体复苏可使用晶体或胶体液补充循环容量。液体复苏的初始治疗目标是使中心静脉压（CVP）至少达到8mmHg（机械通气患者要求达到12mmHg），之后通常还需要进一步的液体治疗。补液过程中应密切观察血压、尿量及各器官的容量负荷情况。心脏充盈压（CVP或肺动脉楔压）增加而血流动力学无改善时，应降低补液速度。纠正低血容量的同时，可考虑使用血管活性药物（去甲肾上腺素或多巴胺）来维持平均动脉压。对大量补液后心输出量仍低的患者，可使用正性肌力药物（如多巴酚丁胺）来增加心输出量，或联合应用正性肌力药物和血管活性药物。充分补液后仍需要血管活性药物来维持血压时可考虑给予糖皮质激素，每日糖皮质激素用量应小于300mg氢化可的松。当患者不再需要血管活性药物时，可停用糖皮质激素治疗。

总之，复苏后的监测和处理涉及各个器官系统，复苏后的检查、监测与治疗见表1-6、表1-7。

表1-6　复苏后的检查

检查类型	具体检查项目
血液检查	血气分析、血生化检查（肝肾功、电解质、血糖）、血常规、凝血功能（PT、APTT、FIB）、心肌标志物、血清 NSE/S-100*
影像学检查	胸部 X 线/CT、超声心动图、头颅 CT*、脑电图及体感诱发电位*
血流动力学检查	中心静脉压、肺动脉楔压*
其他	心电图、尿常规

注：*为选择性检查项目。

表1-7　复苏后重症监护与处理

器官系统	监护与处理
呼吸系统	呼吸功能评估（胸部 X 线/CT、动脉血气，呼吸频率及动度）
	调节呼吸机通气参数及吸入氧浓度，以保证正常 $PaCO_2$ 和氧供
	防治肺部感染和肺水肿
	肺栓塞的治疗：溶栓
心血管系统	心功能评估（重要病史、体格检查、心电图、心肌标志物和超声心动图
	必要时监测有创血压和肺动脉楔压）
	维持平均动脉压，必要时应用正性肌力药物和血管活性药物
	抗心律失常治疗（药物治疗、ICD）
	急性冠脉综合征的诊治：紧急冠状动脉造影和 PCI
中枢神经系统	动态评估神经功能、判断预后（GCS 评分、体征、EEG 等）
	头颅影像学检查明确颅内原发或继发性病变
	亚低温治疗
	维持较高的平均动脉压
	控制脑水肿，降低颅内压
肾脏	监测尿量、肾功、血气、电解质等
	避免使用肾毒性药物
	维持充足的肾脏灌注
	肾脏替代治疗
胃肠道	防治消化道出血
	尽早开始胃肠道营养
血液系统	密切观察患者有无栓塞或出血倾向
	定期复查凝血功能
	发现异常，及时纠正
内分泌、代谢	慎用皮质激素
	控制血糖于正常范围
	纠正酸中毒及电解质紊乱
脓毒症	监测体温
	病原学检查
	强有力的抗感染治疗
	液体复苏

3. 亚低温治疗　低温治疗对大脑具有多重保护效应，可以同时作用于脑缺血级联损伤反应的多个靶点，其主要保护机制包括保持脂质膜流动性、抑制破坏性酶反应、降低再灌注期间脑低灌注区的氧需、抑制脂质过氧化、减轻脑水肿和细胞内酸中毒、减少脑缺血后神经元细胞凋亡和脑白质损伤、抑制星形胶质细胞增殖等。

对于心脏骤停复苏后自主循环恢复的患者，如血流动力学稳定，自发产生的轻度低体温（>33℃）无须积极复温治疗。因为轻度低体温对患者的神经功能恢复有益，易于耐受，且无严重的并发症。

对于无自发低温而需要主动诱导低温的患者，需要关注的问题包括开始低温治疗的时间、诱导低温的方法、最佳的温度范围、低温维持的时间和复温的方法。

（1）降温时机：对院外发生的室颤所致的心脏骤停，自主循环恢复后仍昏迷的患者，如果血流动力学稳定，主动诱导亚低温将改善患者的生存率和神经系统功能。对院外、院内非室颤引起的心脏骤停患者，自主循环恢复后开始诱导低温，也可能对患者有益。开始亚低温治疗的时间越早越好，但究竟早到何时能使患者受益最大还有待进一步研究。

（2）降温方法：包括使用冰袋、装有循环冷却剂的冰毯、颈动脉冷却液体灌注、一侧颈动脉体外冷却血液灌注、具有化学冷却作用的头盔、含-30℃溶液的冰帽及冰水鼻腔灌洗等。研究发现，静脉快速输注2L左右4℃生理盐水或乳酸林格氏液能有效降低体温，且不会对生命体征、电解质、凝血功能和呼吸功能等产生显著影响。此法简便、有效、安全，有可能成为院前心脏骤停复苏成功后仍昏迷患者"冷链"治疗的非常重要的第一环。但需要注意的是该技术要求大量快速补液，对于患有肾功能不全或严重肺水肿的患者中使用应慎重。

目前推荐的降温方法为首先使用体表降温和静脉输注低温液体（肾功能不全及肺水肿患者除外）以快速诱导亚低温，随后继续使用体表降温来进一步维持亚低温状态，若患者出现寒战可适当使用镇静剂和肌松剂。

（3）降温范围：亚低温（32~34℃）最为简单有效，推荐低温治疗的降温范围控制在32~34℃。深度低温（28~32℃）可导致包括室颤等的各种心律失常，增加凝血功能障碍和感染的发生率。为避免过度降温导致的严重并发症，降温过程中，医务人员应连续监测体温。

（4）低温维持时间和复温方法：推荐复苏后亚低温治疗12~24h，持续低温24h后，考虑开始复温。复温方法：①自然复温：对热调节机制和内分泌功能已恢复正常的亚低温患者可仅使用自然复温的方法，即停止降温措施，将患者放置在25~26℃房间内，湿化空气，可用毛毯保温，并保护头部和颈部，减少热量的散失。其缺点在于内部温度回升较慢。②主动复温：主动复温包括体外复温和体内复温。体外复温是指直接温暖皮肤，通过已恢复正常的循环系统将体表温暖的血液转运至内部。主要通过加盖被子、温水袋、暖风系统等实现，加温过程中应注意皮肤的保护，小心烫伤。体内复温由于其有创性和潜在的并发症，一般在自然复温和体外复温失败后才使用，可采用40℃的湿暖氧气进行呼吸道升温，静脉快速输注40℃葡萄糖/0.9%氯化钠注射液或将血液体外复温后回输。不管采用何种方式，均要求缓慢复温，温度上升速率不应超过0.25~0.5℃/h。体温高于35℃时，可停用镇静剂及肌松剂。复温后应努力维持患者体温<37.5℃，同时严密监测有无并发症的发生。

（5）低温治疗的并发症：①容量变化：人工降温可引起外周血管收缩，外周血容量明显减少，此时中心静脉压升高，继而多尿；复温时与之相反，外周血管扩张，中心静脉压下降，出现相对低血容量。②电解质异常：降温初期的利尿作用及伴随的细胞内外体液转移，可能导致低钾血症、低磷血症和低镁血症。反之，在随后的复温过程中会出现高钾血症。③凝血功能障碍：低温时血小板黏附聚集，同时外周血小板进入肝、脾增多，导致血小板数量减少，而且低温时血小板的功能减弱，凝血酶活性受抑制，可能出现凝血功能障碍，PT、APTT延长，纤维蛋白原减少，严重时可出现DIC。④心律失常：心律失常的发生多与体温过低（32℃以下）、降温速度过快有关。心电图常常表现为P-R间期延长、QRS波增宽、Q-T间期延长、S-T段抬高和QRS波后出现圆顶状或驼峰状波型，即所谓Osborn波或驼峰波。随着体温的降低，还可能出现窦性心动过缓、房颤、房扑、房室传导阻滞等，严重者可致心室异位心律和室颤。⑤血糖变化：低温时胰岛素分泌减少，组织对胰岛素的敏感性降低，容易发生高血糖。⑥感染：低温期间免疫功能受抑制，容易发生全身感染，尤其是呼吸道感染，严重者可致脓毒症。⑦压疮和冻伤：亚低温治疗时局部抵抗力减弱，压疮和冻伤发生的危险性增加。

（三）预后的判断

循环停止超过 2~3min 的患者在自主循环和呼吸恢复后可能仍表现为昏迷状态。其中部分患者可逐渐康复，神志恢复。但也有相当多的患者最终不能完全清醒，持续处于植物状态，甚至逐渐发展至死亡。对复苏后患者最终预后的判断已成为目前医护人员和患者家属最关心的问题，相关的研究层出不穷。下列指标可能有助于复苏后最终预后的判断：①如果心脏骤停患者的瞳孔对光反射、角膜反射和对疼痛刺激的回缩反射和伸肌运动反射消失超过 24h，往往提示预后差。若运动反射消失超过 72h，则高度提示预后极差，死亡可能性大。②如果患者在心脏骤停后 24h 内出现癫痫持续状态，也往往提示预后不良。③自主循环恢复后每日检查血清神经元特异性烯醇化酶（neuron - specific enolase，NSE）水平，若有 1~3 次检测结果超过 33μg/L，可提示预后不良，动态观察血 NSE 浓度更具有临床意义。④神经胶质标志蛋白 S - 100 与 NSE 相似，脑损伤后高水平的 S - 100 也同样提示预后不良。⑤诱发电位可监测脑皮质功能和脑干功能，且不受睡眠、意识和镇静药物的影响。监测复苏后患者的躯体感觉诱发电位有助于对神经功能预后的判断。复苏后 1~3d 内双侧皮质躯体感觉诱发电位缺失提示预后不良。⑥脑电图检查：有助于对原发病损部位、复苏后脑损伤严重程度的判断，以协助预测预后。脑电图全面抑制或癫痫样活动可提示预后不良。⑦脑部影像学检查（如 CT、MRI、PET 等）有助于明确患者发生意外时是否存在因跌倒引起的颅脑损伤或者心脏骤停本身是否就是由颅内病变所引起。部分拟行抗凝或溶栓治疗的昏迷患者在治疗前也必须行头颅 CT 排除脑出血。但是脑部影像学检查对复苏后神经功能预后的判定无太大价值。⑧与 CPR 相关的影响因素：如缺氧时间、CPR 持续时间、心脏骤停原因（心源性或非心源性）及心律失常类型等对预测预后有帮助。但治疗过程中使用镇静剂、神经肌肉阻滞剂、低温治疗等因素可能影响上述临床检查与辅助检查的可靠性，判断复苏后预后时应综合考虑各相关因素。

复苏后阶段以血流动力学不稳定、神经系统功能损害和实验室检查异常为突出表现，患者可能发生多器官功能衰竭。复苏后治疗的目的是进一步稳定生命体征，纠正实验室检查指标的异常，支持器官功能，增加神经系统完全恢复的可能性。对于提高患者的远期生存率、改善患者的神经系统功能、提高患者的生活质量非常关键。由于治疗可能涉及全身各个器官系统，需要从整体着眼来实现患者内环境的平稳与稳定。亚低温治疗、冠脉介入治疗等手段可能改善患者的预后，但还有许多细节问题需要进一步研究。

（高　明）

第四节　脑死亡

一、概述

传统的死亡概念是以呼吸心跳同时不可逆地停止为金标准。随着医学科学的发展，先进医疗技术、设备的不断推陈出新，如呼吸机、心脏起搏器、器官移植、心肺复苏术等的应用和发展，呼吸心跳停止的患者经抢救可以恢复自主循环，甚至治愈出院。有一部分患者虽然恢复自主循环，但是患者意识、感知、思维、自主活动甚至呼吸均丧失，即脑功能完全丧失，这种情况的出现无疑对传统的死亡概念提出了挑战。

以脑为中心的中枢神经系统是整个机体生命维系的基础，脑神经细胞属于不可再生细胞，坏死后恢复的可能性极小。当脑神经细胞坏死的数量达到或超过一定程度时，人的意识、感知、思维、自主活动和基本生命中枢的功能将永久丧失，全部机体功能的丧失也仅仅是时间问题。1959 年，法国学者 P. Mollaret 和 M. Goulon 在第 23 届国际神经学大会上首次提出了"过度昏迷"（Le Coma Depasse）的概念，报道了 23 例存在这种病理状态的患者，并首先开始使用"脑死亡"一词。1966 年之后，国际上多个国家确定以"脑死亡"作为死亡标志，并根据各国情况提出了"脑死亡"的定义和判断标准。

我国原卫生部脑死亡判定标准起草小组提出的脑死亡（brain death）定义为包括脑干在内的不可逆的全脑功能丧失。昏迷、脑干反射消失和无自主呼吸是脑死亡的三大要素。

二、脑死亡的判定标准和方法

各国诊断脑死亡的标准不尽相同。1968年，第22届世界医学大会上美国哈佛医学院脑死亡定义审查特别委员会提出将"脑功能不可逆丧失"作为新的死亡标准，并制定了世界上第一个脑死亡诊断标准：①不可逆的深度昏迷。②自主呼吸停止。③脑干反射消失。④脑电波消失（平直）。凡符合以上标准，并在24h或72h内反复测试，多次检查，结果无变化，即可宣告死亡。但需排除体温过低（＜32.2℃）或刚服用过巴比妥类及其他中枢神经系统抑制剂两种情况。之后，世界上许多国家医学界相继支持并以此标准为基础制定了相应的脑死亡判定标准及相关法律法规。

20世纪80年代，中国开始了脑死亡判定的理论研讨与临床实践。2009年，在《中国脑血管病杂志》刊登了原卫生部脑死亡判定标准起草小组起草制定的《脑死亡判定标准（成人）（修订稿)》和《脑死亡判定技术规范（成人）（修订稿)》。

（一）脑死亡的判定标准

1. 判定的先决条件　①昏迷原因明确；②排除了各种原因的可逆性昏迷。

2. 临床判定　①深昏迷；②脑干反射消失；③无自主呼吸（靠呼吸机维持呼吸，且自主呼吸激发试验证实无自主呼吸）。以上三项必须全部具备。

3. 确认试验　①正中神经短潜伏期体感诱发电位（median nerve short latency somatosensory evoked potential，SLSEP）：显示 N_9 和（或） N_{13} 存在， P_{14} 、 N_{18} 和 N_{20} 消失。②脑电图显示电静息。③经颅多普勒超声（transcranial doppler，TCD）显示颅内前循环和后循环呈振荡波、尖小收缩波或血流信号消失。以上三项中至少应有两项阳性。

4. 判定时间　临床判定和确认试验结果均符合脑死亡判定标准者可首次判定为脑死亡。首次判定12h后再次复查，结果仍符合上述脑死亡判定标准的患者，方可最终确认脑亡。

（二）脑死亡的判定方法

1. 先决条件的判定　判定脑死亡前必须确认脑损伤的直接原因及昏迷的不可逆性。造成不可逆性脑功能丧失的原因包括原发性脑损伤和继发性脑损伤。前者主要包括重型颅脑外伤、脑血管疾病等，后者包括心脏骤停、溺水、窒息等原因导致的缺血缺氧性脑病。脑损伤原因不明者不能实施脑死亡判定。

患者的昏迷具有一定程度的可逆性，常见原因如急性中毒（如镇静催眠药中毒、麻醉药物中毒、抗精神病药物中毒、肌肉松弛剂中毒、一氧化碳中毒和酒精中毒等）、低体温（肛温≤32℃）、严重代谢及内分泌紊乱（如肝性脑病、尿毒症性脑病、低血糖或高血糖性脑病等）及严重电解质及酸碱平衡紊乱等，也不能做出脑死亡的判定。

2. 临床判定

（1）深昏迷的判断

A. 患者往往表现为自发性动作完全消失，对任何外界刺激无反应，瞳孔对光反射、咳嗽吞咽反射、腱反射等生理反射消失，生命体征不稳定。

B. 检查方法及结果判定：用拇指分别强力按压患者两侧眶上切迹或针刺面部，患者无任何面部肌肉活动，格拉斯哥评分为3分。

C. 注意事项：①任何刺激必须局限于头面部，颈部以下刺激时可引起脊髓反射。脑死亡时枕骨大孔以下的脊髓可能存活，脊髓反射和脊髓自动反射仍然存在。脊髓反射包括各种深反射和病理反射。脊髓自动反射多与刺激部位有关，如刺激颈部可引起头部转动，刺激上肢可引起上肢屈曲、伸直和旋转，刺激腹部可引起腹壁肌肉收缩，刺激下肢可引起下肢屈曲和伸直。②脊髓自动反射与肢体自发运动是不同的，应注意鉴别。自发运动通常发生在无刺激时，多为一侧性，而脊髓自动反射固定出现于特定刺激相关部位时。脑死亡时延髓自动反射可能存在，但不应出现肢体自发运动。③三叉神经或面神经病变时，压眶或面部刺激可能无法诱发面部肌肉活动，此时不应轻率做出深昏迷的判定。④脑死亡时不应有去皮质强直状态、去大脑强直状态或痉挛。去皮质强直状态（decorticate state）是大脑皮质神经元广泛受损所致。患者能无意识地睁眼和闭眼，对光反射、角膜反射存在，喂食可引起无意识的吞咽，对外界刺激无任何反应，无自发活动，大小便失禁，存在觉醒与睡眠周期，四肢肌张力增高，身体呈上肢屈曲、下肢伸直性强直，亦称去皮质综合征（Decorticate syndrome）。去大脑强直状态（decerebrate state）是脑干严重损害但尚未死亡，患者可出现深昏迷伴肢体强直性发作，肌张力增高，上肢、下肢伸直，严重时甚至出现角弓反张。可同时伴有大脑皮质损害。⑤进行自主呼吸激发试验时偶可出现肢体不自主运动，也应与肢体自发运动相鉴别。

（2）脑干反射消失的判断

A. 瞳孔对光反射：在普通光线下正常人瞳孔直径 3～4mm，呈圆形，双侧对称，位置居中，直径 <2mm 为瞳孔缩小，>5mm 为瞳孔扩大。强烈光线刺激瞳孔后可引起瞳孔缩小。光线刺激一侧瞳孔后引起该侧瞳孔收缩称为直接光反射，而光刺激后对侧瞳孔收缩称为间接光反射。检查时先观察双侧瞳孔大小、形状、位置及对称性，再使用手电筒照射一侧瞳孔，先后观察同侧及对侧瞳孔是否收缩，收缩是否灵敏，检查一侧后再检查另一侧。双侧瞳孔的直接和间接对光反射均消失才可判定为瞳孔对光反射消失。应当注意脑死亡患者常常伴有双侧瞳孔扩大，但少数情况下存在瞳孔缩小或双侧不等大。因此，不能将瞳孔大小作为脑死亡判定的必要条件。如果患者有眼部疾患或者眼外伤，可能影响对瞳孔对光反射的判定，此时应谨慎对待检查结果。

B. 角膜反射：检查时将细棉签的棉絮捻成细束，轻触患者角膜外缘，观察双侧眼睑活动。正常情况下患者双侧眼睑迅速闭合。受试侧眼睑闭合称为直接角膜反射，受试对侧眼睑闭合称为间接角膜反射。双眼均无眼睑闭合动作才可判定为角膜反射消失。应当注意只要刺激角膜后上下眼睑和眼周肌肉有收缩运动，即使没有引起明显的闭眼动作，也不能判定为角膜反射消失。如果患者有眼部疾患、眼外伤、三叉神经或面神经病变，均可能影响角膜反射的判定，因此在判定检查结果时应谨慎。

C. 头眼反射：头眼反射又称玩偶头试验，检查时检查者轻扶患者头部向左右、上下转动，观察患者眼球运动。该反射存在时，眼球会向头部运动的相反方向移动，然后眼球逐渐回到中线位置。正常情况下，只有婴儿会出现此反射。随着年龄的增长和大脑的发育，该反射逐渐受到抑制，因此只有在大脑半球弥漫性病变时该反射又会出现并加强，而脑干出现弥漫性病变时该反射消失。脑死亡时头眼反射也应消失，也就是说转动头部时眼球不转动。应当注意患者并发眼外肌瘫痪时，头眼反射的检查可能受到影响，应谨慎判定检查结果。颈椎外伤时禁用该检查，以免带来或加重脊髓损伤。

D. 眼前庭反射：进行该检查时，检查者将患者头部抬起30°，用弯盘贴近外耳道，以 50mL 或 20mL 注射器抽吸冰生理盐水或冰水注入患者一侧外耳道，冲洗鼓膜。同时撑开患者两侧眼睑，观察有无眼球震颤，观察时间为 1～3min。每侧耳检查之后应等待 5min 再做另一侧的检查。正常情况下，外耳道注水后应出现快相向对侧的双眼震颤。脑死亡时该反应消失，耳部受到刺激后无眼球震颤。应当注意该检查前必须用检耳镜检查两侧鼓膜有无损伤，有损伤者禁做该项检查。当外耳道被血块或堵塞物阻塞时应先进行外耳道清理然后再检查。注水的温度以 0～4℃ 为宜，不宜使用耳鼻喉科做温度试验时采用20℃的冷水。注水时间以 20～30s 为宜。检查眼球时，只要可见眼球运动，即使非常微弱没有引起明显的眼球震颤，也不能判定为眼前庭反射消失。有些药物（如镇静剂、氨基糖苷类药物、三环类抗抑郁药、抗胆碱能药和抗癫痫药）可减弱眼前庭反射，检查前应注意了解患者有无使用这些药物。累及外耳道和岩骨的面部创伤以及眼部的出血、水肿也可影响眼前庭反射的判定，若存在这些情况需谨慎对待检查结果。

E. 咳嗽反射：咳嗽反射是常见的重要的防御性反射。检查时可使用长度超过人工气道的吸引管刺激患者的气道黏膜，引起咳嗽反射。若刺激气道黏膜后患者无咳嗽动作，则判定为咳嗽反射消失。刺激气道黏膜时，只要有胸腹部运动，即使没有咳嗽也应认为咳嗽反射是存在的。

上述五项脑干反射检查后，如五项结果均提示反射消失，则可判定为脑干反射消失。若五项脑干反射中有的项目不能判定，需增加确认试验项目来帮助判断。

（3）无自主呼吸的判断：脑死亡患者均无自主呼吸，需要依靠呼吸机维持呼吸。自主呼吸停止的判定包括两个方面：①肉眼判定胸壁腹壁有无起伏运动。②通过自主呼吸激发试验判定。

自主呼吸激发试验的具体操作应严格按照以下步骤和方法进行：

A. 进行自主呼吸激发试验前，应确认患者肛温 $\geqslant36.5℃$（若存在低体温应予以适当升温），收缩压 $\geqslant90mmHg$ 或平均动脉压 $\geqslant60mmHg$（血压过低时，可使用升压药物），$PaO_2\geqslant200mmHg$（若 PaO_2 过低，予以吸入 100% 纯氧 $10\sim15min$），动脉血二氧化碳分压 $PaCO_2$ 维持在 $35\sim45mmHg$（如 $PaCO_2$ 不在该范围内，可考虑通过改变分钟通气量来进行调节）。慢性二氧化碳潴留患者可能 $PaCO_2\geqslant40mmHg$。

B. 保持气道通畅，断开呼吸机，将吸氧导管通过气管导管插入气管内至气管隆嵴水平，以 $6L/min$ 的流量供应 100% 纯氧，同时密切观察胸、腹壁有无起伏，$8\sim10min$ 后检测 $PaCO_2$。如果 $PaCO_2\geqslant60mmHg$ 或慢性二氧化碳潴留患者 $PaCO_2$ 升高 $\geqslant20mmHg$，但患者仍无胸腹壁起伏运动，则可判定无自主呼吸。

C. 重新连接呼吸机。

D. 注意事项：①进行自主呼吸激发试验的过程中，若患者出现明显的血氧饱和度下降、血压下降、心率加快或减慢、心律失常等情况，应认为本次试验失败，并立即终止试验。②为避免自主呼吸激发试验对可能需要进行的确认试验造成影响，应将该试验放在脑死亡判定的最后一步进行。③自主呼吸激发试验至少需要两名医师和一名护士共同完成。一名医师负责监测心率、心律、血压、呼吸和血氧饱和度，另一名医师负责管理呼吸机，护士负责管理输氧导管和抽取动脉血进行血气分析。

3. 确认试验

（1）正中神经短潜伏期体感诱发电位（SISEP）：正中神经短潜伏期体感诱发电位属于皮质下电位，神经发生源位于脑干。检查前应将环境温度控制在 $20\sim25℃$，确保使用独立电源，必要时使用稳压器，暂停使用可能干扰诱发电位记录的其他医疗仪器设备。准备好诱发电位仪后开机输入患者一般资料，进入记录状态。选择腕横纹中点上方 2cm 正中神经走行部位为刺激部位。刺激电流一般控制为 $5\sim15mA$，对于并发肢端水肿或周围神经疾病的患者，电流强度可适当增大。刺激强度以能引起拇指屈曲约 1cm 为宜。每次检测过程中强度指标保持一致。刺激频率为 $1\sim5Hz$。左右两侧均需进行测试，每侧至少重复测试 2 次。若结果显示 N_9 和/或 N_{13} 存在，P_{14}、N_{18} 和 N_{20} 消失，则符合 SLSEP 脑死亡判定标准。

注意：低体温可使诱发电位潜伏期延长，检查过程中应保持被检侧肢体皮肤温度正常，必要时应进行升温处理。锁骨下静脉置管、正中神经病变、安放电极部位外伤或水肿、周围环境电磁场干扰等因素均可影响结果判定。若存在上述情况，脑死亡判定应以其他确认试验为准。

（2）脑电图（electroencephalogram，EEG）：脑电图是一种脑生物电活动检测技术，通过测定自发的有节律的生物电活动以了解脑功能状态。检查患者前应检查脑电图仪是否工作正常，使用独立电源，必要时使用稳压器，暂停使用可能干扰脑电图记录的其他医疗仪器设备。消毒皮肤后按国际 $10\sim20$ 系统安放 8 个记录电极（额极 Fp1、Fp2，中央 C_3、C_4，枕 O_1、O_2，中颞 T_3、T_4）。参考电极通常置于双耳垂或双乳突。接地电极位于额极中点（FPz）。公共参考电极位于中央中线点（Cz）。描记参考导联 30min，描记过程中应进行脑电图反应性检查，即分别予以双上肢疼痛刺激、耳旁声音呼唤和亮光照射双侧瞳孔的刺激，观察脑电图变化。实时记录描记过程中任何来自外界、仪器和患者的干扰或变化。同时记录心电图。记录时间持续 30min，记录的资料必须完整保存。若结果显示脑电图呈电静息，即未出现 $>2\mu V$ 的脑电波活动，则符合脑电图脑死亡判定标准。值得注意的是，应用镇静麻醉药物或安放电极部位外伤等因素可能影响 EEG 的判定，此时的 EEG 结果仅供参考，脑死亡判定应以其他确认试验为准。

（3）经颅超声多普勒（transcranial Doppler，TCD）：经颅超声多普勒主要借助脉冲多普勒技术，使超声声束能够穿透颅骨较薄的部位，直接描记脑底动脉血流的多普勒信号，以获取颅内动脉的血流动力学参数，从而反映脑血管功能及血流状态。TCD 最常用的检查部位是颞、枕和眼三个窗口。通过位于颧弓上方眼眶外缘和耳屏之间的颞窗可以检测双侧大脑中动脉、颈内动脉终末端、大脑前动脉、大脑后动脉及前交通动脉。通过位于枕骨粗隆下方枕骨大孔或枕骨大孔旁的枕窗可检测椎动脉颅内段、小脑后下动脉和基底动脉。通过闭合的上眼睑（眼窗）可以检测大脑中动脉和大脑前动脉，以及眼动脉和颈内动脉虹吸段。前循环以双侧大脑中动脉为主要判定血管，后循环以基底动脉为主要判定血管。

若颅内前循环和后循环均出现下列血流频谱之一，即认定为符合 TCD 脑死亡判定标准：①振荡波：在一个心动周期内出现收缩期正向（F）和舒张期反向（R）血流信号，脑死亡血流方向指数 DFI（反向与正向血流速度比值 $1 - R/F$）<0.8。②尖小收缩波（钉子波）：收缩早期单向性正向血流信号，持续时间小于 200ms，流速低于 50cm/s。③血流信号消失：检查时需要同时完成颞窗和枕窗检测，并根据患者双顶径大小适当调整颞窗血管检测深度。若颞窗图像效果不佳，可选择眼窗检测同侧颈内动脉虹吸部以及对侧大脑中动脉和大脑前动脉。首次经颞窗未检测到清晰的血流信号或完全检测不到血流信号时，必须排除因颞窗穿透性不佳或操作技术造成的假象。脑室引流、开颅减压术或外周动脉收缩压 <90mmHg 等因素可能对结果的判定有影响，此时的 TCD 结果仅供参考，应根据其他确认试验判定脑死亡。

判定脑死亡时，以上三种确认试验宜首选 SLSEP，其次为 EEG，最后为 TCD。确认试验中应至少 2 项符合脑死亡判定标准才能做出脑死亡的判定。

（三）脑死亡的判定流程

脑死亡判定及宣告前应与患者家属充分沟通，获取知情同意，具体分以下步骤进行：

第一步：根据病史体征及相关辅助检查结果确定脑损伤的原因且昏迷为不可逆性。

第二步：进行脑死亡临床判定。①通过呼唤、压眶、肌张力、生理病理反射等检查确认患者是否处于深昏迷状态。②检查脑干反射（瞳孔对光反射、角膜反射、头眼反射、眼前庭反射和咳嗽反射）是否消失。③观察患者胸腹壁有无起伏运动，初步判患者有无自主呼吸。若患者符合深昏迷、脑干反射消失和无自主呼吸的判定标准，进入下一步。不符合则不能判定脑死亡。

第三步：进行脑死亡确认试验。①安排 SLSEP 检查。②安排 EEG 检查。③安排 TCD 检查。若患者符合上述两项或两项以上试验的脑死亡判定标准，进入下一步。不符合则不能判定脑死亡。

第四步：进行自主呼吸激发试验，确认患者自主呼吸消失。

第五步：再次核查脑死亡判定标准，宣告脑死亡。

脑死亡概念的确立及立法是人类文明进步的一个重要标志，反映了医学科学对生命现象认识的深化，也是生命伦理学上的一个突破，可以适时地终止无效的医疗救治，减少无意义的社会医疗资源消耗，让患者的死亡过程更有尊严。另一方面，对于那些生前有意愿捐献器官的患者，其他器官可以捐献出来拯救更多的生命。目前，全世界近 90 个国家承认了脑死亡的标准。但是，脑死亡标准同样存在弊端，如操作不当将大幅度增加判定死亡的成本；所需依循的操作程序复杂，易于出错；有可能被心怀叵测者做不良利用等。而中国大陆由于社会、经济、文化等诸多原因仍未通过脑死亡的立法，仍以传统的死亡概念来判定死亡。

（周潘宇）

第二章

休克的应急处理

休克是由 shock 一字音译而来，首先由法国 Henri Fracis Le Deran 提出，他用休克这一词来表达由振荡或打击而引起病情迅速恶化，直至知觉丧失和死亡。休克是由于各种原因引起的机体在短时间内发生微循环障碍及有效循环血容量不足，因而造成普遍的细胞缺氧和重要器官的损害的一种状态。其主要临床表现为血压下降，心率增快，脉搏细弱，皮肤湿冷，面色苍白或发绀，尿量减少，烦躁不安，神志模糊，甚至昏迷。休克是最常见的危重急症，在灾难急救及临床医学中均常见到，故受到医务人员的广泛关注。

第一节 休克的分型及各型特征

休克从临床角度按病因和病理生理特点可将休克分为以下 5 类：①低血容量性休克；②感染性休克；③心源性休克；④过敏性休克；⑤神经源性休克。现分述如下。

一、低血容量性休克

1. 病因 为大量出血（内出血或外出血），失水（如呕吐、腹泻、肠梗阻、胃肠道瘘管、糖尿病酸中毒等），失血浆（如大面积烧伤、腹膜炎、创伤及炎症）等原因使血容量突然减少所致。其中以大量出血造成的出血性休克为主。

2. 临床特征 如下所述。

（1）需有原发病的相应病史和体征。

（2）血容量丧失征象：外出血及失水，失血浆等情况较易发现。内出血早期不易觉察应提高警惕。一旦出现明显征象，出血量已较大。

（3）休克的严重程度不仅同血容量丧失多少有密切关系，且与血容量丧失速度有关，在同等量情况下，血容量丧失速度越快，则休克越严重。

3. 实验室和器械检查特点 出血早期由于血管及脾脏代偿性收缩，组织间液尚未进入循环以扩张血容量，可造成红细胞压积和血红蛋白无明显变化的假象。此后血红细胞、血红蛋白和红细胞压积将急剧降低。对有休克表现尚未发生呕血及黑便的消化道出血者，应插管抽胃液及直肠指检以发现血液。对某些内出血患者，如宫外孕、内脏破裂等血液可淤积在体腔内，除询问病史、体检外，应做体腔穿刺以明确诊断。

二、感染性休克

感染性休克是指由于感染引起微循环功能障碍为特征的急性循环功能不全，以组织灌注不良导致组织缺氧和体内主要器官损害的临床综合征。

1. 病因与发病机理 多数由细菌引起，亦可由立克次体、病毒、原虫和真菌等感染引起。

临床上多由于革兰氏阴性杆菌所致败血症、腹膜炎、败血性胆管炎、中毒性菌痢、中毒性肺炎、暴发型流脑、革兰氏阳性球菌败血症、暴发型肝炎、流行性出血热、感染性流产等所致。其发病机理未完全阐明，主要病理基础为微循环障碍。

2. 临床特征　如下所述。

（1）有诱发感染性休克的病因。

（2）意识异常。

（3）脉细速，100 次/分或不能触知。

（4）四肢湿冷、胸骨部位皮肤指压阳性（压后再充盈时间＞2 秒）皮肤花纹、黏膜苍白或发绀，尿量＜30mL/h 或尿闭。

（5）收缩压＜10.6kPa（80mmHg）。

（6）脉压＜2.7kPa（20mmHg）。

（7）原有高血压者，收缩压较原水平下降30%以上。

三、心源性休克

心源性休克指心泵不能维持全身的血流量以满足代谢的需要。存在心肌功能障碍或冠状动脉梗阻所致心脏不能泵出足够心输出量的某种病理机制。

1. 病因　心源性休克的主要原因是急性心肌梗死。其他原因包括：

（1）严重心律失常，以至心脏不能有效充盈及同步射血。

（2）血栓或黏液瘤引起的心内阻塞。

（3）肥厚梗阻型心肌病。

（4）心脏术后引起的急性泵衰竭。

（5）急性心包填塞。

2. 临床特征　心源性休克的显著特征是"两低一高"。即显著的低血压，收缩压在 10.7kPa（80mmHg）以下。显著的心指数降低，小于每平方米 1.8L/min。而左室充盈压（肺毛压）升高大于 2.4kPa（18mmHg）。单独的低血压或者单独的左室充盈压升高均不能诊断心源性休克。下列心源性休克的临床标准提示患者总体死亡率高于 70%：①动脉收缩压＜12kPa（90mmHg），至少比以前低 4.0kPa（30mmHg）；②外周循环机能不全的临床体征，如皮肤厥冷、潮湿和发绀；③神志迟钝；④少尿，尿量＜20mL/h；⑤止痛和吸氧无改善。

四、过敏性休克

过敏性休克是由于抗原（致敏原）与相应的抗体相互作用引起的一种全身性即刻反应，严重者危及生命。

1. 病因和发病机理　可能引起过敏性休克的致敏原物质很多，有药物性、动物性和植物性。其进入人体内的途径有三条：注射方式，口服方式和皮肤方式。其中以注射方式引起的过敏性休克最多见。

2. 临床特征　如下所述。

（1）有明确的用药史或毒虫刺咬史等。

（2）按人体接触过敏源到休克的发生时间可以分为两类：①休克出现于接触过敏源后半小时之内，称为速发型过敏性休克，约占80%～90%，多见于药物注射，昆虫刺咬或抗原吸入等途径。此型病情紧急，来势凶猛，预后亦较差。②休克出现于接触过敏源后半小时以上，长者可达24小时，称为缓发型过敏性休克，约占10%～20%。多见于服药、食物或接触物过敏。此型相对较轻，抢救较从容，预后亦较好。

（3）过敏性休克的临床表现：①血压急剧下降：一般在 10.64/6.67kPa（80/50mmHg）以下，高血压患者则在原基础上下降 10.64kPa（80mmHg）或下降后脉压仅 2.66kPa（20mmHg）以内。患者有意识障碍，意识蒙眬，重则意识丧失。②在休克早期或出现之前可出现各种与过敏有关的症状，这对诊断过敏性休克极为重要。如皮肤潮红，周身发痒，口唇、舌部及四肢末梢有麻木感。重者可有全身皮疹。

呼吸系统可有鼻咽及气管部痒感，刺激性干咳，重者可有喉头水肿、哮喘及严重呼吸困难。消化系统可有恶心、呕吐、腹痛、腹泻。循环系统可有心悸、出汗、脉速而弱、肢冷、发麻、心律失常，最终可致心搏停止。

五、神经源性休克

1. 病因与发病机理　当血管运动中枢发生抑制或传出的交感缩血管纤维被阻断时，小血管就将因紧张性的丧失而发生扩张，结果是外周血管阻力降低，大量血液淤积在微循环中，回心血量急剧减少，血压下降，引起神经源性休克。此类休克常发生于深度麻醉或强烈疼痛刺激后（由于血管运动中枢被抑制）或在脊髓高位麻醉或损伤时（因为交感神经传出径路被阻断）。本类休克的病理生理变化和发生机制比较简单，预后也较好，有时不经治疗即可自愈，有的则在应用缩血管药物后迅速好转。有人认为这种情况只能算是低血压状态，而不能算是休克，因为从休克的概念来看，在这种患者，微循环的灌流并无急剧的减少。

2. 临床特征　①有强烈的神经刺激，如创伤、剧烈疼痛；②头晕、面色苍白、出汗、疼痛、恶心；③胸闷、心悸、呼吸困难；④脉搏细速、血压下降。

（周潘宇）

第二节　判断与鉴别

一、诊断

休克的诊断可依据以下几方面：

（1）病史：休克常继发于某些严重疾病，故凡遇到严重感染、创伤、大量失血或失水、烧伤、急性心肌梗死等疾病时，都应想到有发生休克的可能。应动态观察病情，及早诊断及处理。

（2）血压下降：一般血压正常者收缩压低于 10.64kPa（80mmHg），脉压小于 2.66kPa（20mmHg）要考虑休克。但休克早期，由于交感神经兴奋外周阻力增加，血压可暂时正常。原有高血压患者，收缩压虽不低于 11.9kPa（90mmHg）但大幅度下降超过 10.64kPa（80mmHg）也要考虑休克的可能。

（3）外周循环不良及组织灌注不足的表现：如意识淡漠或烦躁不安，皮肤湿冷，面色苍白或发绀，脉细速，尿少或无尿等。

二、鉴别诊断

（1）低血压状态：患者平时血压较低，无动态改变，无周围循环不良表现。与休克不难鉴别。

（2）晕厥：由于强烈的精神刺激（如悲痛、恐惧、剧痛等）或长时间站立引起的一过性脑贫血，常在体质较弱的人中发生。其机制为短暂性血管舒缩功能失调。临床上以面色苍白，出冷汗，头晕眼花，身体不能站立为主要特征。血压一般无变化。经卧床休息后可很快好转。

（周潘宇）

第三节　急救治疗措施

一、院外急救原则

休克是一种危重急症，一旦确诊，治疗应迅速、及时和恰当，力争 1～4 小时内改善微循环障碍，尽可能使患者在 12～24 小时内脱离险境，以免发生不可逆转的器质性脏器损害及难治的并发症。院外急救是院内救治的前期工作、应尽力做好。

（1）休克患者应尽可能就地抢救，避免过多搬动及远距离搬运。短程运送亦须在血压相对稳定之后，常规给氧及补液后在医务人员监护下输送。

（2）休克患者最合适的体位是头胸部与下肢均抬高30°，或此种体位与平卧位相互交替。抬高头胸部，有利于膈肌的活动，增加肺活量。抬高下肢有利于增加回心血量，提高有效血容量。

（3）保持呼吸道通畅，同时给予氧气吸入。一般可用鼻导管法。缺氧严重及发绀者，有条件可采用面罩给氧或呼吸机的辅助呼吸。

（4）尽快建立静脉通路，补充血容量。

（5）保持患者安静。有剧烈疼痛者可用吗啡 5～10mg 或哌替啶 50～100mg 肌内注射。对呼吸困难及急腹症不明诊断者应慎用。

（6）对面色苍白、四肢湿冷、出冷汗者应采取保温措施。

（7）对有创伤及出血的休克患者应进行必要的止血包扎等措施。

（8）维持血压：如血压急剧下降，应立即开始静脉滴注间羟胺，以 10～20mg 稀释于100mL 葡萄糖液内，亦可同时加入多巴胺 20～30mg。必要时在密切观察血压下，静脉内缓慢推注间羟胺 3～5mg，使收缩压维持在 12～13.3kPa（90～100mmHg），保持重要器官的血流灌注。

二、急诊科处理原则

休克的处理原则是去除病因，迅速恢复有效循环血量。注意保护重要器官功能，纠正水电解质紊乱及酸中毒，并适当应用血管活性药物、肾上腺皮质激素。

1. 一般紧急措施　首先处理引起休克的原发病因。如创伤制动、大出血止血。保证呼吸道通畅等。采取休克体位，以增加回心血量。尽早建立静脉通路，用药物维持血压。其他如注意保暖、面罩吸氧等。

2. 补充血容量　这是治疗休克最重要的措施。应迅速建立静脉通道。输液一般先快速输入扩容作用迅速的晶体液，再输入扩容作用持久的胶体液，必要时可用成分输血。近年发现 3.0%～7.5% 的高渗盐溶液可进行休克复苏治疗。急性失血量超过总量的 30% 可输全血。

3. 积极处理原发病　此为抗休克的根本措施。外科疾病引起的休克，多需要通过手术来治疗原发病，应在尽快恢复有效循环血量后，及时实施手术治疗原发病。有时则需在抗休克的同时施行手术，以避免延误治疗。对失血性休克患者，及时有效的止血措施是抢救成功的保证。对创伤休克患者，除了针对病因的治疗措施以外，还应给予适当的镇痛镇静剂，妥善制动受伤部位。感染性休克的治疗，在休克未纠正以前，以抗休克为主，同时抗感染。休克控制后，着重治疗感染。对未确定病原菌者，先根据临床判断联合使用广谱抗菌药物，再根据药物敏感试验结果调整为敏感的窄谱抗菌药物。

4. 纠正酸碱平衡失调　在休克早期，不主张使用碱性药物。休克严重、酸中毒明显、扩容治疗效果不佳时，需经静脉输入 5% 碳酸氢钠 200mL，再根据血气分析结果进行调整。

5. 应用血管活性药物　经补充血容量、纠正酸中毒后休克未见好转时，可考虑使用血管扩张剂；也可联合使用 α 受体和 β 受体兴奋剂，如多巴胺加间羟胺，以增强心肌收缩力、改善组织灌流。

6. 治疗DIC，改善微循环　对诊断明确的 DIC，可用肝素抗凝治疗，有时可以使用抗纤维蛋白溶解药，如氨甲苯酸、氨基乙酸等；抗血小板黏附和聚集的阿司匹林和小分子右旋糖酐。

7. 皮质激素和其他药物的应用　对于严重休克及感染性休克患者可使用皮质激素，应用时注意早期、足量，至多48小时。

（张秀春）

第三章

院前急救

第一节　多发伤与复合伤

一、基本概念

多发伤（multiple trauma）是指单一致伤因素造成机体两个或两个以上部位同时受到严重损伤，如不进行紧急处理可能会危及生命的创伤，常伴有大出血、休克、严重的生理功能紊乱。具体来讲，将身体分成头颈部、面部、胸部、腹部、骨盆和四肢、体表6个部分。有2个部位以上的损伤，且每个伤的简明损伤评分（abbreviated injury scale，AIS）大于3的称为多发伤。还有一种定义的方法是根据创伤的严重程度将其分为：伴有意识障碍的颅脑创伤；伴有呼吸功能不全的胸部创伤；失血性休克或处于休克前期3种情况，具有2种以上的损伤称为多发伤。

复合伤（combined injury）是指两种或两种以上致伤因素同时或相继作用于机体所造成的损伤。

爆炸伤是最典型的复合伤。还有特殊类型的复合伤，如放射损伤复合炭疽、躯体创伤复合精神创伤；极端特殊环境发生的复合伤，如高原缺氧、海水浸泡等。

二、常见原因

多发伤和复合伤最常见的原因为：交通事故、高处坠落、爆炸伤、跌打等。Regel等对3 406个多发伤病例（其中85%为交通事故引起的外伤）进行了回顾性分析。其中，四肢创伤86%，颅脑创伤69%，胸部创伤62%，腹部创伤36%，骨盆创伤28%；并发脊髓损伤14%，并发损伤部位以颅脑创伤＋四肢创伤（63%）、胸部创伤＋四肢创伤（52%）为最常见，并发腹部创伤的概率较低。

三、病理生理

多发伤对机体的损害在诊断和治疗时要考虑它的病理生理的复杂性。无论受伤轻重，伤后数小时内局部即产生炎症反应。创伤的炎症起源于组织断裂、胶原纤维暴露和细胞破坏，临床上表现为局部的红、肿、热、痛等，伤后24~48h达到高峰。创伤性炎症对组织修复功能有利，但较广泛或剧烈的创伤性炎症对机体又有不利影响。较早出现的体温反应，是由于受伤后部分炎症介质作用于体温中枢导致发热，而休克晚期有时体温反应反而受抑制，因此，体温中枢受累严重时可发生高热或体温过低。

（一）机体应激反应剧烈

创伤刺激、失血、失液、精神紧张等可引起神经－内分泌方面的变化，特别是：

（1）通过中枢兴奋交感－肾上腺髓质系统，使心跳加快加强，心输出量增加，以保证心、脑等器官得到较好的血液灌注。

（2）低血容量又使肾血流量减少，激活肾素－血管紧张素－醛固酮系统，促进肾小管对钠的重吸收、增加排钾，促进水分的重吸收。

（3）下丘脑－垂体系统分泌大量的抗利尿激素，促进远端肾小管对水的重吸收，与醛固酮协同维持血容量。

（二）免疫功能抑制，易继发感染

机体遭受严重创伤后，受损的组织激活血管活性介质及活性裂解产物，导致异常炎症反应，抑制免疫功能，尤其是细胞免疫功能。出血性休克引起肠黏膜缺血水肿、局部坏死、肠道机械屏障遭到破坏，肠道通透性增高及免疫功能抑制，出现"细菌移位"，易继发感染。

（三）高代谢状态和多器官功能衰竭

常在伤后第 3d 出现高代谢状态和多器官功能衰竭，体液、血糖、蛋白质、血清钾、血清钙等都会引起相应变化，最终随着免疫抑制细胞活性增高和大量炎症介质的释放，各个脏器相继出现功能障碍，很容易发生多器官功能衰竭。

（四）复合伤

复合伤发病机制是"复合效应"，它与单一伤最基本的区别是：机体受到复合致伤作用后的综合反应，常表现为"加重效应"。早期死亡率高于单一伤，多数情况下主要死于早期休克，但还有比休克更早的直接致死原因，如有害气体急性中毒、严重的肺出血和肺水肿等。复合伤与其他严重创伤类似，病程主要有过度应激紊乱、缺血缺氧、全身炎症反应综合征等早期全身性损害、重要内脏并发症、创伤修复等。按累及的系统，放射损伤有造血损害、免疫紊乱与感染、出血病变、肠上皮损伤、创面难愈等；烧冲伤有创面与伤口、心脏病变与全身性循环功能障碍、肾脏病变与急性肾衰竭、免疫紊乱与感染等。

爆炸致损伤可同时表现为冲击伤、烧伤、破片伤等，但通常以冲击伤为主，多表现为多发伤合并复合伤如冲烧毒复合伤、冲毒复合伤、挤压伤、弹片伤、多发骨折等，是多种致伤因素的相互加强或扩增效应的结合。患者的病理生理紊乱，常较单一因素所致的多发伤更加严重而复杂，不仅损伤范围广，涉及多个部位和多个脏器，而且全身和局部反应强烈和持久。

胸部爆炸伤以多发伤和复合伤一并存在较多见，不同部位和多种因素造成的损伤相互影响，使伤情更加复杂，除了造成严重的胸部创伤以外，常并发有腹腔脏器损伤。表现为心脏、肺脏同时受累时，既有破片伤又有冲击伤，实质脏器受损的同时常并发有胸腔破裂造成的血气胸等等。最终导致神经内分泌、血液循环、生化以及生物活性因子等多方面的功能严重紊乱和障碍。

四、临床特点

除了各种致伤因素引起的原发病表现以外，最常见的有休克、严重低氧血症、组织感染以及多器官功能衰竭，但在早期尤以前两者多见。

（一）休克发生率高

多发伤损伤范围广，失血量大，损伤的应激反应剧烈，易发生低血容量性休克，有时可与心源性休克同时存在。

（二）严重低氧血症

早期发生率高，可达 90%，尤其颅脑创伤、胸部创伤伴有休克或昏迷，动脉血氧分压可降至 30~40mmHg。分为：

1. 呼吸困难型　患者缺氧明显，呼吸极度困难，辅助呼吸肌收缩明显，如明显的腹式呼吸。
2. 隐蔽型　患者临床缺氧体征不明显，仅表现为烦躁不安、呼吸增快，但没有呼吸困难表现。

（三）感染发生率高

创伤后机体免疫功能受到抑制，伤口污染严重，肠道细菌移位以及侵入性导管的使用，致感染发生率高，且多为混合感染。后期由于大量使用广谱抗生素，易发生耐药菌和真菌的感染。

（四）易发生多器官功能衰竭

由于休克、感染及高代谢反应，多发伤易并发多器官功能衰竭。一般从一个脏器功能衰竭开始累及其他脏器。通常发生的顺序依次是肺脏、肝脏、胃黏膜与肾脏。

五、辅助检查

1. 诊断性穿刺、引流　诊断性腹腔穿刺（diagnostic peritoneal puncture，DPP）、诊断性腹腔灌洗（diagnostic peritoneal lavage，DPL）、胸腔穿刺和引流在院前急救过程中有相当大的作用，前者在诊断腹腔伤情中起着决定性的作用，而胸腔穿刺和引流在胸部闭合性损伤的诊断和救治中必不可少。

2. 移动超声检查　腹部创伤超声重点评估方案（focused abdominal sonography for trauma，FAST）：一般指由临床医生操作，对创伤患者进行床旁超声快速评估，根据腹腔及心包有无游离液体，判断是否存在腹部及心脏损伤。对并发有严重颅脑创伤、休克等多发患者，往往由于意识障碍而容易出现胸腹部创伤的早期漏诊。FAST 具有快速、无创、方便、可重复性等特点，可以在 3min 内及时识别严重腹腔出血及心包积液，有助于早期诊断、针对性治疗。FAST 的敏感性 73%，特异性 100%。目前也有将此技术运用到闭合性颅脑损伤的评估和诊断当中。

3. 放射影像　院前急救配备移动 X 线检查，对于隐性腹部创伤有极大的帮助，在腹部拍片之前，应先拍摄颈椎片，以避免在搬运患者中出现意外。腹部平片包括两侧膈肌、两侧肋部及盆腔。上腹部的损伤往往并发有下胸部的损伤，必须同时拍片，观察有无肋骨骨折、血气胸或外伤性膈疝等。肋骨骨折的部位往往可以间接地提示腹腔脏器损伤的部位，如左侧下胸部的肋骨骨折多伴有脾脏破裂或左肾损伤，右侧下胸部肋骨骨折往往伴有肝脏破裂或右肾损伤，结合症状体征和腹腔穿刺结果不难作出判断。反之，也可提示有相应部位的肋骨骨折。受伤早期就出现腹膜炎的患者多半是空腔脏器的穿孔或实质脏器断裂，立位腹部平片须观察：膈下有无游离气体、膈肌是否抬高、肝脾阴影是否有异常变化、胃或结肠有无受压、移位，肠管液平分布情况，有无腹膜后间隙的积气、积液或脊柱骨盆骨折等等。患者如不能立位拍片，可左侧卧位，它可观察肝脏与季肋间有无线状气腹，比右侧卧位片容易发现气腹征。

六、诊断要点

（一）急救——生命功能评估

1. 呼吸功能　严重创伤后，必须迅速对患者的气道、通气以及气体交换进行评估。

（1）重型颅脑创伤后昏迷，患者往往出现舌根下坠堵住喉咙；颈面部伤、血凝块和移位肿胀的软组织可堵塞气道；喉或气管的软骨骨折可引起气道狭窄；黏痰、泥土、义齿、呕吐物都可堵塞气道，导致窒息。

（2）胸壁或胸膜腔的完整性遭到破坏（多根多处肋骨骨折、开放性或张力性气胸、大量血气胸等），或颈髓损伤致呼吸肌麻痹，气道虽然通畅，但胸廓不能做有效运动，没有足够的气体进入肺部，导致动脉血氧分压降低，动脉血二氧化碳分压增高。

（3）肺实质损伤、出血、水肿、炎性浸润或失血过多、红细胞过少的情况下，导致气体不能充分交换。

2. 心血管功能　创伤后，心血管可因大出血或血浆外渗导致循环血量不足，或因张力性气胸、心包压塞、心肌挫伤、心肌梗死或冠状动脉气栓导致心功能衰竭、低血容量性休克或心源性休克。

（二）病史和体征是创伤最基本的诊断依据

1. 意识障碍　颅脑创伤、呼吸功能障碍，或出血性休克等都可引起不稳定的意识障碍，酒醉患者的意识障碍常使临床判断困难。

（1）颅脑创伤可能引起患者的意识丧失，虽然有时无法得到主诉，仍要考虑颈部创伤以及胸腹部创伤。颈部创伤可能会导致损伤部位以下痛觉及其他感觉的缺失，因此不能遗漏胸腹部创伤的诊断。昏迷、小儿和智能不良者特别要注意腹部创伤和脊髓损伤。

（2）颅脑创伤合并其他部位脏器损伤的诊断，除了脉率、血压、尿量、红细胞压积等必不可少的检测外，辅助检查是必需的。现场抢救除了胸腔穿刺、腹腔穿刺，紧急的腹腔灌洗也可以明确胸腹部脏器损伤的性质。移动超声检查可以作为即时诊断、重复评估的重要方法，而到达医院后的首要步骤就是紧急 X 线检查和 CT 检查。

2. 休克 中心静脉压下降提示大量失血。中心静脉压上升，脉压小，提示心包压塞。中心静脉压下降，无外出血或股部软组织出血，提示腹腔内大出血。单侧胸前壁皮下气肿，呼吸音低，气管和纵隔（X 线拍片提示）向对侧移位，提示张力性气胸。

（1）外伤性休克诊断应注意，要排除颈部创伤，特别是骨折；动脉血气分析可提示组织灌注程度；红细胞压积检查，提示血液浓缩程度及血液中红细胞量的多少；留置导尿管，尿量 <0.5mL/（kg·h），提示低血容量。

（2）即便没有颅脑创伤，休克也可以引起脑缺血，从而导致患者身体一侧的麻痹、瞳孔不等大等情况。

（3）外伤引起的休克在排除了神经源性休克、张力性气胸、心包压塞等就需要考虑出血性休克的可能。如果是张力性气胸和心包压塞，没有并发出血性休克，则颈静脉是怒张的；而神经源性休克或出血性休克，颈静脉是瘪的。如果存在出血性休克但没有明显的外出血，则要考虑是否存在胸腔、腹腔以及后腹膜的出血。

（4）关于出血，每侧胸腔出血可含 2 000mL；单侧股骨骨折，软组织内积血可达 800mL；骨盆骨折，无尿路损伤，失血量为 1 000～1 500mL。年轻人失血 1 200～1 500mL，血压仍会正常，但临床上已经出现皮肤湿冷、面色苍白、心动过速、出冷汗、少尿或无尿、烦躁不安。

3. 胸部创伤 应从呼吸循环系统的功能变化考虑。多发伤合并肺部损伤：创伤以后如果早期出现呼吸困难，频率 >30 次/min，动脉血氧分压下降，动脉血二氧化碳分压初期下降，后期上升，在排除了机械因素，如面部、口腔颌面方面的创伤，就应考虑急性呼吸窘迫综合征的出现。应考虑到严重胸部创伤是否合并心脏损伤；下胸部损伤有无肝脾破裂等。若胸腔持续引流有大量空气排出、肺功能不良、引流血液 >200mL/h，且 3h 以上仍不减少，应考虑胸腔进行性大出血和心血管损伤。

4. 腹部创伤 首先应从失血性休克的表现判断损伤部位。虽然腹腔内脏器损伤不会马上影响到呼吸循环系统，但一旦诊断延误就可能是致命的。严重腹部挤压伤，要考虑是否合并膈肌破裂。

5. 骨折 骨盆骨折，注意有无盆腔或腹腔内脏器损伤。

6. 复合伤 在烧冲复合伤或机械性创伤复合冲击伤时，机体冲击伤是最易被人们所忽略的。在特殊环境中受到创伤时，要加倍注意有无石棉、烟尘等以及爆炸产生大量的氮氧化物的吸入中毒的情况。

（三）多发伤和复合伤容易漏诊与误诊

1. 早期表现隐匿 腹腔内实质性脏器损伤早期出血不多，有时仅为包膜下出血，生命体征变化不明显；颅脑创伤早期只有短暂意识不清，有时仅表现为脑震荡，缺乏典型的临床表现，容易导致延误救治时机。

2. 四肢创伤掩盖内脏损伤症状 常见有股骨骨折或其他长骨骨折，疼痛较明显，若同时合并脾脏破裂，但腹膜刺激征表现不明显，后者容易导致延误诊断。

3. 其他 早期多个系统似乎都不严重，只见轻伤不见重伤；多个系统损伤都严重，受专业知识的限制，医生各行其职，易造成漏诊或误诊。

七、救治方法

确定救治的轻重缓急，即先救命，后治伤。

（一）院前救治流程

包括现场评估、患者伤情评估、确定转送的医疗机构、患者转运与信息交换、患者交接等。

1. 现场评估 包括环境安全、患者人数、受伤机制、伤情和受伤部位、是否需要增援，以及是否需要交通警察等协助。

2. 患者评估 包括气道、呼吸、循环、神经损伤程度、全身检查。根据评估将救治预警分为：

（1）绿色预警：生命体征基本稳定，没有生命危险。

（2）黄色预警：生命体征不稳定，不救治患者会死亡。

（3）红色预警：生命体征极其不稳定，不迅速处置4h内将死亡，或难以逆转的濒死状态。

3. 确定转送的医疗机构　分为下列两种。

（1）红色预警患者：选择就近医疗机构救治。

（2）黄色或绿色预警患者：选择区域性创伤救治医疗机构或救治点。

4. 患者转运与信息交换　确定接收救治医疗机构后，根据轻重缓急次序将患者搬离事故现场，现场应确定无患者遗漏。转运过程中通知拟接收医疗机构转运患者的数量、伤情、预计到达时间等信息。

5. 患者交接　包括预警级别、伤情评估表、主要伤情、次要伤情、已经采取的急救措施（止血带时间等）、急需的急救措施和其他特殊情况。

（二）治疗

对于颅脑创伤引起的颅压升高，胸部创伤引起的换气性呼吸障碍以及胸部创伤、腹部创伤、大血管损伤等引起的出血性休克，究竟哪个优先治疗，需要根据每个患者受伤的具体情况进行判断，一般治疗顺序是胸部创伤、腹部创伤、颅脑创伤、四肢脊柱和骨盆创伤。

（1）生命救治

1）迅速把握生命体征：2min快速检查伤情，包括体温、脉搏、呼吸、血压，尤其是意识水平和瞳孔大小及对光反应、四肢活动、胸腹呼吸状况，包括直肠指检。要求去除患者全部衣着，全面检查伤情。动态观察伤情，5min重复观察一次。估计创伤部位的出血量，有出血可以根据血压、脉搏等判断出血量，没有明显出血反而要更加密切注意隐蔽的症状和体征。尽快把握致命伤的情况，如上呼吸道阻塞、张力性气胸、出血性休克、脑疝、心包压塞等。

2）抗休克、止血、防止窒息：①建立两条以上静脉输液通路，其中一路是大静脉（锁骨下静脉、颈内静脉或股静脉），必要时静脉切开置管，便于快速输液或进行中心静脉压监测，怀疑有后腹膜血肿、骨盆骨折、腹腔内大出血则禁止使用股静脉穿刺；②给氧和控制出血；③保证呼吸道通畅，必要时气管内插管、经环甲膜气管穿刺置管或气管切开；④保留导尿管。

3）院前急救复苏液体选择：羟乙基淀粉、低分子右旋糖酐、乳酸钠林格氏液和O型浓缩红细胞（比例2.5：1）。抗休克早期，立即输入乳酸钠林格氏液2 000mL，15min内输入，可迅速扩充血容量。

创伤患者出血控制前的液体复苏目标：收缩压80mmHg，平均动脉压50~60mmHg，心率<120次/min，动脉氧饱和度>96%，尿量>0.5mL/（kg·h），无意识障碍，能准确遵嘱活动，动脉乳酸水平<1.6mmol/L，碱剩余<-5，血红蛋白>9g/dL，中心静脉压3~8cmH_2O。

4）体位、固定及转移：平卧头偏向一侧，防止呕吐和误吸；无论有无颅脑创伤或颈椎损伤，要使用颈托固定颈部；对有四肢骨折患者，应用夹板固定；将患者转移至相对安全的地方。

（2）确定方案

1）心脏停止3min以内必须立即行心肺复苏，条件允许可行开胸直接心脏按压。而针对多发伤和复合伤确定一个治疗方案比较困难，这是因为多发伤的类型错综复杂，即便是同一组合的多发伤根据病理生理的不同，治疗方法也不尽相同。例如：合并有颅脑创伤和腹部创伤的情况，颅内血肿和出血性休克，究竟是先开颅，还是先开腹，或者同时开颅开腹，需要根据具体情况作出选择。

对于严重多发伤和复合伤的患者，所有的损伤部位的彻底性治疗一般都需要手术，手术方法要以抢救生命为第一要旨，不必拘泥于一般的原则，而应按制止外出血和控制大出血为原则，以度过危险期。酸中毒、凝血功能障碍和低体温等是创伤预后不良的因素，如果通过手术不能阻止这些危险因素的进一步恶化，则它们就是非手术损伤控制的适应证，也就是通过保守治疗控制和解决这些因素。

2）如果出现必须先对某个部位的损伤进行紧急手术治疗而不得不暂时放弃对其他部位的手术治疗，那么需要进行以下的紧急处理：①胸部创伤引起的单肺破裂，在监测呼吸功能的同时张力性气胸可行单肺换气、胸腔引流、血气胸行胸腔引流。②颅脑创伤：使用高渗性利尿药、甘露醇和巴比妥药物治疗，过度换气以及脑低温治疗。③骨盆骨折合并尿道破裂：骨盆骨折引起的尿道破裂多为后尿道，由于紧贴耻骨后及盆壁的静脉丛破裂，盆腔内的出血、渗血甚多，出血量可达数千毫升，由此可见创伤早危及生命的是受伤后失血性休克，而不是尿道断裂和尿外渗，而抢救休克的关键是迅速恢复组织的灌流量。④脊髓损伤：由于可以在损伤后8h内开始使用甲强龙，且首剂为大剂量冲击，并要求在持续心电监护及提供除颤器的情况下进行，因此不主张在院前急救时就开始使用甲强龙。⑤在病情危重的特定情况下，联合采用静脉注射山莨菪碱或东莨菪碱（20mg/8h）、地塞米松（40mg/8h）、大剂量维生素 B_6（3～5g/8h）为主的冲击疗法，可能使爆炸伤患者的病情得到逆转。

八、最新进展

中华医学会创伤学分会交通伤与创伤数据库学组和创伤急救与多发伤学组在2013年提出，必须建设严重创伤救治团队。

院前救治团队通常由各个城市的急救中心构成，实施院前急救的任务，也有红十字会救援队参与大型灾难急救。救援人员需要定期进行演练，并定期接受严重创伤规范化培训。院前急救团队在现场救治的同时，要密切保持与接诊医疗机构的联系，有责任将患者的信息实时向医疗机构传输，并协助医疗机构完成接诊的准备及启动预警级别。

有了救治团队，各种专业医生聚集在一起，避免各自将注意力集中在本专业的损伤上。团队的医生能够根据多发伤治疗的轻重缓急对患者进行救治，而其中指挥者必须将挽救生命为第一的原则牢牢铭记在心，指挥各专业医生时刻遵循这一救治原则。如何从表面上看上去很严重的开放伤中迅速找到隐藏的致命的损伤，并尽可能在不留后遗症的前提下挽救患者的生命，是考验团队指挥者水平的关键时刻。他必须根据患者生命体征的变化，决定是否有必要行进一步的检查以及是否安全，还要决定优先处理哪个部位的损伤，决定包括手术在内的救治的最佳时机等。指挥者必须立刻决定将患者转诊到相关的医疗机构去，另外，根据病情的需要，到达医疗机构以后有时还需要其他相关专科的会诊，指挥者的决定对挽救患者生命来说是非常重要的。

（张秀春）

第二节　血气胸

一、基本概念

创伤性血胸、气胸是常见的胸部创伤之一。创伤引起的气胸常与血胸同时存在，称为血气胸。单纯的气胸或血胸并不多见。据统计，我国因胸部创伤而住院的患者中血胸、气胸占60%以上。

正常胸膜腔是不含气体的空腔，其间为负压。任何创伤引起空气经胸壁、肺以及气管的破口进入胸膜腔，造成肺组织压缩塌陷，即为创伤性气胸。若合并胸腔内和肺组织破裂出血，则称为创伤性血气胸。根据胸膜腔内压力的改变，气胸可分为3大类：闭合性气胸、开放性气胸和张力性气胸。

二、常见病因

血气胸是胸部创伤的常见并发症，创伤的程度主要取决于外力或动能的大小、作用的方式和部位以及生物组织特性。常见的有胸部钝性创伤、胸部锐器伤和胸部火器伤。胸部钝性创伤是胸部遭受撞击后，胸部减速度、撞击力以及胸部压缩率的耐受程度和黏性响应超出了本身的承受能力而造成的损伤。胸部锐器伤一般由刀剑、竹竿、木棍、钢筋等锐器直接切、砍、刺伤胸部导致的损伤，损伤范围一般仅局限于伤处。胸部火器伤一般是指以火药等为原动力的投射物所致的胸部创伤。

（一）气胸

1. 闭合性气胸　胸部开放伤或闭合伤导致空气经胸壁、肺或食管较小的伤口进入胸膜腔，然后创口迅速闭合，导致胸膜腔与外界隔绝，气体无法自由进出，也不再增减，胸膜腔的压力保持稳定，且低于大气压。

2. 开放性气胸　枪弹、爆炸物，或锐器造成胸壁较大的损伤，使胸膜腔与外界相通，空气可随呼吸自由进出胸膜腔，多可影响患者的呼吸功能和循环功能，并迅速导致严重的内环境紊乱，是胸部创伤早期死亡最主要的原因之一。

3. 张力性气胸　是胸部创伤中最危急的一种，多由闭合性创伤引起。由于肺裂伤、支气管或食管破裂，创口呈单向活瓣与胸膜腔相通，空气随呼吸可不断进入胸膜腔，但无法排出，导致胸膜腔内压力逐渐增高，造成肺组织进行性压缩塌陷，纵隔向健侧移位，在极短的时间内可引起呼吸和循环功能紊乱，若未及时明确诊断、救治，患者会很快死亡。

（二）血胸

创伤性血胸是创伤最严重的并发症之一。胸膜腔内大出血是胸部创伤早期死亡的重要原因之一。血胸主要有以下 3 个来源：

1. 肺组织来源　肺实质破裂出血多可自然停止，是因为肺动脉压力低于体循环压力，而且受压肺血管通过的循环血量比正常时明显减少。除非伤及肺内大血管，一般不需要开胸止血。

2. 胸壁肋间血管来源　胸壁肋间有丰富的血管网，主要为肋间动、静脉和胸廓内动、静脉，压力较高。血管一旦破裂，出血迅速且持续，一般不易自然停止，需要开胸止血。

3. 心脏及大血管来源　包括主动脉、上下腔静脉、肺动静脉。该部位出血量多而迅速，大多数患者当场死亡。

三、发病机制

（一）气胸

1. 闭合性气胸　由于气体进入胸膜腔挤压肺组织，使肺部气体交换面积减少，肺组织压缩塌陷，肺内血管阻力增高，肺内循环血量明显减少，出现缺氧。如果患者存在基础疾病，肺功能差，则缺氧发生迅速，症状也更明显，即使小量气胸也可造成低氧血症。如果患者健侧肺功能正常，对缺氧有一定的代偿，症状会出现得晚些。

2. 开放性气胸　胸膜腔和外界相通，空气可经伤口自由进出，胸膜腔内负压消失，肺组织塌陷，肺内气体交换面积减少，出现缺氧。当吸气时，进入胸膜腔的空气会增加，加重患侧肺组织压缩塌陷，导致两侧胸腔压力严重不平衡，纵隔移向健侧，压迫健侧肺组织，影响健侧肺的代偿，进一步加重了缺氧。开放性气胸一旦出现纵隔摆动和气摆动可造成循环功能紊乱，引起休克。纵隔摆动是指吸气时纵隔移向健侧，呼气时气体从伤口逸出，纵隔随之向患侧移动，这种纵隔摆动可刺激纵隔和肺门神经丛，使静脉回流受阻，影响循环功能。气摆动是指吸气时患侧肺内未经过气体交换的残气吸入健侧肺内，呼气时健侧肺从气管排出部分残气的同时，也有不少残气被送入患侧肺内，造成残气在两肺间来回流动。这部分残气二氧化碳含量高，影响气体交换，使缺氧加重。

由于伤口与外界相通，大量细菌可通过伤口进入胸腔。如果伤处有异物留存，将会增加感染的机会，容易并发脓胸。

3. 张力性气胸　受伤组织形成单向活瓣，当吸气时空气通过活瓣进入胸腔，呼气时活瓣闭合，伴随呼吸使空气源源不断进入胸膜腔，使胸膜腔内压力不断增高，进行性压缩肺组织，并将纵隔推向健侧，使健侧肺也受到挤压而塌陷，造成气体交换面积减少，同时血流仍灌流被压缩的肺泡且产生分流，加重了呼吸功能障碍，导致严重低氧血症。此外，纵隔移位使心脏大血管扭曲及胸腔内高压，使回心静脉血流受阻、心输出量减少，可迅速导致呼吸与循环功能衰竭。

（二）血胸

血胸是胸部受到外伤后，胸壁、心脏、肺血管破裂出血，血液进入胸腔所致。血胸的严重程度与出血量多少、出血速度以及同时并发的损伤相关。

四、临床特征

血气胸常见的临床症状为胸痛、气短、呼吸困难、咯血、心悸等。常见的体征为呼吸困难、口唇发绀、胸壁隆起或凹陷、反常呼吸运动、皮下气肿；压痛、挤压痛、气管移位；上胸部叩诊呈鼓音，下胸部呈实音，可伴有心浊音界消失；呼吸音减弱或消失。其临床表现与胸壁缺损的大小、肺组织受压的程度、出血量的多少、出血来源以及合并伤的严重程度有关。

根据肺组织受压塌陷的程度分为小量气胸、中量气胸及大量气胸。少量气胸为肺组织受压塌陷在30%以下；中量气胸为肺组织受压塌陷30%～50%；50%以上则为大量气胸。少量气胸可无临床表现，或有胸痛，但无明显的呼吸与循环功能障碍。中到大量的气胸最先出现的症状是胸痛及气急，检查时气管轻度向健侧偏移，伤侧胸部叩诊呈鼓音，呼吸音明显减弱或消失。严重时可出现烦躁不安、呼吸困难、口唇发绀，或发生休克。如果发生张力性气胸，患者症状出现迅速，并且进行性加重，多有躁动不安、大汗淋漓、严重呼吸困难、口唇发绀、脉细数而弱、血压下降，并常伴有纵隔及皮下气肿。检查时可见伤侧胸壁饱满，肋间隙变平，胸廓活动幅度明显减低，气管显著向健侧偏移。伤侧胸部叩诊呈鼓音，呼吸音消失。胸腔穿刺测压，腔内压为正压。张力性气胸病情发展迅速，应在第一时间及时抢救，如果患者生命体征不稳，可先行胸腔减压，之后再行检查以明确诊断。

根据胸膜腔内积血的多少分为少量、中量和大量血胸。胸膜腔内积血在500mL以下称为少量血胸，X线胸片可见肋膈角变钝，液面不超过膈顶，临床多无内出血的症状和体征。胸膜腔积血量在500～1 500mL称为中量血胸，X线胸片见积液达肺门平面。由于失血引起的血容量减少，心输出量降低，患者可有内出血及肺受压萎陷的症状，表现有面色苍白、呼吸困难、脉细而弱、血压下降，检查发现伤侧呼吸运动减弱，下胸部叩诊呈浊音，呼吸音明显减弱。胸膜腔积血量在1 500mL以上称为大量血胸，X线胸片可见胸腔积液超过肺门平面。除因大量失血引起血容量迅速减少，产生失血性休克外，尚因大量积血压迫肺组织，使肺萎陷而引起呼吸功能障碍，患者有较严重的呼吸与循环功能紊乱表现。检查可见伤侧呼吸运动减弱，肋间隙变平，气管向健侧移位，呼吸音明显减弱或消失。

血液积聚于胸腔，是天然的细菌生长繁殖的培养基，如不及时排除积血，可导致脓胸。

五、辅助检查

（一）实验室检查

血常规：单纯气胸多无明显改变。血胸或血气胸根据出血量的大小可出现血红蛋白、红细胞计数、红细胞压积下降。

（二）影像学检查

1. 胸部X线平片　是诊断气胸的重要方法。可以显示肺受压塌陷的程度，肺内病变有无胸膜粘连、胸腔积液和纵隔移位。若纵隔旁出现条带状透亮影，提示纵隔气肿；气胸线以外透亮度增高，无肺纹理显现。如果气胸线不明显，可嘱咐患者呼气，肺体积缩小密度增高，与外带积气透光带形成对比，有利于诊断气胸。大量气胸时，肺组织向肺门回缩，外缘呈弧形或分叶状。如伴发血胸，可见气液平面。少量气液胸在胸部X线片中不易被发现。

2. 胸部B超　多用于测定血胸的量，或者为胸腔穿刺做定位。

3. 胸部CT　典型的血气胸以横贯一侧或双侧胸腔的气液平面为特征表现。

（三）特殊检查

1. 胸腔穿刺、胸腔镜　是血气胸简单可靠的诊断方法。胸腔穿刺可抽出积血。胸腔镜可观察到胸腔积血，有助于进一步明确病因。

2. 电视胸腔镜探查和剖胸探查指征　①进行性血胸；②凝固性血胸；③开放性、张力性气胸经闭式引流后持续漏气达48h者；④高度怀疑胸部其他脏器损伤或膈肌损伤者，可直接紧急剖胸或电视胸腔镜探查，以免延误抢救时机。

六、诊断思路

（一）诊断

1. 病史　详细了解有无胸部外伤史，致伤原因和方式，有无气促、呼吸困难和发绀情况，有无诱发因素，有无出血及休克的表现。

2. 体格检查　呼吸急促、脉搏细数、血压下降、口唇发绀；气管移位；肋间隙饱满，可触及皮下气肿，患侧胸部叩诊为鼓音或浊音，呼吸音减弱或消失；胸背部或上腹部可见伤口（开放性血气胸者）。

3. 辅助检查　通过血常规、胸部 X 线平片或胸部 CT、胸部 B 超、胸腔穿刺、胸腔镜等辅助检查可以支持气胸、血胸的诊断。

（二）鉴别诊断

1. 乳糜胸　是由胸导管损伤引起的，多发生在钝性胸部创伤、穿透性胸部创伤和手术损伤后，其临床表现与乳糜流出的多少有关，大量乳糜积聚于胸腔，可压迫肺组织，使肺压缩塌陷将纵隔推往健侧。患者常表现为胸闷、气急、心悸，甚至血压下降等症状。由于大量丢失营养致水及电解质平衡紊乱，可在短期内造成全身消耗、衰竭，或合并其他严重并发症而死亡。X 线常表现为大量胸腔积液征象，偶尔可见纵隔增宽。

2. 胆汁胸　创伤引起胆汁胸较少见，多为右下胸穿透伤损伤到膈肌及肝脏引起。闭合性胸部创伤亦可发生胆汁胸。胆汁有强烈的刺激性，进入胸腔可导致胆汁性胸膜炎或脓胸；穿入支气管，可引起支气管胸膜胆管瘘。多表现为发热、胸痛，有时放射至右肩部。此外，还可伴有上腹疼痛、压痛及咳嗽。如果与支气管相通，则可咳出苦味带胆汁颜色的痰液。X 线检查：可见胸腔积液影像，右半膈肌常抬高。

（三）注意事项

1. 继续出血征象　早期创伤性血气胸除明确血气胸诊断外，更重要的是明确胸腔内出血是否停止或仍在继续，有下列情况应考虑到有活动性出血：

（1）有失血性休克表现，经输血、补液等抗休克措施不见好转，或情况暂时好转不久又恶化。

（2）胸腔穿刺抽出的血液很快凝固。

（3）胸腔穿刺抽出积血后，很快又见积血增长。

（4）血红蛋白、红细胞及红细胞压积进行性持续下降。

（5）放置胸腔闭式引流，每小时引流量超过 200mL，持续 3h 以上；流出血液色鲜红，温度较高，其血红蛋白测定及红细胞计数与周围血液相近似；或 24h 引流液超过 1 000mL 以上。但应注意有时出血在胸腔内凝固而引流出的血液不多，因而应结合全身情况或床旁胸片和 B 超测定。

2. 感染征象　胸腔内积血可引起中等体温增高及白细胞增多，需与血胸是否并发感染鉴别。血胸若发生感染表现有：

（1）体温及白细胞明显升高，并伴有其他全身中毒症状。

（2）将胸腔抽出液 1mL，放于试管内，加蒸馏水 5mL，混合放置 3min 后观察，若为淡红色透明，表示抽出液无感染。如果呈混浊或出现絮状物，则多已感染。

（3）将抽出之积血涂片检查红、白细胞之比例，正常情况红、白细胞比例 500 ∶ 1，有感染时白细胞数量增多，红、白细胞之比达 100 ∶ 1 即可确定已有感染。

（4）将抽出的积血进行涂片，细菌培养阳性。

3. 迟发性血胸　迟发性血胸并不少见。无论是闭合性或开放性胸部创伤，都应警惕迟发性血胸的发生，虽然目前对迟发性血胸的时间界限尚无统一的意见，但大多数学者认为这类患者伤后临床及胸部 X 线照片并无血胸表现，但之后甚至数日后证实有血胸，甚至大量血胸存在，即可作为诊断。其原因可能因肋骨骨折断端活动时刺破肋间血管，或已封闭的血管破口处凝血块脱落引起，亦可能与肺挫裂伤、胸壁小血管损伤等因素有关。因此，在胸部创伤后 3 周内应重复多次行胸部 X 线检查。

七、救治方法

1. 气胸　包括下列三种。

（1）闭合性气胸：少量闭合性气胸一般无须特殊治疗。需绝对卧床休息，密切观察病情，必要时可给予镇静、止痛药物治疗，避免用力咳嗽，待胸腔内气体逐渐吸收后，压缩塌陷的肺组织可随之复张。中量及大量闭合性气胸应特别注意，随时警惕张力性气胸的发生，多数学者主张闭式引流，因为其既可迅速使肺复张，改善患者缺氧症状，又可避免发生张力性气胸救治不及时带来的危险。闭式引流的适应证如下：①中、大量气胸；②无论气胸多少，只要有呼吸困难者；③非手术治疗中气胸增加者；④胸腔闭式引流，拔出引流管后气胸复发者；⑤需用机械通气者；⑥需气管插管、行全身麻醉者；⑦合并有血胸者；⑧双侧气胸；⑨张力性气胸。肺泡复张后应警惕肺复张后的急性肺水肿，其发生机制：可能由于肺组织长时间受压塌陷、缺氧等，改变了塌陷的肺泡壁的渗透性，肺泡表面活性物质减少，引流时迅速形成的胸腔负压使患侧肺毛细血管压力增高，血流增加，从而引发肺水肿，这种情况多见于肺压缩塌陷时间较长的自发性气胸，而在创伤性气胸中罕见。如遇到这种情况，可按急性肺水肿给予强心、利尿等处理，必要时可行呼气末正压通气（PEEP）治疗。

（2）开放性气胸：开放性气胸一经发现，必须紧急处理：①迅速清洁、消毒创口周围皮肤，用不透气的材料，如多层凡士林油纱布等封闭创口，并安全固定，确保胸腔与外界隔绝，变开放性气胸为闭合性气胸。在患者转运途中，应密切注意包扎是否严密，辅料有无松动、脱落，并时刻警惕张力性气胸的发生。在呼吸循环功能尚未得到纠正或稳定之前对已严密包扎的创口揭开辅料检查是危险的。②氧气吸入。③纠正休克：立即给予补液、输血。④清创缝合：对较大的胸壁创口及污染严重者，应立即清创处理。清创手术应待患者全身情况得到改善后，在气管插管麻醉下施行。充分冲洗伤口时，要剪去失活组织、摘除异物和游离骨片、修整肋骨断端、冲洗胸腔，采用常规胸腔闭式引流，将胸壁肌肉紧密缝合，皮肤、皮下敞开引流，留待以后二次缝合。若有胸腔内出血或脏器损伤，可扩大切口，给予相应的处理。如胸壁缺损过大，可游离附近的肌瓣填塞，亦可用肺填塞，即将肺膨胀后，使肺充填于胸壁缺损，并将肺与创口间断缝合，亦可采用人工代用品，如涤纶片等修补。术后鼓励患者咳嗽排痰以及早活动，促使肺及早复张。⑤应用抗生素，防治感染。

（3）张力性气胸：张力性气胸的病情发展迅速，如救治不及时，可迅速因呼吸、循环衰竭而死亡。①急救：紧急情况下可在第 2 或第 3 肋间用粗针刺入，以排气减压。在穿刺针进入胸腔后，用血管钳紧贴皮肤夹住，并用胶布将血管钳固定于胸壁上，然后用消毒乳胶管连接穿刺针尾和水封瓶，做胸腔闭式引流。如临时未备水封瓶，可将静脉输液用的乳胶管取下，下端放入留有 100～200mL 盐水输液瓶内，并将瓶口用胶布固定，以防滑出。转运患者时，可于穿刺针尾端栓一橡胶指套，其顶部剪一小口，制成活瓣排气针。如备有特制的胸腔引流针，效果更好。一些胸腔闭式引流装置，不仅可以排气，也可以排液体，且适用于转运。如系胸壁创口引起的张力性气胸，创口首先应立即封闭包扎、固定，再行穿刺排气等处理。②治疗：患者经急救处理后一般情况有所改善，若张力性气胸仍不能控制，应于局麻下在锁骨中线第 2 或第 3 肋间隙插入口径为 0.5～1cm 之胶管做闭式引流，漏气停止及肺充分膨胀后 24～48h 可拔管。③若胸腔闭式引流有重度漏气，呼吸困难改善不显著，肺未能复张，疑有严重的肺裂伤或支气管断裂时，应行开胸探查，根据术中所见，施行裂伤缝合、气管修补、肺叶或全肺切除。

2. 血胸　分为下列四种。

（1）出血已停止的血胸：出血已停止的血胸，胸腔内血量较少，可采取胸腔穿刺，抽出胸腔内的积血，使肺组织及时复张。穿刺后可在胸腔内注入抗生素以防治感染。对中量以上的血胸，现多主张采用闭式引流。其优点是使血及气体尽快排出，肺组织及时复张，并有监测漏气及继续出血的作用，所致的胸腔感染也明显减少。

（2）活动性出血的血胸：已明确活动性出血的患者，应在输血、输液，抗休克治疗的同时以及时进行开胸探查。根据术中所见，对破裂的血管予以缝扎，对肺裂伤进行修补，对严重肺损伤进行切除或对破裂的心脏、大血管进行修补，对不甚迅猛的活动性出血，有条件者亦可在电视胸腔镜下止血、清除胸腔内积血。

（3）凝固性血胸：对早期凝固性血胸，大多数人主张在患者情况稳定后，争取早期手术，一般在2周左右，此手术比较简单，做较小的开胸切口，清除凝血块以及附着于肺表面之纤维蛋白膜；若为纤维胸亦应争取早期剥除纤维板；亦有采用电视胸腔镜手术，术后放置闭式引流。必要时可用负压吸引，嘱患者吹气球，促进肺及早膨胀。

（4）感染性血胸：已继发感染的血胸，应及时采用闭式引流，排出积脓。如果发现脓胸粘连形成多房性，或凝固性血胸、纤维胸发生感染，应早期行开胸手术，清除脓性纤维素块、剥离肺皮层。采用经肋床切口粗管闭式引流，或用冲洗引流管冲洗引流，使肺及早膨胀。术后需要使用大剂量抗生素，以控制感染。

八、最新进展

（一）中心静脉导管的运用

临床上治疗血气胸的主要措施为胸腔闭式引流。传统的引流管采用有侧孔的硅胶管或者橡胶管，一般较粗、质地硬，操作比较复杂，患者的损伤大、痛苦大。近年来，创伤小、操作简单、快捷、方便，操作安全、时间短的中心静脉导管胸腔闭式引流在临床上的应用越来越普遍。

有研究对非进行性创伤性血胸患者接受中心静脉导管引流治疗和接受常规胸腔闭式引流治疗作比较。结果显示：两组患者积血排除时间、肺复张时间、治疗效果相比差异无统计学意义，但是前者疼痛、感染、穿刺性损伤、皮下气肿等并发症发生率显著低于后者。中心静脉导管引流术的优点：①直接穿刺，不需要切口，不会留有瘢痕，易被医患双方接受。②导管的材质主要为聚氨酯，组织相容性良好，不易发生堵塞，即使在治疗中出现堵塞，用生理盐水冲洗很容易疏通，也可以用保留的导引钢丝在消毒后进行疏通。③导管头部圆滑质软，不会对局部产生刺激，且形成的封闭引流系统，长期放置不会导致感染。④患者可以随意地改变自己的体位，有助于将胸腔的积液彻底引流；也可以自由下床活动，方便护理。

中心静脉导管引流术置管时的注意事项：①在超声定位和（或）引导下进行置管，避免损伤胸腔内脏器。②置入深度要适宜，太浅导管可能位于皮下，使液体外溢造成逆行感染；太深导管易折弯受阻。③定时冲洗导管，可以有效地减少堵塞的发生，确保引流的通畅。④控制排液速度，预防发生复张性肺水肿。

对于大量血胸患者，中心静脉导管引流速度较慢，引流的效果不是很确定，一般不主张采用。

（二）电视胸腔镜的运用

电视胸腔镜治疗血气胸有着创伤小、痛苦少、操作时间短、恢复快和出血少的优点。电视胸腔镜可以通过原有胸腔闭式引流口或新做的操作孔置入胸腔，运用其可视性能够避免盲目诊断及延误治疗，准确判定出血原因和部位，并迅速处理损伤，减少失血量；它克服了开胸手术尤其是小切口手术对胸腔全面探查的困难，不留死角，对胸腔顶部及胸壁的探查直接、直观，有助于排除或确诊膈肌损伤、膈疝形成、心脏有无破裂等其他损伤；对胸膜粘连的患者在电视胸腔镜下应用电钩分离，较传统手术分离方法便捷、可靠，而且能明显减少出血以及术后严重渗血并发症的发生。

电视胸腔镜的适应证随着胸腔镜技术的发展在不断扩大，治疗创伤性血气胸的适应证比开胸手术更广泛。对创伤后6～12h中等量及以上的血胸，或胸腔引流量＞200mL/h连续2h以上，或并发肋骨骨折明显错位而刺入胸腔，或手术耐受力一般或以上，或无其他危及生命并发症的患者皆可行。

电视胸腔镜的禁忌证包括：既往反复多次发生胸膜腔炎症，或有同侧胸腔手术史致胸膜与肺广泛致密性粘连；患者手术耐受力严重不足；创伤引起的大量血气胸伴休克，且经快速输血、补液等处理无好转，怀疑有大血管损伤；血气胸伴心脏严重损伤；伴有气管、支气管和食管损伤的血气胸。

（张秀春）

第三节　挤压综合征

一、基本概念

挤压综合征（crush syndrome）是四肢及躯干肌肉丰富的部位遭受长时间重物挤压后，出现以肢体肿胀、肌红蛋白尿、高血钾为特点的急性肾衰竭。其临床表现除了包括挤压的局部肌肉坏死外，主要表现为全身性的病理生理改变以及由此所造成的肾脏功能损害。挤压综合征既是挤压伤引起的全身病变的表现，也是急性肾衰竭的特殊类型。

挤压综合征的预后不仅取决于外界因素，而且也取决于受压部位发生的病理过程，同时与机体对创伤的反应有关。影响挤压综合征预后的主要因素有机体受压的重量、面积、受压时间、周围环境如温度、空气流通情况等。挤压综合征病情危重，除了急性肾衰竭，常并发其他器官功能衰竭，如脓毒症、ARDS、DIC、出血、低血容量性休克、心力衰竭、心律失常、电解质紊乱及心理创伤等问题，病死率可高达到50%。死亡原因主要为水中毒、高血钾、尿毒症和化脓性感染。

二、常见病因

1. 建筑物、设施倒塌或山体滑坡　常见于严重自然灾害（如地震、热带风暴、泥石流等）、工程事故、战争时期，多成批出现。

2. 交通事故　机体受到车辆或者重物长时间压迫，如不及时解除压迫可导致挤压综合征。

3. 被动体位　偶见于昏迷、醉酒、冻僵，药物中毒、手术与肢体瘫痪长期卧床的患者，因长时间固定单一体位导致自身重力压迫，造成局部肌肉的挤压伤，重者可引起挤压综合征。

三、发病机制

挤压综合征的发病机制是：①机体受到长时间机械压迫，受压部位尤其是肌肉组织肿胀，组织内压力升高，由于骨骼和骨间膜、肌间隔形成的筋膜间隔室受到筋膜的限制，压力不能释放致不断升高，使血管受压损伤，血液循环被阻断，组织的血流量减少，局部组织缺血，甚至坏死，最终导致这些组织功能的损害。②压迫解除后，缺血的肌肉发生再灌注损害，组胺、超氧阴离子以及有害介质如IL-2、IL-1、TNF等大量释放，导致毛细血管扩张，通透性增强，血浆外渗，使肌肉水肿，肌肉鞘和骨筋膜间隔内压力迅速升高，进一步加重肌肉组织肿胀、缺血缺氧以及渗出增加，进而发生骨筋膜间隙综合征。③大量组织液外渗，导致有效循环血量减少，发生休克。④部分因受压及再灌注损害而坏死的肌肉，释放出大量肌红蛋白，通过肾小球滤过而进入肾小管，同时释放出大量的乳酸、磷酸等酸性物质，在肾小管中形成酸性尿，肌红蛋白在酸性的环境下快速形成结晶和管型，沉积在肾小管中，造成肾小管梗阻，损伤肾小管上皮细胞；创伤引起机体应激反应，下丘脑-垂体-肾上腺轴系统被激活，释放大量儿茶酚胺类物质，导致肾血管收缩，以及由于低血容量休克，使肾脏灌注压下降，肾脏血流减少，引起肾小管坏死而致急性肾衰竭。⑤局部组织受压损伤严重，还会引起机体代谢性酸中毒，肾排钾减少，使血清钾、尿素氮升高。

四、临床特征

（一）局部表现

当机体受到挤压伤时首先出现的是皮肤损伤，当外部压力解除后早期即出现疼痛、肿胀、感觉异常、压痛、缺乏弹性、肌力下降、功能障碍和被动牵拉痛等症状和体征。随着病情进一步发展，可出现感觉逐渐减退或消失、血管闭塞、脉搏消失、肢体发凉等表现。随着血液和淋巴回流受阻、组织缺血、缺氧致坏死加重，晚期可出现急性肾脏损害及其他器官的损害。

1. 皮肤损害　通常在早期无明显表现。当压迫解除后，缺血再灌注损伤加重，伤后4d受压迫组织的边界位置会出现明显分隔，软组织肿胀明显，皮肤的紧张度增加、发亮、变硬，可出现瘀斑以及水泡。随着血液循环受阻的进一步加重，肢体远端血供减少或消失，可出现血管闭塞、皮肤苍白、皮温下降、脉搏减弱或消失、感觉功能障碍，甚至坏疽。

2. 肌肉组织损害　受损肌肉呈白黄色、质脆易碎、感觉减退，且深部肌肉的改变较浅部肌肉明显。压迫解除后，随着血液循环不同程度的恢复，肌肉颜色转变为红色或褐红色，肌肉可出现瘀血、水肿、紫斑和皮肤麻木、组织液渗出等缺血再灌注损害。如筋膜切开减张后，肌肉仍呈白色，表明肌肉已坏死，应予切除。需要注意的是即使肢体远端脉搏不减弱，肌肉组织仍有发生缺血坏死的危险。

（二）全身表现

1. 休克　心率增快、脉搏细数微弱、口渴、烦躁、血压下降等。

2. 意识障碍　烦躁不安、意识恍惚，或呈兴奋状态，有的可出现表情淡漠呈嗜睡状态，甚至出现昏迷。

3. 急性肾功能损害　伤后早期尿呈深褐色或红棕色，12h 达高峰，持续一般为 12～24h，挤压伤后体内蛋白分解增加，代谢产物不能经肾排出，血中尿素氮升高。晚期可导致急性肾衰竭。

4. 高钾血症　在少尿期，血钾可每日上升 2mmol/L，甚至在 24h 内导致死亡。早期常无特殊症状，有的可呈现轻度的神志改变、感觉异常和四肢软弱等，甚至心功能不全的表现如低血压、心跳缓慢、心律不齐等，严重者发生心搏骤停。

5. 代谢性酸中毒　组织缺氧、乏氧代谢，出现代谢性酸中毒，血 $pH < 7.35$，BE 下降，$PaCO_2$ 正常或稍降低。

6. 其他脏器损伤　如心功能衰竭、呼吸窘迫综合征以及肝脏等脏器功能障碍。

五、辅助检查

1. 尿液　①早期为少尿期，尿量减少，尿比重大于 1.020，尿钠少于 60mmol/L，尿素增加。②少尿或无尿期，尿比重降低在 1.010，尿肌红蛋白阳性，尿蛋白阳性，潜血阳性，可见红细胞或管型，尿钠多于 60mmol/L，尿素减少，尿中尿素氮与血中尿素氮之比小于 10：1，尿肌酐与血肌酐之比小于 20：1。③多尿期及恢复期，尿比重可正常或降低，其余指标基本恢复正常。

2. 血常规　血色素、红细胞计数、红细胞压积均降低。

3. 出凝血　血小板减少、出凝血时间延长。

4. 肌酶　谷草转氨酶（GOT）、肌酸磷酸酶（CPK）、乳酸脱氢酶升高。

5. 电解质　高血钾、高血磷、低血钙等。

6. 血肌红蛋白　血肌红蛋白升高。

7. 其他　血清肌酐（Scr）升高，肌酐清除率（Ccr）降低。谷丙转氨酶、CK－MB、TNT 升高等。

六、诊断思路

（一）诊断

1. 病史采集　详细了解致伤原因和方式，肢体受压时间，相应的全身及局部症状等。伤后有无深褐色或茶色尿以及少尿的情况。

2. 体格检查　受压肢体肿胀，皮肤发亮、张力高，筋膜腔内组织压测定 >30mmHg 或者比舒张压低 20～45mmHg。有脱水、创伤性休克的临床表现。

3. 实验室检查　高血钾、高血磷、低血钙、氮质血症、血色素降低、红细胞计数减少、红细胞压积降低、代谢性酸中毒和肝肾功能测定异常、心肌酶异常以及尿常规异常，潜血试验强阳性，尿肌红蛋白定性检查阳性。

4. 诊断标准　①有长时间受重物挤压的受伤史及临床表现；②持续少尿或无尿，并且经补液治疗尿量无明显增多，或者尿色出现茶色、深褐色；③尿中出现蛋白、红细胞、白细胞及管型；④血清肌红蛋白、肌酸磷酸酶、乳酸脱氢酶水平升高；⑤氮质血症、高血钾、代谢性酸中毒等急性肾损伤表现。

5. 临床分级　可按伤情的轻重、肌群受累的容量和相应的化验检查结果的不同，将挤压综合征分为三级。

一级：肌红蛋白尿试验阳性，CPK > 10 000IU/L，无急性肾衰等全身反应。若伤后早期不做筋膜切开减张，则可能发生全身反应。

二级：肌红蛋白尿试验阳性，CPK > 20 000IU/L，血肌酐和尿素氮增高而无少尿，但有明显血浆渗入组织间，有效血容量丢失，出现低血压。

三级：肌红蛋白尿试验阳性，CPK 明显增高，少尿或无尿，休克，代谢性酸中毒以及高血钾者。

（二）鉴别诊断

1. 挤压伤或筋膜间隔区综合征　筋膜间隔区压力升高造成肌肉缺血坏死，形成肌红蛋白血症，但无肾功能衰竭。

2. 严重创伤导致急性肾衰竭　虽有急性肾衰竭临床表现，但无肌肉缺血坏死、肌红蛋白尿、高血钾。

七、救治方法

1. 现场急救处理　常见的有。

（1）抢救人员迅速进入现场，力争及早解除重物压迫，减少本病发生概率。

（2）伤肢制动，以减少组织分解的毒素被吸收、减轻疼痛，尤其对尚能行动的患者要说明活动的危险性。

（3）伤肢用凉水降温，或暴露在凉爽的空气中。禁止按摩与热敷，以免加重组织缺氧。

（4）伤肢不应抬高，以免降低局部血压，影响血液循环。

（5）伤肢有开放伤口和活动出血者应止血，但避免应用加压包扎和止血带。

（6）患者一律饮用碱性饮料，既可利尿，又可碱化尿液，避免肌红蛋白在肾小管中沉积。如不能进食者，可用 5% 碳酸氢钠 150mL 静脉滴注。

（7）补液开始于营救前，在任一肢体上建立大静脉通路。在营救期间（通常是 45 ~ 90min）静脉补充等渗生理盐水，速度 1 000mL/h。如果营救时间超过 2h，应减慢输液速度，不超过 500mL/h，调整的幅度取决于年龄、体重、环境温度、尿量、估计的液体丢失总量。

（8）有创伤性休克者行液体复苏：先给平衡液或生理盐水、5% 碳酸氢钠静脉滴注，再给低分子右旋糖酐等液体，不宜大量输注库存血。

2. 伤肢处理　具体如下。

（1）早期切开减张，使筋膜间室内组织压下降，可防止或减轻挤压综合征的发生。即使肌肉已坏死，通过减张引流也可以防止有害物质进入血流，减轻机体中毒症状。同时清除失去活力的组织，减少发生感染的机会。早期切开减张的适应证为：①有明显挤压伤史；②有1个以上筋膜间室受累，局部张力高、明显肿胀，有水泡以及相应的运动感觉障碍；③尿肌红蛋白试验阳性（包括无血尿时潜血阳性）。

（2）现场截肢仅作为挽救生命的干预措施，而不是预防挤压综合征。截肢适应证：①患肢无血运或严重血运障碍，估计保留后无功能者；②全身中毒症状严重，经切开减张等处理症状缓解不明显，且危及患者生命；③伤肢并发特异性感染，如气性坏疽等。

3. 保护肾脏功能　具体如下。

（1）预防：预防和初始管理挤压相关急性肾损伤与一般急性肾损伤的原则相同。在低血容量的患者中，早期快速液体复苏，以确保其容量纠正。容量纠正的患者维持水化以保持充足的尿量。轻症者可输入平衡液；重症者可按 2 份等渗盐水、1 份碱性溶液的比例输入；严重者可输入高渗碱性溶液，成人可每日输入 5% 碳酸氢钠 200 ~ 800mL；补充血容量有助于肾脏排出肌红蛋白、代谢产物和组织毒素，目前常用 20% 甘露醇，24h 分次输入 2g/kg，也可选用呋塞米等药物。

（2）少尿期的保守治疗：决定治疗措施时，始终要注意尿量，往往初期少尿，稍后发展成多尿。当患者少尿时应避免和去除影响肾功能恢复的因素，如肾毒性药物、尿路梗阻、泌尿系统或全身性感染、低血压、高血压、心力衰竭、消化道出血和贫血等。监测容量和电解质：测定血清钾，每天至少两次；监测液体入量和出量、血清钠、磷和钙的水平，每天至少一次。血气分析每天至少一次。如果血清 pH <7.1，补充碳酸氢钠；如果 pH 值仍继续下降，应增加碳酸氢钠的用量，直到可以透析为止。

（3）透析治疗：透析是挽救生命的措施。当被挤压患者出现液体、电解质和酸碱平衡变化时，应尽一切可能给予透析。在纠正尿毒症、危及生命的并发症后以及时启动透析，并密切监测患者的透析指征，特别是高血钾、高血容量和严重的尿毒症中毒症状。

（4）多尿期的治疗：在挤压相关急性肾损伤的恢复阶段，通常表现为多尿，要避免低血容量并维持水、电解质和酸碱平衡。一旦肾功能开始改善，应逐步减少补液量，同时继续密切监测临床和实验室指标。

4. 其他　①抗休克治疗：补充血容量，防止或纠正休克；②防治感染：用抗生素预防和控制感染；③防治高血钾：严格控制含钾量高的食物和药物，避免输入库存血液；④营养供给：宜用高糖、高脂肪和低蛋白饮食。

5. 注意事项　如下所示。

（1）对于肢体受压的患者，应尽量及早作出诊断，以降低死亡率。

（2）检查所有输注的液体，避免使用含钾的溶液，尽快测定血钾水平。在无相关测定设施的地方，可进行心电图检查以检测高血钾，如为高血钾，应立即治疗高钾血症，紧急措施包括使用葡萄糖酸钙、葡萄糖加胰岛素、碳酸氢钠和 β_2 激动剂。二线措施包括：透析和聚磺苯乙烯。

（3）治疗过程中要实时评估病情，判断有无骨筋膜室综合征，即外伤引起四肢骨筋膜室内压力增高，导致肌肉、神经缺血、坏死，临床表现为剧烈疼痛、相应肌肉功能丧失的一种严重并发症。

（4）判断有无急性肾功能损害：不超过 3 个月的肾脏功能或结构方面的异常，包括血、尿、组织检测或影像学提示的肾损伤异常。诊断标准：48h 内 Scr 升高绝对值≥0.3mg/dl（26.4mmol/L）或 Scr 较基础值升高≥50%；或尿量 <0.5mL/（kg·h），持续 6h 以上。一旦急性肾衰竭的诊断成立，早期使用透析治疗。

八、最新进展

肾脏替代治疗（RRT）在救治挤压综合征的重症患者中起着极其重要的作用。它是利用血液净化技术清除溶质，以替代受损肾功能以及对脏器功能起保护支持作用的治疗方法。临床上将单次治疗持续时间小于 24h 的 RRT 称为间断性肾脏替代治疗（IRRT），治疗持续时间超过 24h 的称为 CRRT。间断性模式的优点主要是能快速清除电解质和代谢产物；连续性模式更适合热量需求高、血流动力学不稳定的患者。我国 2010 年发布的 CRRT 指南提出虽然连续性模式和间断性模式对急性肾损伤重症患者死亡率影响无显著差异，但连续性模式在肾功能恢复率、稳定血流动力学和清除过多体液方面的疗效优于间断性。因此重症患者的治疗推荐连续性模式。

1. CRRT 治疗时机　有学者认为，应用 CRRT 治疗挤压综合征重在预防急性肾衰竭，一旦确诊急性肾衰竭后再行 CRRT 治疗，救治难度将大大增加。众所周知，损伤的肌肉释放的肌红蛋白是导致肾损伤的主要原因，血浆肌红蛋白水平在发生肌肉损伤 0.5～2h 即可升高，5～12h 达到高峰，因此研究人员认为在 12h 内应用 CRRT，可以降低急性肾衰竭的发生率。一项多中心前瞻性观察 98 例发生急性肾衰竭的患者，结果显示：CRRT 早期治疗组患者明显低于晚期治疗组。Karvellas 的 meta 分析发现：早期行肾脏替代治疗可以改善患者存活率。而 Elseviers 等的一项研究得出了相反的结论。由此可见，虽然理论上 CRRT 开始的最佳时机应选择在肾脏功能不足代偿时，但在实际救治过程中，CRRT 选择的时间点仍很难把握。

2. CRRT 治疗模式　Maduell 等对 23 例患者用不同透析方式治疗，结果显示：低通量透析后肌红蛋白几乎不下降，而在线血液透析滤过较高通量透析清除肌红蛋白更优。Zhang Ling 应用不同的 CRRT 模式针对 15 名由挤压综合征引起的急性肾损害患者治疗，结果显示：连续静脉－静脉血液滤过模式，更能有效清除肌红蛋白。而在既往的研究中，Mikkelsen 等认为肌红蛋白的清除与透析模式不存在相关性。近年来，也有研究提出：HVHF 和 CPFA 联合 CRRT 等新型技术在临床应用中因为患者存在特异性，故应根据实际情况选择合适的 CRRT 模式，以求提高患者的救治率。

3. CRRT 治疗剂量 随着 CRRT 在挤压综合征中广泛的运用，一项 1 124 例应用 CRRT 治疗急性肾损伤的研究提示：置管流量为 35mL/（kg·h）与 20mL/（kg·h）的两组患者，其死亡率、肾功能恢复程度均无明显差异。另一项 1 508 例急性肾损害患者多中心前瞻性随机对照试验，比较了更高剂量组 40mL/（kg·h）与低剂量组 25mL/（kg·h），两组的存活率也无差异。虽然有众多研究表明 CRRT 的剂量与预后存在一定的关系，但其有效阈值仍未有定论。

4. 停止 CRRT 的指征 挤压综合征的患者达到以下标准时可以考虑停止血液净化治疗：①病情稳定，心肺功能正常，炎症反应得以控制；②血清肌红蛋白、肌酸激酶水平基本恢复正常；③水、电解质和酸碱平衡紊乱得以纠正；④尿量＞1 500mL/d。达到①～③标准，可以停用 CRRT，改用间断性血液透析；有条件的推荐继续 CRRT，直至患者肾功能恢复。对于达到①～④标准，但肾功能不能恢复正常的患者，可改用血液透析或腹膜透析长期治疗。

（郝信磊）

第四节 猝死

一、基本概念

猝死（sudden death，SD）是指自然发生、出乎意料的突然死亡，即看来貌似健康人或病情经治疗后已稳定或正在好转的患者，在很短时间发生意想不到的非创伤性死亡。其特点为：①死亡急骤；②死亡出人意料；③自然死亡或非暴力死亡。世界卫生组织（WHO）规定：发病后 6h 内死亡者为猝死。

据 Mehra R 报道全球每年猝死人数 800 万～900 万人，我国每年猝死人数约 54.4 万人。在年龄分布上：心脏性猝死为 18～80 岁（平均 43.8 岁），其中 18～39 岁（43%）和 40～59 岁较常见（39%），60～80 岁较少见（17.9%）。男女比例为 4.3∶1。猝死地点：21.3% 在家，28.6% 在公共场所，26% 在医院或诊所，其他场所占 24.1%。死亡情形：15.6% 为睡眠中，19.2% 为日常活动中，仅 8.1% 在运动或体力活动中死亡。猝死发生前有症状者仅占 33.1%。

二、常见病因

1. 心血管疾病 占病因的 40%～50%，其所引起的猝死最为常见，称为心脏性猝死。其中冠心病、急性心肌梗死最为多见。少见有梗阻型肥厚性心肌病、主动脉夹层、低血钾、急性心肌炎、心肌病及主动脉瓣病变、二尖瓣脱垂综合征、药物、电解质紊乱等所致长 Q－T 综合征等。对于心脏性猝死的患者一般可以追踪到明显的诱因：外在诱因有过度劳累、情绪激动、酗酒、过度吸烟等；内在诱因有心功能不全、心绞痛、内环境紊乱等。

2. 呼吸系统疾病 占病因的 16%～22%。较常见的如肺栓塞、哮喘、葡萄球菌性暴发性紫癜等。

3. 神经系统疾病 占病因的 15%～18%。较常见的如脑出血。

4. 消化系统疾病 占病因的 8%～10%。如消化道出血等。急性坏死性胰腺炎，以暴饮暴食、酗酒为发病原因，造成胰脏出血坏死、外溢，发生自体消化所致。

5. 泌尿生殖系统疾病 占病因的 5%～10%。典型的原发疾病如异位妊娠等。

6. 其他 占病因的 5%～8%。如过敏（青霉素、普鲁卡因等）、猝死症候群、毒品及药品过量（如奎尼丁、氯喹、氯丙嗪、胍乙啶等）、亚健康生活方式等。

三、发病机制

猝死是心、脑、肺等生命脏器发生急剧而严重的功能障碍，以至突然中止活动而直接造成的死亡。

其发生机制分 5 类：

（1）心搏骤停

1）缺氧：缺氧条件下无氧代谢增多，酸性代谢产物蓄积，钾离子释出，抑制了心肌的收缩力、自律性和传导性，诱发心室停搏；急性缺氧可引起心电不稳定而导致快速性室性心律失常和心室颤动。

2）二氧化碳潴留与酸中毒：各种原因引起的窒息均可导致二氧化碳潴留及呼吸性酸中毒，直接抑制心肌收缩力及传导性，或兴奋心脏抑制中枢，引起心动过缓，也可因高血钾而致心室停搏。

3）自主神经功能障碍：迷走神经张力过高可直接引起心动过缓，甚至心室停搏；或通过冠状动脉痉挛而诱发心室颤动。手术操作时可因直接刺激或反射性兴奋迷走神经而导致心搏骤停。

4）电解质紊乱：高血钾可抑制心脏的传导性与收缩性，产生传导阻滞和心室停搏；低血钾则增强心肌兴奋性而诱发快速性室性心律失常和心室颤动。低血钙常与高血钾并存，可加重高血钾对心脏的麻痹作用。血镁对心脏的影响与血钾相似。

5）电生理异常：研究表明：心室肌复极的不均一性所致的心室复极离散与心室颤动的发生密切相关，心电图上表现为 QT 间期延长和 u 波高大。

（2）急性心脏排血受阻：突发的大动脉、心室流出道或房室瓣重度梗阻，可使心脏排血突然受阻而导致猝死。

（3）急性心包压塞：急性心肌梗死后心脏破裂，主动脉窦瘤、梅毒性升主动脉瘤以及主动脉夹层等破裂使血流至心包，引起急性心脏压塞和休克，患者可即刻或在半小时内死亡。

（4）休克：各种类型的休克均可发生猝死。急性心肌梗死后并发心源性休克的病死率最高，患者常在 24h 之内猝死。

（5）呼吸循环中枢功能损伤：严重的中枢神经系统疾病，如暴发性脑炎颅内大出血、延髓灰白质炎等皆可因直接损伤呼吸中枢和循环中枢而致猝死。

四、临床特征

猝死发生前可无任何先兆，部分患者在猝死前有精神刺激或情绪波动，有些出现心前区闷痛，并可伴有呼吸困难、心悸、极度疲乏感；或出现急性心肌梗死，伴有室性期前收缩。猝死发生时，心脏丧失有效收缩 $4 \sim 15s$ 即可有昏厥和抽搐，呼吸迅速减慢、变浅，以致停止。死前有些患者可发出异常鼾声，但有些可在睡眠中安静死去。

猝死可依次出现下列症状和体征：①心音消失；②脉搏触不到，血压测不出；③意识突然丧失，若伴抽搐，称之为阿斯综合征，发作可自限，数秒或 $1 \sim 2min$ 可恢复，持续时间长可致死；④呼吸断续，呈叹息样，随后停止；⑤昏迷；⑥瞳孔散大。

判断心搏骤停最主要的特征是意识丧失和大动脉搏动消失。

五、辅助检查

1. 心电图检查　可出现以下 3 种表现：①室颤（或扑动）波型；②心室停搏，心电图直线，或仅有心房波；③心电机械分离，心电图呈缓慢畸形的 QRS 波，但不产生有效的心肌机械性收缩。

2. 早期不典型心电图改变　①巨大高耸 T 波，结合临床即可作出早期诊断；②进行性 ST 段改变：早期 ST 段变为平直，并向上斜形抬高可达 0.1mV 以上，变直的 ST 段联结高耸 T 波形成所谓"高敏 T 波"，继而发展为弓背向上的单向曲线；③早期 QRS 波改变：由于损伤心肌除极延缓出现"急性损伤阻滞"，VAT≥0.45s，QRS 时限延长可达 0.12s，且常有 R 波振幅增高，也有明显压低者。

3. 实验室检查　血酸度增高、电解质紊乱（如低血钾，或高血钾、低血钙等）。

六、诊断思路

（一）诊断

根据临床症状、体征及心电图可诊断，即：心音消失；大动脉搏动消失；血压测不出；意识突然丧失；呼吸停止或断续；瞳孔散大；心电图表现为室颤或直线。

（二）鉴别诊断

详细询问病史，对于不同原因引起的猝死鉴别诊断非常重要。

1. 心脏性猝死　从发作开始到死亡仅数秒或半小时以内者，多属心脏性猝死。40 岁以上男性发生在公共场所或工作地点的猝死，不论平素有无心脏病史，均应首先考虑冠心病的可能。对既往有心脏疾病的患者，若近期出现心绞痛、晕厥或严重的心律失常，应警惕猝死的发生。

2. 女性猝死　较少见，以肺动脉高压引起者居多。

3. 婴幼儿猝死　大多因窒息或先天性心脏病所致。

4. 发生于手术或侵入性检查过程中的猝死　以迷走神经张力过高引起的心搏骤停多见。

5. 药物过敏猝死　多发生在注射青、链霉素等药物后 15min 之内。

6. 药物中毒猝死　多发生于使用抗心律失常药或抗寄生虫药的静脉注射过程中，或于服药后数小时之内。

七、救治方法

迅速到达现场，实施心肺复苏（cardio pulmonary resuscitation，CPR）。心肺复苏按照胸外按压（compression，C）、开放气道（airway，A）、人工呼吸（breathing，B）、除颤（defibrillation，D）和复苏药物应用（druggery，D）的顺序进行。

1. 胸外按压（C）　按压部位：两乳头连线中点；按压频率：至少 100 次/min；按压深度：至少 5cm，压下与松开的时间基本相等。保证每次按压后胸部回弹、尽可能减少胸外按压的中断。

2. 开放气道（A）　迅速去除患者口腔内异物，用仰头抬颏法或托颌法开放气道。最有效的方法为气管插管。

3. 人工呼吸（B）　采用球囊 - 面罩辅助通气、气管插管、喉罩通气、口对口（或口对鼻）人工呼吸，按压 - 通气比为 30 : 2，避免过度通气。

4. 除颤（D）　早期使用心脏除颤复苏成功率比不用除颤明显升高，并且每延迟 1min，复苏成功率就下降 7% ~ 10%。因此当心电图表现为心室颤动或无收缩图形，呈一直线时，应立即除颤，心脏除颤是心肺复苏的重要方法。单向波除颤每次均为 360J；双相波首次推荐 200J，第二次和随后的除颤用相同或更高的电量。除颤后应继续 CPR。

5. 复苏药物应用（D）　开放静脉通道以及时合理使用肾上腺素、胺碘酮、多巴胺、利多卡因、纳洛酮等药物。

CPR 成功标准：瞳孔由大变小，有眼球活动和对光反射；面色（口唇）由青紫、发绀转红润；颈动脉搏动可扪及，患者恢复自主心律和自主呼吸，收缩压维持在 90mmHg 以上。

八、最新进展

（一）心肺复苏

美国心脏病学会《国际心肺复苏指南》2010 年发布时明确：在除颤之前，先行进行胸外按压，使得心脏得到足够的灌注。猝死急救成功的关键在第一目击者，在现场即可行心肺复苏，即由 A - B - C 更改为 C - A - B，并要求：按压频率至少 100 次/min，按压深度至少 5cm，持续按压，尽可能减少按压中断，不过早放弃患者。有条件情况下，可以使用一种高效、便携的移动心肺复苏设备来辅助或部分替代人工按压。

近年来，很多发达国家都在推广公共除颤计划，通过立法强制培训公众使用自动体外除颤器（AED），并完善法律法规，保护施救者免责。2013 年 2 月，加拿大西部不列颠哥伦比亚省卫生厅就宣布，未来两年内在全省新装 450 个 AED，以挽救更多心脏骤停患者的生命。AED 是一种使用简单的便携式设备，按照语音提示将电极贴到患者相应部位后，它可自动识别患者心率，然后通过电击方式除颤。在发达国家的机场、商场、社区、娱乐中心、体育场馆、繁华街道等人群聚集且易发生心脏骤停的地方，都安装有 AED，接受过相关培训的清洁工、警察、医疗急救员，甚至普通人都可进行救助。

（二）冠心病心脏性猝死的预防

1. β-受体阻滞剂的应用　多数学者提倡长期应用，因 β-受体阻滞剂可降低心肌耗氧量，缩小心肌梗死面积，具有膜稳定性，可以减少室性心律失常的发生。

2. 冠状动脉腔内形成术或冠状动脉旁路手术　对有严重冠状动脉狭窄导致心肌缺血患者行冠状动脉腔内成形术，应用球囊扩张狭窄部位，使冠状动脉供血明显改善。对左主干冠状动脉狭窄，或 3 支以上冠状动脉严重狭窄以及急性心肌梗死后并发室壁瘤的患者行冠状动脉旁路手术及室壁瘤切除，可降低心脏性猝死的发生率。

3. 植入式的自动心脏除颤器（ICD）　该装置经患者皮下或胸大肌下植入胸部，通过导线监测患者的心脏节律，当发生室性心动过速或心室颤动时，电极可根据感知的心电，发出 25J 的电能进行电复律，这样既可治疗室颤又可达到防止猝死的目的。

（郝信磊）

第四章

院内急救

第一节 脓毒症

一、基本概念

脓毒症（Sepsis）是机体受到明确的病原微生物（如细菌、病毒、真菌、寄生虫）感染引起的全身炎症反应综合征（systemic inflammatory response syndrome，SIRS），近二十年来受到广泛重视。脓毒症常与其他器官感染重叠，由于有的感染很易找到病灶，就以常用感染灶部位命名而不用脓毒症，如肺炎、疖肿而不用脓毒症。但是有 40% 左右患者的血培养阳性，却找不到感染灶；或血培养阴性，但有明确的感染临床表现，故而统称之为脓毒症。脓毒症是严重感染、重症创伤、大手术后、重症胰腺炎和休克等常见的并发症，进一步发展可导致脓毒性休克（septic shock）、急性呼吸窘迫综合征（ARDS）和多脏器功能障碍综合征（MODS）。在美国每年至少有 75 万例严重脓毒症新发病例，在疾病死亡原因中占第 11 位，仅次于心血管疾病，脓毒症患者最终死亡原因大多是多器官功能衰竭。

二、常见病因

脓毒症是机体内一系列病理生理变化的动态过程，实际上是 SIRS 不断加剧、恶化的结果。脓毒症主要由革兰阴性菌和革兰阳性菌引起，常见的有产 ESBL 的肠杆菌科、多耐药的葡萄糖非发酵菌，以及耐甲氧西林的金黄色葡萄球菌（MRSA），亦可由病毒或真菌引起。

三、发病机制

脓毒症发病机制非常复杂，涉及感染、炎症、免疫、凝血及组织损害等一系列问题，并与机体多系统、多器官病理生理改变密切相关。脓毒症发病机制见图 4-1。

炎症介质的介导是脓毒症发生机制中的重要环节。单核-巨噬细胞系统受内毒素脂多糖（LPS）的刺激，释放肿瘤坏死因子（TNF）和白介素（IL）-1、IL-8 等炎症介质，促进了炎症反应，且 TNF 和 IL-1 两者有协同作用，IL-8 对组织炎症的持久损害有重要影响。花生四烯酸的代谢产物血栓素-2（血管收缩剂）、前列腺环素（血管扩张剂）及前列腺素 E_2 均参与发热、心动过速、呼吸急促、心室灌注异常和乳酸酸中毒的发生。这些炎症介质的产生也会导致内皮细胞的功能障碍，从而启动了局部反应，包括促进白细胞的黏附和迁移，凝血酶的生成和纤维蛋白的形成，局部血管活性的改变、通透性增加，导致细胞凋亡。再加之宿主的免疫放大反应，促进了异位炎性反应的循环、凝血系统激活以及细胞间的相互作用，最终导致微血管内血栓形成、低氧血症和器官功能障碍。在脓毒症中，炎症反应途径、凝血途径以及其他细胞反应相互交织和相互影响，共同发挥作用。由于细胞因子在脓毒症中有重要的诱导促凝作用，因此发生脓毒症时凝血功能紊乱很常见，其中 30%~50% 的患者会发生弥散性血管内凝血（DIC）。

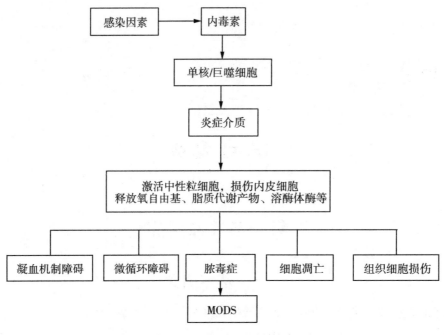

图 4-1　脓毒症发病机制

四、诊断思路

2001 年美国华盛顿召开的"国际脓毒症联席会议"提出了脓毒症和严重脓毒症的诊断标准。

1. 感染　证实或疑似存在感染，同时含有下列某些征象：①体温大于 38.3℃ 或小于 36℃；②心率每分钟大于 90 次或大于不同年龄段正常心率 2 个标准差；③每分钟超过 30 次；④意识改变；⑤明显水肿或液体正平衡每千克体重大于 20mL 超过 24 小时；⑥高血糖：血糖大于 7mmol/L（无糖尿病史）。

2. 炎症反应参数　①外周血白细胞计数 $>12.0 \times 10^9/L$，或 $<4.0 \times 10^9/L$，或计数正常，但不成熟白细胞 $>10\%$；②C 反应蛋白（CRP）$>$ 正常 2 个标准差；③前降钙素（PCT）$>$ 正常（$<0.5ng/mL$）2 个标准差。

3. 血流动力学参数　①低血压：收缩压（SBP）$<90mmHg$；平均动脉压（MAP）$<70mmHg$，或成人 SBP 下降 $>40mmHg$；②混合静脉血氧饱和度（SvO_2）：$<70\%$；③心脏指数 $<3.5L/（min \cdot m^2）$。

4. 器官功能障碍参数　①低氧血症：$PaO_2/FiO_2 <300mmHg$；②急性少尿：尿量 $<0.5mL/（kg \cdot h）$ 至少 2 小时；③肌酐增加 $\geq 44.2\mu mol/L$；④凝血异常：国际标准化比值（INR）>1.5 或部分凝血活酶时间（APTT）$>60s$；⑤血小板 $<100 \times 10^9/L$；⑥肠梗阻：肠鸣音减弱或消失；⑦高胆红素血症：总胆红素 $>70\mu mol/L$。

5. 组织灌注参数　①高乳酸血症：血乳酸（BLA）$>3mmol/L$；②毛细血管充盈时间延长或皮肤出现花斑。

符合感染参数中的两项以上和炎症反应参数中的一项以上指标即可诊断为脓毒症。在脓毒症的基础上出现血流动力学参数、器官功能障碍参数、组织灌注参数中的任何一项以上指标者诊断为严重脓毒症（包括 MODS）。

五、救治方法

脓毒症治疗主要是综合治疗，集束化治疗（surviving sepsis campaign bundle，SSCB）是综合治疗的体现，免疫调理治疗对炎症介质平衡、调整起到积极的作用。2003 年召开了由 11 个国际组织参加的"拯救脓毒症战役（SSC）"，会议制定了脓毒症治疗指南。研究表明，机体的免疫状态在脓毒症的发生、发展过程中处于一种免疫细胞过度激活和淋巴细胞受抑制的双相性异常或紊乱状态，对免疫抑制状态的调整已成为当前治疗的热点。

1. 早期目标治疗（early goal-directed therapy，EGDT） 确诊脓毒性休克后 6 小时内进行液体复苏，且要达到以下目标：中心静脉压（CVP）达 8~12cmH$_2$O；平均动脉压（MAP）≥65mmHg；中心静脉血氧饱和度（ScvO$_2$）或 SvO$_2$≥70%。液体复苏效果与液体性质无关，主要与输液量有关。液体复苏后血压仍不满意者可用升压药，首选去甲肾上腺素。液体复苏后 SvO$_2$ 仍小于 70% 者可输血，维持红细胞压积在 30% 左右。之后若 SvO$_2$ 仍小于 70%，可应用多巴酚丁胺，提高心输出量和氧输送。

2. 小剂量氢化可的松注射液 推荐使用小剂量氢化可的松注射液静脉滴注，<300mg/d，持续 5~7 天。亦可采用甲基强的松龙针剂静脉滴注或推注，40~80mg/d。

3. 抗生素治疗 ①诊断为重症脓毒症后 1 小时内，在获得有关标本，并进行细菌培养后，应该立即静脉使用抗生素；②初始经验性抗感染治疗尽量覆盖可能的病原体；③在抗生素使用 48~72 小时后，应结合临床和细菌培养进行抗生素再评价。抗生素使用时间一般为 7~10 天，可根据临床反应调整。

4. 严格控制血糖 要将重症脓毒症患者的血糖维持在 8.3mmol/L 水平。早期每 30~60 分钟监测一次血糖，血糖稳定后每 4 小时监测一次血糖。

5. 碳酸氢盐的使用 严重的酸中毒（如血 pH<7.15）往往使休克难以纠正，并可导致脏器损伤，故应纠正。对伴有较严重代谢性酸中毒患者，建议给予 5% 碳酸氢钠使血 pH 值接近 7.35 左右，应杜绝矫枉过正，如血 pH>7.45。防止氧解离曲线左移，加重组织缺氧。

6. 预防深静脉血栓 应该通过小剂量肝素或低分子肝素来预防重症脓毒症患者深静脉血栓的形成。对于使用肝素有禁忌的感染者（如血小板减少、严重的凝血机制障碍、活动性出血、近期的颅内出血），推荐使用机械预防措施，如逐渐加压袜（GCS）或间歇压迫器（ICD）。

7. 免疫调理 分为下列四种。

（1）胸腺肽：可以诱导和促进 T 淋巴细胞、NK 细胞分化和成熟，提高 IL-2 的产生和受体表达水平，增强巨噬细胞的吞噬功能。

（2）免疫球蛋白：合理补充免疫球蛋白，不仅可清除病原体内持续存在的病毒与细菌毒素，对病毒和细菌感染引起的免疫缺陷状态也有调节作用，能迅速控制病毒与细菌所致的感染。

（3）干扰素（IFN-γ）及其诱导物：IFN-γ 可使血浆中 IL-6、TNF-α 水平及单核细胞 HLA-DR 的表达增加，从而改善脓毒症患者的免疫状态，提高患者存活率。

（4）乌司他丁：乌司他丁是从人尿液中分离纯化的一种广谱的、典型的 Kuniz 型蛋白酶抑制剂，可以抑制体内广泛分布的丝氨酸蛋白酶活性，具有减少炎症细胞浸润、抑制多种炎症因子和介质释放、消除氧自由基的功能，起到抗炎、减少细胞与组织损伤、改善微循环与组织灌注等作用。

8. 床边血液净化（CRRT）治疗 CRRT 是利用物理学原理通过对流、吸附作用达到清除血液中特定物质的方法。一般在发病后 48~72 小时进行 CRRT 治疗，有利于减轻过度炎症反应。高流量的 CRRT 能够明显改善脓毒性休克时的血管阻力、减少血管活性药物的剂量，并能够迅速改善高热、呼吸急促、心动过速等全身炎症反应。

六、最新进展

（一）脓毒症集束化治疗的更新

随着新的循证医学证据的发现，SSC 指南于 2008 年、2012 年两次更新，集束化治疗的内容也略有不同，2012 年最新的集束化治疗删除了原有的 24 小时集束化治疗，并将过去的 6 小时集束化治疗更改为 3 小时和 6 小时集束化治疗。3 小时集束化治疗包括：①动脉血乳酸测定；②应用抗生素前留取血培养；③使用广谱抗生素；④在低血压和（或）乳酸≥4mmol/L 时，启动晶体液 30mL/kg 进行复苏。6 小时集束治疗包括：①经初始液体复苏低血压无法纠正时，应用升压药物维持平均动脉压（MAP）≥65mmHg。②经初始液体复苏血压仍低或初始乳酸水平≥4mmol/L 时，测定中心静脉压（CVP）及中心静脉血氧饱和度（ScvO$_2$）。6 小时复苏治疗的定量目标为 CVP≥8cmH$_2$O，ScvO$_2$≥70%。③如果初始乳酸水平升高，应重复测定乳酸，复苏治疗的定量目标为乳酸恢复正常。

集束化治疗引发的争议主要是：①一些作为液体复苏终点的指标，如 CVP、$ScvO_2$、动脉血乳酸等，不能准确一致地反映患者容量状态或容量反应性；②一些集束化治疗的复苏措施，如多巴酚丁胺、浓缩红细胞输注等，不能明确改善患者预后。对这些措施，临床依从性较低。有研究发现：单项措施的不依从并未影响患者预后。发表在 2012 年 Lancet 上的前瞻性队列研究中比较了欧洲与美国 2005—2010 年间 200 个医疗单位对集束化治疗的依从性显示：美国对复苏目标 CVP≥8cmH$_2$O 和 $ScvO_2$≥70％ 的依从性不足 30％，欧洲亦不足 50％。2010 年 Levy 等的研究中也发现集束化治疗推广前 CVP 和 $ScvO_2$ 达标率为 26.3％ 和 13.3％，集束化治疗推广后的依从性也均未达 50％，该研究同时显示 CVP 和 $ScvO_2$ 复苏目标的不依从并未对脓毒症的住院病死率产生显著影响。Chung 等发表在 2012 年 Shock 上的研究也显示：$ScvO_2$ 是否达标对脓毒症患者的 28 天死亡率及住院病死率不产生影响。2010 年 Levy 等的研究显示：乳酸测定、小剂量糖皮质激素以及 CVP 和 $ScvO_2$ 是否达标对脓毒症住院病死率无影响。

既然某些措施的不依从不影响生存，而整体的不依从增加死亡率，是否去掉集束化治疗中的一些依从性差的指标会使集束化治疗更完美？其中 CVP 是临床依从性较差且争议较大的指标之一，因其容易受胸腔压、腹腔压和呼气末正压（PEEP）的影响，所以 CVP 不一定能反映血管内压力；其次受不同血管张力的影响，CVP 也不一定能反映容量；再者，患者是否对液体复苏有反应还取决于心功能，CVP 也不能决定是否需要复苏。然而另外一个观点认为：一个低或生理范围内的 CVP 能够预示液体治疗的安全性，而一个高的 CVP 往往提示我们液体治疗需要谨慎。因此通过测量 CVP 指导液体复苏，比不监测 CVP 而盲目复苏更为安全，而且 CVP 测量相对简单易行，对有低血压或灌注不足患者来说，液体复苏使 CVP≥8cmH$_2$O 这一生理范围也是安全可行且必要的。另一依从性较差的指标为 $ScvO_2$ 或 SvO_2，其局限性一方面因为 $ScvO_2$ 或 SvO_2 的测量需要中心静脉置管等复杂性操作，在一些患者及医疗单位实施较困难。另一方面，严重休克微循环氧摄取障碍或短路时，$ScvO_2$ 或 SvO_2 不一定偏低，SvO_2 偏高也可能提示组织氧利用障碍。Textoris 等发现：休克晚期 $ScvO_2$ 偏高时病死率更高。但是，如果 $ScvO_2$ 或 SvO_2 低，仍可以提示氧代谢障碍的存在，意味着这些患者需要通过复苏或其他措施改善氧代谢。

（二）其他治疗措施的更新

1. 复苏液体和血液制品的输注　对脓毒症导致低血容量、组织低灌注患者，推荐初始液体复苏首选晶体液，晶体液复苏量至少 30mL/kg，输注大量的晶体溶液时可加用白蛋白、羟乙基淀粉。在肾功能恶化、需要透析的风险升高和凝血功能障碍时，不推荐使用分子量 >200kDa 和/或取代级 >0.4 的羟乙基淀粉进行液体复苏。在严重脓毒症患者血小板计数 <10×10^9/L、无明显出血的情况下可预防性输注血小板；血小板计数 <20×10^9/L，伴有显著性出血风险的患者可预防性输注血小板；活动性出血、手术或侵入性操作的患者建议使血小板计数≥50×10^9/L。不建议严重脓毒症、感染性休克的成人患者静脉使用丙种球蛋白。

2. 血管活性药物　推荐首选的血管活性药物是去甲肾上腺素（Norepinephrine，NE）。如果 NE 效果不明显，可联合或选择肾上腺素，或者 NE 联合 0.03U/min 的血管加压素（Vasopressin）以升高至目标的平均动脉压或下调 NE 的用量。最近 Torgersen 等研究显示：使用较大剂量的血管加压素（0.067U/min）对改善进展性休克的疗效优于小剂量的血管加压素（0.033U/min）；伴有急性肾衰竭的脓毒性休克患者，应用小剂量血管加压素较单纯应用 NE 更具优势，可使患者更多受益。多巴胺仅限用于心律失常风险极低、心输出量低下，或心动过缓的患者，不推荐用低剂量的多巴胺保护肾功能。有充足的血容量和平均动脉压，而仍存在持续的组织低灌注，或并发心功能障碍（心脏充盈压升高、心输出量降低）时，应静脉泵入多巴酚丁胺，最高剂量达 20μg/（kg·min）。因组织灌注不足引起的乳酸血症、血 pH 值≥7.15 的患者，不建议使用碳酸氢钠改善血流动力学，或减少升压药的使用。

3. 病原学诊断、抗生素使用及停用　不推荐使用降钙素原作为严重脓毒症的诊断指标。中性粒细胞减少、多重耐药菌感染（如不动杆菌，假单胞菌属）、严重脓毒症伴有呼吸衰竭和感染性休克时应联合用药，如广谱 β-内酰胺类联合氨基糖苷类或氟喹诺酮类治疗铜绿假单胞菌血流感染，β-内酰胺类联合大环内酯类治疗肺炎链球菌感染的感染性休克。抗病毒治疗越早越好，并要留取标本，通过实时聚合酶链反应（PCR）或病毒培养获得证据。经验性联合治疗一般不超过 3~5 天，每日评估抗感染治疗效果，一旦获得病原菌的药敏结果，立即降阶梯或恰当的单药治疗，以降低细菌耐药、药物毒性、治疗费用。疗程一般 7 ~ 10 天。

4. 糖皮质激素的应用　Annane 报告认为：对脓毒症休克，静脉使用小剂量氢化可的松有助于治疗肾上腺皮质功能不全，提高脓毒性休克存活率。如果液体复苏或/和血管活性药物能够恢复成人脓毒性休克患者的血流动力学稳定性，则不建议使用糖皮质激素；如果上述治疗不能恢复血流动力学稳定性时，可使用氢化可的松 300mg/d 连续静脉滴注。不建议用 ACTH 刺激试验来判断感染性休克患者是否需使用氢化可的松；当血管活性药物撤离时，停用激素；糖皮质激素不使用于无休克的严重脓毒症患者。

（郝信磊）

第二节　血流感染

一、基本概念

败血症（septicemia）是由各种病原微生物（细菌或真菌）和毒素侵入血流所引起的血液感染，主要临床表现：骤发寒战、高热、心动过速、呼吸急促、皮疹、肝脾肿大以及精神、神志改变等，严重者可引起休克、弥散性血管内凝血（DIC）和多脏器功能障碍综合征（MODS）。菌血症（bacteremia）只是细菌一过性侵入血循环，不久即被机体防御功能抑制或清除，虽可获阳性血培养结果，却并没有相应的临床症状。目前把败血症和菌血症统称为血流感染（bloodstream infection）。近年来，随着广谱抗生素、激素的广泛应用以及创伤性诊疗技术的广泛开展，血流感染的发病率有逐年增高的趋势，同时随着静脉导管技术的广泛应用，导管相关性血流感染（CRBSI）的发病率也随之上升。

二、常见病因

1. 危险因素　①机体屏障功能的完整性受到破坏，如手术、创伤、动静脉置管、气管插管等；②引起机体免疫力下降的原因，如激素、化疗、免疫抑制剂等的使用，人类免疫缺陷病毒（HIV）感染；③昏迷、营养不良、高龄等也是血流感染的危险因素。

2. 病原学　血流感染的病原菌随着各种操作技术的开展及抗感染药物的应用而不断变化，近 20 年来，革兰阳性菌如凝固酶阴性葡萄球菌（CNS）、金黄色葡萄球菌（金葡菌）、肠球菌、真菌引起的血流感染发病率增加，而革兰阴性菌引起的血流感染相应减少。许多大宗的研究结果显示，位居血流感染前几位的病原菌为金葡菌、CNS、念珠菌属、大肠埃希菌、肺炎克雷白菌、肠球菌属和肠杆菌属。念珠菌属占医院血流感染的第 4 位，与 20 世纪 80 年代相比，发病率增加了 2 ~ 5 倍。我国文献报道，血流感染中革兰阳性菌占 57.19%，革兰阴性菌占 35.96%。革兰阳性菌中以 CNS 分离率最高（40.75%），已成为医院血流感染的第 1 ~ 3 位病原菌，并认为 CNS 是 CRBSI 的重要病原菌。引起血流感染病原菌的耐药性亦逐渐增加，甲氧西林耐药的金黄色葡萄球菌（MRSA）、产 ESBLs 的革兰阴性菌以及其他耐药菌株不断出现。据报道，在血流感染中 MRSA 约占 30%，耐碳青霉烯类的铜绿假单胞菌约占 12%。

三、发病机制

各种病原微生物（细菌或真菌）侵入血流，然后大量繁殖、释放毒素及代谢产物，或毒素直接侵入血流，引起血流感染，出现一系列临床表现。

四、临床特征

血流感染并无特征性临床表现，主要有发热、寒战、皮疹、肝脾肿大、呼吸急促，或过度通气、意识障碍，外周血白细胞总数增加、核左移、血小板减少等。病情严重者可有脏器灌注不足的表现，如低氧血症、高乳酸血症、少尿、低血压，甚至休克、DIC、MODS。不同病原菌的血流感染临床表现各有特点，而不同群体，如老年人、婴幼儿、孕妇，以及烧伤、AIDS 患者等的血流感染也各有临床差异。

1. CNS 血流感染　CNS 为医院感染的首位，在 ICU 中最为多见。CNS 血流感染常为异物如人工瓣膜、人工关节、各种导管及起搏器等留置体内而致。中性粒细胞减少者尤易发生表皮葡萄球菌血流感染，常由静脉输液导管带入感染。通常 CNS 由于毒力较低，症状相对较轻，预后也较好。有时除发热外没有其他症状，诊断只能依赖血培养结果。但 CNS 又是血培养最可能污染的病原菌，故 CNS 血流感染的诊断应包括：①血培养至少有多次不同部位的阳性结果；②数次分离到的 CNS 的耐药菌应相同；③临床排除其他原因所致发热或病情恶化。

2. 金葡菌血流感染　社区获得性金葡菌血流感染多为青壮年和体力劳动者，原发病灶常为疖、痈、伤口感染；医院获得性金葡菌血流感染多为机体防御功能低下者，常通过口腔黏膜及呼吸道入侵所致。临床表现较典型：急性发病，寒战高热，皮疹可有瘀点、荨麻疹、猩红热样皮疹及脓疱疹等；关节症状较明显，大关节疼痛，有时红肿。金葡菌血流感染的另一特点是迁徙性损害，常见多发性肺部浸润，甚至形成脓肿；其次有肝脓肿、骨髓炎、关节炎、皮下脓肿等。

3. 肠球菌属血流感染　近年来肠球菌属血流感染日益增多，是医院感染常见的机会感染病原菌。引起血流感染的肠球菌属中 55.2% 为粪肠球菌，28% 为屎肠球菌。肠球菌属血流感染原发病灶以尿路感染居多，其次是褥疮、外科切口感染、腹腔感染、消化道肿瘤；但有 40% 的患者并无明显的原发病灶。肠球菌属血流感染继发于呼吸道感染者较少见。医院肠球菌属血流感染常为复数菌所致，多并发其他革兰阴性杆菌血流感染，常常症状较重，预后较差。

4. 革兰阴性菌血流感染　以铜绿假单胞菌、大肠埃希菌和肺炎克雷白菌为多见。近年发现一些居于肠道内过去很少致病的不动杆菌、沙雷菌、产碱杆菌、肠杆菌亦可引起血流感染。革兰阴性菌血流感染以医院感染为多，起病多有发热，发热可能是唯一症状，缺乏感染定位症状。临床过程凶险，40% 左右的患者可发生脓毒性休克，有低蛋白血症者更易发生休克，严重者出现 MODS、DIC 等。铜绿假单胞菌血流感染占医院血流感染的 13.6%，是血流感染的第 4~7 位病原菌，常见于免疫功能低下人群。危险因素有血液系统恶性肿瘤、粒细胞减少、糖尿病、器官移植、严重烧伤、大面积皮肤破损、应用肾上腺皮质激素、AIDS、化疗、泌尿道溃疡、静脉导管、尿道装置或导尿管、手术及早产儿等。大肠埃希菌血流感染占医院血流感染的 10% 左右，常见的有创性检查治疗及原发病灶为静脉导管、气管插管、泌尿生殖道、胃肠道、胆道或呼吸道感染，以尿路感染，尤其是有尿路梗阻者最为常见。肺炎克雷白菌血流感染占医院血流感染的 8% 左右，常见的有创性检查治疗及原发病灶为静脉导管、尿道、下呼吸道、胆道、手术创面和气管插管。

5. 厌氧菌血流感染　厌氧菌感染中，80%~90% 为脆弱类杆菌，其他有厌氧链球菌、产气荚膜梭菌等。厌氧菌血流感染常为复数菌感染，原发病灶以肠道最为多见，约占 50%，其次为女性生殖道、下呼吸道、头颈部以及皮肤软组织感染。厌氧菌血流感染临床特征有：①病变组织分泌物腐臭，可含有气体，并可有荚膜形成；②产生外毒素（如产气荚膜梭菌的 α 毒素）可导致溶血，脆弱类杆菌内毒素可直接作用于肝脏而造成肝损害和黄疸。黄疸发生率可高达 10%~40%；③厌氧菌所产生的肝素酶可使肝素降解，易引起脓毒性血栓性静脉炎；脓栓脱落而致迁徙性病灶；④产气荚膜梭菌血流感染患者可发生严重的溶血性贫血、黄疸和肾衰竭；⑤对血流感染一般常使用 β-内酰胺类和氨基糖苷类抗生素，但长期应用反而症状加重，因为需氧菌减少致厌氧菌感染加剧。

6. 念珠菌属血流感染　真菌血流感染病原菌以念珠菌属占绝大多数，念珠菌属血流感染中以白念珠菌最多，占 50% 左右，非白念珠菌主要有光滑念珠菌、克柔念珠菌、近平滑念珠菌和热带念珠菌。近年来念珠菌属血流感染发病率明显增多，已占血流感染的第 4 位，而且非白念珠菌血流感染逐渐多于白念珠菌血流感染，光滑念珠菌已成为引发成年人念珠菌感染的第二大病原体，仅次于白念珠菌。虽然光滑念珠菌的致病性与毒性均不及白念珠菌，但由于它对唑类抗真菌药物存在先天性或获得性耐药，因此其危害性不亚于白念珠菌感染。念珠菌属血流感染大多数病例都是免疫功能低下的患者（肿瘤、白血病、慢性肝或肾病、AIDS 等），且多数发生在医院内，如长期接受皮质激素或（和）广谱抗生素治疗、静脉置管、透析疗法、肿瘤化疗、高能营养等。亦可伴有细菌性血流感染。一般发生在严重原发病的病程后期，病情进展缓慢，毒血症状可较轻，临床并无特征性表现，易被原发病和同时存在的细菌感染所掩盖。

五、辅助检查

1. 病原学检查 血流感染中血培养最为重要，宜在抗生素应用前及寒战、高热时采血，应在不同部位采血 2 次以上送检，每次间隔约 1 小时。每次抽血量至少 5～10mL，总血量需要 20～30mL，增加采血量有助于提高血培养的阳性率。必要时可同时做需氧菌、厌氧菌和真菌培养，也可做 L 型（细菌胞壁缺陷型）培养。骨髓培养阳性率较高，还应以脓液、脑脊液、胸腹水、瘀点（斑）做细菌培养，以增加检出病原菌的机会。

2. 血常规 外周血白细胞总数明显升高，中性粒细胞增高，出现核左移及细胞内中毒性颗粒，甚至有类白血病表现。机体免疫力差和少数革兰阴性菌血流感染的白细胞总数可降低，但中性粒细胞多数增高；部分血流感染患者可有血小板减少及凝血机制异常。

3. 内毒素 革兰阴性菌感染者，内毒素水平升高。细菌内毒素检测是诊断和监测细菌性感染的一个重要参数。

六、诊断思路

（一）诊断标准

（1）血流感染

1）血流感染临床诊断：发热，体温超过 38℃ 或低热，体温低于 36℃，可伴有寒战，并并发下列情况之一：①有入侵门户或迁徙病灶；②有全身中毒症状而无明显感染灶；③有皮疹或出血点、肝脾肿大、外周血中性粒细胞增多伴核左移，而无其他原因可解释；④收缩压低于 90mmHg，或较原收缩压下降超过 40mmHg。

2）血流感染病原学诊断：在临床诊断的基础上，符合下述两条之一即可诊断。①血培养分离出病原微生物。若为常见皮肤寄植菌，如类白喉棒状杆菌、肠杆菌、CNS、丙酸杆菌等，需在不同时间采血两次或多次培养阳性；②血液中检测到病原体的抗原物质。

（2）CRBSI：①有中心静脉置管史，插管超过 24 小时出现发热，体温超过 38.5℃，除外其他部位的感染，导管细菌培养阳性，拔管后体温恢复正常。②导管和血或成对血培养（即分别从导管和其他外周血管采血）均培养出同种细菌。

（二）鉴别诊断

1. 成人斯蒂尔病 也称成人 still 病，属变态反应性疾病，临床可见发热、皮疹、关节痛和白细胞增多。病程较长，且有缓解期，无毒血症状，皮疹呈短暂反复出现，血培养阴性，抗生素治疗无效，应用肾上腺皮质激素及吲哚美辛等可使体温下降、临床症状缓解。

2. 恶性组织细胞增多症 多见于青壮年，起病急，有不规则发热伴畏寒、消瘦、贫血、进行性衰竭等。肝、脾淋巴结肿大较显著，有出血倾向，全血细胞减少。骨髓涂片及淋巴结活检可找到异常组织细胞，抗生素治疗无效。

七、救治方法

1. 抗菌药物应用 抗菌药物根据药代动力学（PK）和临床药效学（PD）分为浓度依赖性和时间依赖性抗菌药物。①浓度依赖性抗菌药物（如氨基糖苷类和氟喹诺酮类）要保证每次药量达到足够的血浓度，氨基糖苷类药物的血药浓度：峰值/MIC 值为 8～10，则有效率 >90%；氟喹诺酮类药物的 AUC/MIC >100 时疗效好；②时间依赖性抗菌药物（如 β-内酰胺类）要注意药量与给药间隔时间，能让病原菌接触到超过 MIC 浓度的药物即可，但此药物必须维持足够长的时间才能取得临床疗效。应用 β-内酰胺类药物务必使其给药间隔时间的百分数（T-MIC%）达到 40% 以上，因为即使使用了敏感的β-内酰胺类药物，如果T-MIC%不足40%，那么临床就不会有效。

选择联合用药的理由：①扩大抗菌谱，覆盖各种可能的病原菌；②复数菌血流感染逐渐增多，联合用药可能获得最适当的抗菌范围；③单一抗菌药物较易诱导细菌产生耐药性，联合用药可获得"低诱导"和"低选择"的效果。

抗菌药物治疗后无迁徙性病灶，可在退热后4～5天考虑停药，若病原菌在难以清除的病灶（心瓣膜、骨关节）中，抗生素使用期必需适当延长，至少3周以上；或在体温下降正常、临床症状基本消失后继续用药7～10天。

（1）CNS血流感染：若血培养CNS阳性或怀疑为CRBSI时，应立即拔除静脉导管，并使用有效的抗感染药物。CNS感染常为医院感染，因而甲氧西林耐药CNS（MRCNS）约占80%。治疗MRCNS所致血流感染，首选万古霉素或去甲万古霉素，并常需联合磷霉素或利福平，也可选用奎奴普丁、达福普汀等新抗生素。

（2）金葡菌血流感染：研究表明：社区获得性金葡菌血流感染中MRSA占25%，医院获得性金葡菌血流感染中MRSA占40%，在血液透析和腹膜透析患者中MRSA更为多见。金葡菌血流感染的治疗首选苯唑西林或氯唑西林，青霉素过敏的患者可选用头孢拉定、头孢唑林等第一代头孢菌素，若怀疑病原菌为MRSA，则首选万古霉素、去甲万古霉素，亦可选用替考拉宁、利奈唑胺。

（3）肠球菌属血流感染：药敏结果显示：屎肠球菌比粪肠球菌更为耐药，粪肠球菌对氨苄西林和万古霉素耐药率分别为27%和3.35%，而屎肠球菌对氨苄西林和万古霉素耐药率约为81%和50.5%。肠球菌属血流感染可选用青霉素或氨苄西林联合庆大霉素；氨苄西林耐药肠球菌属可选用万古霉素或利奈唑胺，对万古霉素耐药肠球菌属目前尚无有效药物。体外敏感显示奎奴普丁、达福普汀对所有屎肠球菌敏感。

（4）革兰阴性菌血流感染：产ESBLs的革兰阴性菌主要是大肠埃希菌和肺炎克雷伯菌，约占42.53%。第一、第二、第三代头孢菌素、庆大霉素、环丙沙星对大肠埃希菌均有良好的抗菌作用，但中国大肠埃希菌对喹诺酮类药物的耐药率高达50%以上。耐药率较高的大肠埃希菌引起的血流感染应选用β-内酰胺/β-内酰胺酶抑制剂或头孢吡肟，若产ESBLs的菌株感染应选用碳青霉烯类如亚胺培南、美罗培南等。肺炎克雷白菌血流感染的治疗应根据药敏结果选用第三代头孢菌素、氟喹诺酮类、氨基糖苷类或β-内酰胺/β-内酰胺酶抑制剂。若产ESBLs的肺炎克雷白菌引起的血流感染，可选用碳青霉烯类药物。铜绿假单胞菌常为泛耐药菌株，近年来耐药率呈上升趋势。铜绿假单胞菌引起的血流感染，可选用头孢他啶或头孢哌酮/舒巴坦、氨曲南联合阿米卡星，也可选用碳青霉烯类。

（5）厌氧菌血流感染：厌氧菌血流感染首选治疗药物为甲硝唑、替硝唑；厌氧球菌感染也可选用克林霉素、红霉素；革兰阴性菌及厌氧菌混合感染可选用哌拉西林/三唑巴坦、美罗培南或亚胺培南。

（6）念珠菌属血流感染：白念珠菌血流感染首选氟康唑，若无效或非白念珠菌血流感染可选用伊曲康唑、伏立康唑、两性霉素B或两性霉素B脂质体。光滑念珠菌在暴露于氟康唑4天以后，对氟康唑、伊曲康唑、伏立康唑均产生稳定的耐药性。还有研究发现，如果仅针对光滑念珠菌感染，则只有38%的患者对伏立康唑有效。因此，根据目前的临床用药指南推荐，对于病情不稳定、先前接受过唑类抗真菌药治疗，尤其是对氟康唑耐药的念珠菌血流感染（如光滑念珠菌）的患者，最好选用除氟康唑、伏立康唑之外的其他药物进行治疗。

2. CRBSI的处理　在决定CRBSI的治疗时，是否需要拔除导管是最重要的决策，先要根据病原菌的毒力（CNS属低度毒力，而金葡菌及念珠菌属中、高度毒力）及并发症（如低血压、静脉脓毒性血栓及栓塞性疾病、心内膜炎、放置导管局部感染等）将CRBSI的危险性分为低、中、高3类，再来决定是否需要拔管。由低度毒力病原菌引起的无并发症的CRBSI常不引起深部感染，属低危险性，对抗菌药物治疗有效者暂可不拔除导管；由中、高度毒力病原菌引起的CRBSI，且有严重基础疾病或免疫障碍者伴有导管相关并发症者都属高危患者，均应拔除导管，并且要及时使用敏感的抗菌药物治疗，病情需要时可在适当时候，在另一部位重新放置血管导管。

3. 肾上腺皮质激素应用　血流感染伴有明显的毒血症状，如重要器官心、脑、肺、肝、肾出现中毒性病变及脓毒性休克时，在有效抗生素治疗下，可静脉滴注地塞米松 5 ~ 10mg/d 或氢化可的松 200 ~ 400mg/d，治疗 2 ~ 3 天，毒血症状缓解或休克纠正后即可停用。

八、最新进展

（一）血培养假阴性、分离菌属非致病性

血培养假阴性原因包括：采血时机不合理，未能在寒战和发热初起时采血，采血前已经给予经验性抗菌治疗，或常规分离方法难以分离的少见病原菌侵入血流。CNS 是人类皮肤黏膜的正常菌群，血培养污染病例以 CNS 多见。据称，血培养结果中可能有 40% 是污染细菌，大多为血培养采集消毒不规范所致。因此，必须严格执行血培养标本采集和送检规范要求，避免出现因采血时机、方法和送检条件不当而出现的假阴性或污染菌等情况。当出现条件致病菌 CNS、肠球菌等时建议临床采用双侧双瓶血培养或增加培养次数以排除污染可能。此外，临床具有血流感染的症状、体征，而连续血培养结果阴性时，亦需考虑可能为常规方法难以分离的少见微生物感染，需采用特殊培养基或结合特殊染色镜检方法。此外，应用 PCR 和 DNA 探针荧光原位杂交（FISH）等检测技术可提高血流感染病原菌检出率。

（二）鲍曼不动杆菌血流感染

近年鲍曼不动杆菌的检出率呈增高趋势，一旦并发血流感染，则严重威胁患者生命。国外报道，鲍曼不动杆菌占血流感染病原体的 7.5%，仅次于 CNS、MRSA、铜绿假单胞菌和肠球菌；我国鲍曼不动杆菌占血流感染病原体的 3.4%，仅次于肺部感染。据报道，鲍曼不动杆菌血流感染的病死率为 11.3% ~ 22.1%。现已发现的不动杆菌属基因型有 40 多个，与临床关系最为密切的基因型为鲍曼不动杆菌、不动杆菌基因型 3 和不动杆菌基因型 13TU，这三者生化表型十分接近，很难被传统的微生物实验室鉴别，所以将三者统称为"鲍曼不动杆菌群"。近年的研究显示，鲍曼不动杆菌群耐药率在逐步增高，其中鲍曼不动杆菌的耐药性最高，所引起的感染病死率也高，但是目前大多数抗菌药物对不动杆菌基因型 3 和不动杆菌基因型 13TU 仍有良好的作用，这也就解释了药敏结果提示全耐药，而临床治疗尚有效的矛盾。另外，相关鲍曼不动杆菌的基因学研究提示，鲍曼不动杆菌中存在特异性的碳青霉烯酶基因 OXA - 51，而在不动杆菌属的其他种属中尚未检测到 OXA - 51。Chuang 等研究显示：死亡组 1 天、2 天、3 天的 OXA - 51 明显高于存活组，故早期 OXA - 51 增高，提示患者死亡的风险增加。这给我们提供了一个新的、可能的临床思路，即在进行细菌药敏试验的同时，应该进行基因检测。

Jung 等研究了韩国一家医院 ICU 中 200 例多重耐药鲍曼不动杆菌感染患者的皮肤、黏膜、分泌物、伤口等不同部位定植情况，结果显示，108 例发生了多重耐药鲍曼不动杆菌的血流感染。因此，对高危患者，尤其是已经检出鲍曼不动杆菌定植者，应尽可能减少侵入性操作，已经有侵入性操作的患者应及早移除侵入物，将高度疑似或确诊为鲍曼不动杆菌定植的患者应安排在最后进行诊疗护理，持续引流气管插管气囊上液可以降低感染的机会。

（曹含梅）

第三节 急性弥散性血管内凝血

一、基本概念

弥散性血管内凝血（Disseminated Intravascular Coagulation，DIC）是在许多疾病基础上，致病因素损伤微血管体系，导致凝血活化，全身微血管血栓形成、凝血因子大量消耗并继发纤溶亢进，引起以出血及微循环衰竭为特征的临床综合征。

DIC 不是一个独立的疾病，而是众多疾病复杂病理过程中的中间环节。急性 DIC 起病急骤，病情进展迅速，预后极差，死亡率高达 31% ~ 86%，血流感染为其主要诱因，并以出血症状为主，病理生理的特征以凝血因子消耗占优势，是血液系统的危急重症。

二、常见病因

1. 严重感染　各种感染性疾病是 DIC 发病的主要病因之一，占 DIC 的 30% ~ 40%。严重感染可造成白细胞被大量破坏，释放的溶酶体激活内、外源性凝血系统，其中以革兰阴性细菌血流感染、肾综合征出血热和急性重症肝炎最为常见。据报道，暴发型流脑 DIC 发生率为 18.5%，肾综合征出血热 DIC 发生率为 30.3% ~ 76.8%，急性重症肝炎 DIC 发生率约 23%。引起 DIC 的常见感染性疾病有以下几种：

（1）细菌感染：①革兰阴性菌感染：如脑膜炎球菌、伤寒杆菌、大肠埃希菌、铜绿假单胞菌、变形杆菌、流感杆菌、痢疾杆菌等引起的感染；②革兰阳性菌感染：如金黄色葡萄球菌、肺炎球菌、链球菌、炭疽杆菌等引起的感染。革兰阴性杆菌产生的内毒素和革兰阳性菌产生的外毒素为促凝物质，具有组织因子的活性，可启动外源性凝血系统。

（2）病毒感染：肾综合征出血热、重症肝炎、麻疹、风疹、恶性水痘、乙型脑炎、登革热、重症流感、传染性单核细胞增多症等。

（3）立克次体感染：斑疹伤寒、恙虫病。

（4）支原体感染：小儿支原体肺炎。

（5）真菌感染：曲霉菌、毛霉菌、白色念珠菌血流感染等。

（6）寄生虫感染：恶性疟疾、钩端螺旋体病、回归热等。

2. 恶性肿瘤　占 DIC 的 25% ~ 35%，近年来有上升趋势。恶性肿瘤并发 DIC 常见于一些消化道的黏液腺瘤（如胰腺癌、肠癌等），大多伴广泛转移；急性白血病中以急性早幼粒细胞白血病最为常见；其他肿瘤如淋巴瘤、前列腺癌等也有发生。肿瘤及白血病细胞破坏时所释放的病理产物可启动外源性凝血系统。

3. 病理产科　占 DIC 的 5% ~ 10%。常见病因有羊水栓塞、前置胎盘、死胎滞留、胎盘早剥、感染性流产、重症妊娠高血压综合征（先兆子痫）、药物引产等，以羊水栓塞最常见。这些病理产科释放的组织因子可启动外源性凝血系统。

4. 手术及创伤　占 DIC 的 5% 左右。可见于胃、肺、胰腺、脑、前列腺、子宫等手术，亦可见于体外循环、器官移植、门静脉高压分流术等大手术。广泛骨折、大面积烧伤、挤压综合征、蛇咬伤、脑组织创伤、冻伤、电击伤时，亦常发生 DIC。原因是受损的器官释放组织因子，诱发 DIC。

5. 严重中毒或免疫反应　毒蛇咬伤、输血反应、移植排斥等也易致 DIC。

6. 其他　如恶性高血压、巨大血管瘤、急性胰腺炎、溶血性贫血、急进型肾炎、糖尿病酮症酸中毒、系统性红斑狼疮、中暑等都可诱发 DIC。

三、发病机制

正常情况下，人体的凝血、抗凝、纤溶系统保持动态平衡。如果血管内皮细胞受到损伤、过多的促凝物质进入血液，血液淤滞、酸度增加、网状内皮系统功能受损等都可破坏上述平衡，导致血管内凝血。各种病因引起 DIC 的发病机制不尽相同，主要有以下几方面：

1. 组织和血管内皮损伤　上述各种致病因素均可导致血管内皮损伤，激活凝血因子Ⅻ，从而启动内源性凝血系统；同时损伤的血管内皮可释放组织因子，激活外源性凝血系统；感染、肿瘤溶解、手术创伤等因素可导致组织因子或组织因子类物质释放入血，直接激活外源性凝血系统，蛇毒等外源性物质亦可激活此途径，或直接激活凝血因子Ⅹ、凝血酶原。内、外源性凝血系统激活的共同后果是生成凝血酶，使纤维蛋白原变为纤维蛋白，即红色血栓，造成血管内凝血；血管内皮损伤导致前列环素 I_2（PGI_2）合成减少，血小板聚集形成白色血栓。

2. 血小板活化　各种炎症反应、药物、缺氧等可诱发血小板聚集及释放反应，通过多种途径激活凝血系统。

3. 纤溶系统激活　大量凝血因子、血小板在 DIC 过程中的消耗，使血液由高凝状态逐渐转为低凝状态。上述致病因素同时通过直接或间接方式激活纤溶系统，使纤溶酶原变为纤溶酶，溶解纤维蛋白原、凝血因子 V 和 Ⅷ。纤维蛋白及纤维蛋白原经纤溶酶消化先后形成碎片 X、Y、D 和 E，称之为纤维蛋白（原）降解产物（FDP）。FDP 具有强烈的抗凝作用，能干扰纤维蛋白单体的聚合和血小板聚集，对抗凝血酶及影响凝血活酶的生成，致凝血 – 纤溶平衡进一步失调。

研究表明，由炎症等导致的单核细胞、血管内皮组织因子过度表达及释放，某些病态细胞（如恶性肿瘤细胞）及受损伤组织的组织因子的异常表达及释放，是 DIC 最重要的始动机制。凝血酶与纤溶酶的形成是 DIC 发生过程中导致血管内微血栓、凝血因子减少及纤溶亢进的两个关键机制。在此过程中，炎症和凝血系统相互作用，炎症反应可损伤自身组织、器官，导致器官功能障碍，并可诱发凝血过程，而一旦 DIC 启动后所产生的凝血酶及其他丝氨酸蛋白酶反过来推动炎症反应的发展，二者相互作用，相互促进，形成恶性循环。感染时蛋白 C 水平降低且激活受抑，导致抗凝系统活性降低，加剧了 DIC 的发生。

四、临床特征

DIC 的临床表现因原发病不同而差异较大。一般急性 DIC 的高凝血期以休克及血栓形成引起的脏器功能障碍为主要表现，消耗性低凝血期及继发性纤溶亢进期以出血为主要表现。

1. 出血 特点为自发性、多部位出血（至少 3 个非相关部位的出血），部位可遍及全身，可表现为皮肤、黏膜大片瘀斑和出血点，鼻衄、牙龈出血，伤口及穿刺或注射部位出血不止；其次为某些内脏出血，如咯血、呕血、尿血、便血及阴道出血，严重者可发生颅内出血导致迅速死亡。

2. 休克或微循环衰竭 DIC 诱发休克的特点不能用原发病解释，顽固不易纠正，一过性或持续性血压下降，早期即出现肾、肺、大脑等器官功能不全，表现为肢体湿冷、少尿、呼吸困难、发绀及神志改变等。约有半数患者发生休克，大多在 DIC 早期，休克程度与出血量不成正比，常规抗休克治疗效果往往不佳。顽固性休克是 DIC 病情严重、预后不良的征兆。

3. 微血管栓塞 微血管栓塞广泛分布，浅表栓塞多发生于肢端、鼻尖、耳垂及胸背等部位的皮肤，以及口腔、消化道、肛门等部位的黏膜，表现为皮肤发绀、疼痛，临床上较少出现局部坏死和溃疡。深部器官微血管栓塞导致的器官衰竭在临床上较常见，可表现为顽固性的休克、呼吸衰竭、意识障碍、颅内高压和肾衰竭等，严重者可导致多器官功能衰竭。

4. 微血管病性溶血 较少发生，表现为进行性贫血，贫血程度与出血量不成比例，偶见皮肤、巩膜黄染。

5. 分型和分期 如下所述。

（1）分型：①根据起病缓急可分为：急性型（数小时至 2 天内发病）、亚急性型（数日至数周内发病）和慢性型（病程数月至数年）。急性 DIC 表现为皮肤、黏膜和（或）大血管内微血栓形成，导致多器官功能障碍。亚急性和慢性 DIC 出血症状和器官功能障碍相对少见。②国际血栓与止血学会（ISTH）/科学标准化学会（SSC）根据 DIC 的进展将其分为两种类型：即主要表现为止血功能障碍失代偿阶段的显性 DIC 和止血功能障碍代偿阶段的非显性 DIC。显性 DIC 即临床典型 DIC，包含了既往分类、命名的急性 DIC 与失代偿性 DIC；非显性 DIC 即 pre – DIC，包含了慢性 DIC 与代偿性 DIC。

（2）分期：根据血液凝固性、出血和纤溶状况，可分为 pre – DIC 期、高凝血期、消耗性低凝血期和继发性纤溶亢进期。pre – DIC 期是指在 DIC 基础疾患存在的前提下，体内与凝血及纤溶过程有关的各系统或血液流变学发生一系列的病理变化，但尚未出现典型的 DIC 症状或尚未达到 DIC 确诊的亚临床状态。在这一阶段，凝血因子的消耗仍可由肝脏合成补充，因此又被称为代偿期 DIC。

五、辅助检查

DIC 的辅助检查包括两方面：一是反映凝血因子消耗的证据，包括凝血酶原时间（PT）、活化的部分凝血活酶时间（APTT）、纤维蛋白原浓度及血小板计数；二是反映纤溶系统活化的证据，包括纤维蛋白降解产物（FDP）、D – 二聚体、3P 试验。

1. PT 或 APTT 在病程中 50% ~60% 的 DIC 病例是延长的，这主要归之于凝血因子的消耗和合成受损，后者由于肝功能损害、维生素 K 的缺乏或大量出血造成凝血蛋白缺失。近半数 DIC 患者的 PT 和 APTT 正常甚至缩短，其原因是 DIC 患者循环中存在活化的凝血因子，如凝血酶或因子 Xa，后者可加速凝血酶的生成。因此，PT 和 APTT 正常并不能排除凝血系统的活化，需反复检测，尤其应强调：检测的是 PT 而非国际标准化比率（INR），INR 仅用于口服抗凝剂的监测。

2. 纤维蛋白原（Fg）　Fg 测定已作为 DIC 诊断的有用方法，但其在许多患者中并非有效。Fg 作为一种急性相反应蛋白，尽管在 DIC 进程中被消耗，但在很长一段时间内，其血浆水平可仍保持在正常范围内。统计显示：Fg 水平降低在诊断 DIC 中的灵敏度仅为 28%，超过 57% 患者 Fg 水平正常，连续测定 Fg 对 DIC 的诊断更为有用。

3. 血小板计数　血小板计数减少或明显的下降趋向是反映 DIC 的敏感征象。98% 的 DIC 病例具有血小板减少的征象，将近 50% 的病例血小板计数 $<50 \times 10^9/L$。低血小板数与凝血酶生成的标记呈强相关，因为凝血酶诱导血小板聚集是造成血小板消耗的主要因素。单项血小板计数测定并不是很有帮助，因最初的血小板数可保持在正常范围。正常范围内的血小板数持续下降可提示凝血酶的生成活跃，血小板数稳定则提示凝血酶生成已中止。血小板数减少对 DIC 并非唯一原因，因为许多与 DIC 相关的潜在疾患如急性白血病或血流感染，在无 DIC 的情况下亦可引起血小板数减少。

4. 纤维蛋白降解产物（FDP）和 D - 二聚体　DIC 患者除凝血酶生成增加外，纤溶活性也同时增强。纤溶活性的强弱可通过 FDP 测定来反映，但是，FDP 测定并不能区分交连纤维蛋白降解产物和纤维蛋白原降解产物，从而限制了 FDP 检测的特异性。目前，已有检测降解的交连纤维蛋白抗原的方法问世，它主要检测纤溶酶降解的交连纤维蛋白片段，但必须指出，许多非 DIC 疾病，如创伤、近期手术后或静脉血栓栓塞性疾病也可引起 FDP 和 D - 二聚体升高。同样，因为 FDP 是通过肝脏代谢及肾脏分泌的，因此，肝肾功能不全可影响 FDP 的水平。据此，FDP 和 D - 二聚体不能作为 DIC 诊断的唯一证据。但是，在 DIC 进程中，当 D - 二聚体水平升高，并伴有血小板持续下降和凝血试验改变，FDP 是一个有效的提示性指标。此外，FDP 和 D - 二聚体也可鉴别 DIC 与伴血小板下降、凝血时间延长的其他疾病，如慢性肝病等。

可溶性纤维蛋白单体（SF）测定在 DIC 具有理论意义，它影响凝血酶作用于纤维蛋白原。因 SF 仅在血管内生成，不影响血管外局部炎症或创伤时纤维蛋白形成。大多数临床研究显示，该试验诊断 DIC 的敏感性为 90% ~ 100%，但其特异性很低。

六、诊断思路

DIC 必须存在基础疾病，结合临床表现和实验室检查才能作出正确诊断。由于 DIC 是一个复杂和动态的病理变化过程，不能仅依靠单一的实验室检测指标及一次检查结果得出结论，需强调综合分析和动态监测。

（一）国内诊断标准

1. 临床表现　具体如下。

（1）存在易引起 DIC 的基础疾病。

（2）有下列一项以上临床表现：①多发性出血倾向；②不易用原发病解释的微循环衰竭或休克；③多发性微血管栓塞的症状、体征，如皮肤黏膜栓塞、灶性缺血坏死、脱落或溃疡形成及早期出现不明原因的肺、肾、脑等脏器功能衰竭。

2. 实验室检查同时有下列 3 项以上异常　常见有下列四种。

（1）血小板计数 $<100 \times 10^9/L$ 或呈进行性下降，肝病、白血病患者血小板计数 $<50 \times 10^9/L$。

（2）血浆纤维蛋白原含量 $<1.5g/L$ 或进行性下降，或 $>4g/L$，白血病及其他恶性肿瘤 $<1.8g/L$，肝病 $<1.0g/L$。

（3）3P 试验阳性或血浆 FDP $>20mg/L$，肝病、白血病 FDP $<60mg/L$，或 D - 二聚体水平升高或阳性。

（4）PT 缩短或延长 3s 以上，肝病、白血病延长 5s 或 APTT 缩短或延长 10s 以上。

（二）国际血栓和止血学会（ISTH）标准

该标准使用简单易行的检测项目（包括血小板计数、凝血酶原时间、纤维蛋白原浓度、纤维蛋白相关标记物）对 DIC 进行积分，较为规范和标准。ISTH 的显性 DIC 积分系统见表 4－1；ISTH 的非显性 DIC 积分系统见表 4－2。

表 4－1 ISTH 的显性 DIC 积分系统

指标	状态	分值
1. 风险评估		
原发疾病	有	2
	无	不适用该标准
2. 申请凝血常规检测		
3. 凝血常规检测记分		
	>100	0
血小板计数（×10^9/L）	<100	1
	<50	2
	延长 <3s	0
PT（s）	延长 3~6s	1
	延长 >6s	2
	不升高	0
纤维蛋白相关标志物	中度升高*	1
（如 D－二聚体、FDP）	显著升高*	2
	>1.0	0
纤维蛋白原水平（g/L）		
	<1.0	1
4. 计算分值		
5. 判断标准		
分值≥5 分，符合 DIC 诊断；每天计算一次积分值		
分值 <5，提示非 DIC；1~2 天内重复计分值		

注：各实验室可根据具体情况和需要选择合适的指标，确定本室的升高程度判断标准或界值。

DIC 是一动态的病理变化过程，当出血症状明显以及实验室检查血小板降低，APTT、PT 与 TT 延长，Fg 降低，FDP 增多，D－二聚体阳性时，就提示 DIC 已发展到中晚期，此时已失去最佳的治疗时机。因此建立非显性 DIC 的概念在临床工作中至关重要。

表 4－2 ISTH 的非显性 DIC 积分系统

指标	状态	分值
1. 风险评估		
原发疾病	有	2
	无	0
2. 主要标准		
血小板计数（×10^9/L）	>100	0
	<100	1
PT（s）	延长 <3s	0
	延长 >6s	1

指标	状态	分值
纤维蛋白相关标志物	正常	0
（如 D - 二聚体、FDP）	升高	1
3. 特殊标准		
抗凝血酶（AT）	正常	-1
	减低	1
蛋白 C（PC）	正常	-1
	减低	1
凝血酶 - 抗凝血酶复合物（TAT）	正常	-1
	升高	1
其他	正常	-1
	异常	1

4. 计算分值

5. 判断标准

分值≥5 分，符合显性 DIC

分值 <5，提示 pre - DIC

（三）鉴别诊断

1. 重症肝炎　DIC 与重症肝炎的鉴别见表 4 - 3。

表 4 - 3　DIC 与重症肝炎的鉴别

	DIC	重症肝炎
微循环衰竭	早期发生，多见	出现晚，少见
黄疸	较轻	较重
肾功能损伤	早期发生，多见	出现晚，少见
红细胞破坏	多见	少见
血浆因子Ⅷ：促凝活性	降低	正常
D - 二聚体	增加	正常或轻度增加

2. 血栓性血小板减少性紫癜（TTP）　DIC 与 TTP 的鉴别见表 4 - 4。

表 4 - 4　DIC 与 TTP 的鉴别

	DIC	TTP
起病及病程	多数急骤，病程短	可急可缓，病程长
微循环衰竭	多见	少见
黄疸	轻，少见	极常见，较重
血浆因子Ⅷ：促凝活性	降低	正常
血管性血友病因子裂解酶	多为正常	多为显著降低
血栓性质	纤维蛋白血栓为主	血小板血栓为主

3. 原发性纤维蛋白溶解亢进症　DIC 与原发性纤溶亢进症的鉴别见表 4 - 5。

表 4 - 5　DIC 与原发性纤溶亢进症的鉴别

	DIC	原发性纤溶亢进症
病因或基础疾病	种类繁多	多为手术、产科意外
微循环衰竭	多见	少见
微血栓栓塞	多见	罕见

	DIC	原发性纤溶亢进症
微血管病性溶血	多见	罕见
血小板计数	降低	正常
血小板活化产物	增高	正常
D-二聚体	增高或阳性	正常或阴性
红细胞形态	破碎或畸形	正常

七、救治方法

1. 治疗基础疾病及去除诱因 原发病的治疗是终止 DIC 病理过程的最为关键和根本的治疗措施。在某些情况下，凡是病因能迅速去除或控制的 DIC 患者，凝血功能紊乱往往能自行纠正。根据基础疾病分别采取控制感染、治疗肿瘤、积极处理病理产科及外伤等措施，是终止 DIC 病理过程的最为关键和根本的治疗措施。

2. 抗凝治疗 DIC 以凝血途径广泛性活化为特征，因此抗凝治疗是必要的。抗凝治疗的目的是阻止凝血过度活化、重建凝血-抗凝平衡、中断 DIC 病理过程、减轻组织器官损伤、重建凝血-抗凝系统平衡的重要措施。一般认为 DIC 的抗凝治疗应在处理基础疾病的前提下，与凝血因子补充同步进行。临床上常用的抗凝药物为肝素，主要包括普通肝素和低分子量肝素。

（1）作用机制：肝素可与 AT-Ⅲ结合，增加 AT-Ⅲ的活性，继而灭活凝血酶及激活的凝血因子 X，中断凝血过程。低分子量肝素是由普通肝素裂解或分离出的低分子碎片，其抗因子 Xa 与抗凝血酶活性之比为 4∶1，从而发挥很强的抗血栓形成作用。低分子量肝素去除了部分与血小板结合的部位，较少引起血小板减少及功能障碍，其对 AT-Ⅲ的依靠性较低，且不诱发 AT-Ⅲ下降，与内皮细胞的亲和力弱，引起肝素诱导性血小板减少及血栓形成者较普通肝素少。

（2）适应证：①DIC 早期（高凝期）；②血小板及凝血因子呈进行性下降，微血管栓塞表现明显者；③消耗性低凝期，但病因或诱因短期内不能去除者，需在补充凝血因子后使用；④除外原发病因素，顽固性休克不能纠正者。

（3）禁忌证：①手术后或损伤创面未经良好止血者；②近期有严重的活动性出血；③蛇毒所致 DIC；④严重凝血因子缺乏及明显纤溶亢进者。

（4）使用方法：①普通肝素：一般首剂 5 000U 皮下注射，继以每 6～8 小时皮下注射 2 500U，一般不超过 12 500U/d，使用时监测 APTT，使其延长为正常值的 1.5～2.0 倍时即为合适剂量。急性 DIC 的一般疗程为 3～7 天，当出血基本停止、休克纠正、肾功能损害等改善后，即可开始减量，2～3 天内完全停用。普通肝素过量可用鱼精蛋白中和，鱼精蛋白 1mg 可中和肝素 100U。②低分子量肝素：常规剂量下无须严格血液学监测。剂量为 5 000AXaIU（抗 Xa 因子国际单位），1 次或分 2 次皮下注射，根据病情决定疗程，一般连用 3～5 天。血小板计数 $<50 \times 10^9/L$ 需减少 50% 的药物剂量；血小板计数 $<20 \times 10^9/L$ 需停止使用。

3. 替代治疗 DIC 时由于大量血小板和凝血因子在微血栓形成过程中被消耗，大大增加了出血的风险，因此在病情控制，或使用肝素治疗后，或在恢复期可酌情输入血小板悬液、新鲜冷冻血浆或纤维蛋白原等，以利于凝血、纤溶间恢复新平衡。然而，替代治疗并非单纯建立在实验室监测结果的基础上，而是主要根据临床有无活动性出血的症状来决定，以控制出血风险和临床活动性出血为目的。适用于有明显血小板或凝血因子减少证据且已进行病因及抗凝治疗、DIC 未得到良好控制、有明显出血表现者。

（1）新鲜冷冻血浆：新鲜冷冻血浆是 DIC 患者理想的凝血因子补充制剂，还有助于纠正休克和微循环障碍。用法为每次 10～15mL/kg 静脉滴注。

（2）血小板悬液：输注指征为未出血的患者血小板计数 $<20 \times 10^9/L$，或者存在活动性出血且血小

板计数 $<50 \times 10^9/L$ 的 DIC 患者（1 个单位血小板悬液可使血小板数增加 $10 \times 10^9/L$ 左右）。

（3）冷沉淀或纤维蛋白原：每个单位冷沉淀中含纤维蛋白原 200~300mg，用法为 0.1~0.15U/kg 静脉滴注，每日 1 次。纤维蛋白原水平较低时，可输入纤维蛋白原，首次剂量 2.0~4.0g，静脉滴注，24 小时内给予 8.0~12.0g，维持血浆纤维蛋白原升至 1.0g/L 以上。纤维蛋白原半衰期长，一般可每 3 天用药 1 次，但因其传播肝炎的可能性大，使用时需谨慎。

（4）人凝血因子Ⅷ及凝血酶原复合物：偶尔在严重肝病并发 DIC 时考虑应用。

4. 溶栓治疗　由于 DIC 存在消耗性的低凝，并常常继发纤溶亢进，因此原则上不使用溶栓药物。

5. 其他治疗　分为下列三种。

（1）支持对症治疗：防治休克，纠正酸中毒、水电解质平衡紊乱，改善缺氧，保护、恢复单核 - 巨噬细胞系统功能，可预防或阻止 DIC 的发生、发展，促进机体凝血 - 抗凝血、凝血 - 纤溶平衡的恢复。山莨菪碱应用于 DIC 早、中期，有助于改善微循环及纠正休克，用法为每次 10~20mg 静脉滴注，每日 2~3 次。

（2）纤溶抑制药物治疗：临床上一般不使用，仅适用于已经去除或控制 DIC 的基础病病因及诱发因素，并有明显纤溶亢进的临床及实验证据。继发性纤溶亢进已成为迟发性出血主要或唯一原因的患者。常用药物有：①抗血纤溶芳酸（PAMBA）：每日 400~800mg 静脉滴注；②氨甲环酸：每日 500~1 000mg 静脉滴注；③抑肽酶：每日 8 万~10 万 U 静脉滴注。

（3）糖皮质激素治疗：不作常规应用，但下列情况可予以考虑：①基础疾病需糖皮质激素治疗者；②感染性休克并发 DIC 经抗感染治疗已经有效者；③并发肾上腺皮质功能不全者。

八、最新进展

（一）对 DIC 发病机制的新认识

既往将 DIC 的启动机制重点放在"内源性凝血途径"上，近年的研究则认为"外源性凝血途径"主导了凝血系统的激活，而"内源性凝血途径"可能更多地在 DIC 的进展及纤溶激活中发挥作用。人体的各组织、器官（如内皮细胞、白细胞、肺、脑、胎盘等）内广泛存在组织因子（TF），即凝血因子Ⅲ，当各种病因致组织、血管损伤及白细胞激活后释放大量组织因子入血，Ⅲ因子通过激活Ⅶ因子而启动了外源性凝血途径。在灵长类动物的试验中，抗组织因子单克隆抗体和抗因子Ⅶa 可完全抑制败血症或内毒素引起的 DIC 过程，并降低其病死率；另一方面，在动物试验与临床试验中，基因重组的组织因子途径抑制物（TFPI）可减轻败血症 DIC 的病理损伤并降低病死率，它是外凝途径的主要抑制剂。相反，在内毒素血症或给志愿者注入内毒素后没有接触系统的活化，抑制接触因子也不能预防凝血的过程。上述研究表明，DIC 的凝血活化主要是由外源性凝血途径介导的，而接触系统不起主要的作用。虽然 TF 和外源性凝血途径在 DIC 的启动中扮演了重要角色，但凝血酶的持续产生和弥散尚须依赖于其他因素的作用；内源性凝血途径的激活使凝血酶得以持续生成，继而导致了内生性抗凝因子（如抗凝血酶Ⅲ、蛋白 C、蛋白 S、TFPI）的大量消耗，带阴电荷的磷脂表面的暴露增加亦推动了凝血过程的发展。

（二）DIC 的实验室诊断趋向于分子标志物水平的测定

1. 反映血管内皮细胞损伤的标志物　①内皮素 -1（ET-1）由血内皮细胞合成和分泌，是最强的缩血管物质，亦是重要的促凝、抗纤溶因子，用于估计 DIC 的预后。②凝血酶调节蛋白（TM）是存在于血管内皮细胞表面的一种凝血酶受体，其主要功能是通过与凝血酶结合，促使蛋白 C 激活从而调控血液凝固。内皮细胞受损后 TM 释放入血，是内皮细胞受损的特异性分子标志物。

2. 反映血小板激活的标志物　血小板活化也是 DIC 重要的始动机制，血小板被激活后释放和代谢产物增多，主要包括 β - 血小板球蛋白（β-TG）、血小板第 4 因子（PF$_4$）、血小板颗粒膜糖蛋白 -140（GMP-140）、血小板凝血酶致敏蛋白（TSP）、血栓烷 B$_2$（TXB$_2$）。

3. 反映凝血因子激活的标志物　①组织因子（TF）是存在于全身组织脏器的一种跨膜糖蛋白，是外源性凝血途径的启动因子。②凝血酶原片段 1 + 2（F1 + 2）是 Xa 蛋白水解凝血酶原形成凝血酶过程中的降解产物，有 1/5 的肝素抗凝活性、抑制 Xa 复合物激活凝血酶原作用，反映凝血酶的生成。③纤维蛋白肽 A（FPA）是纤维蛋白原在凝血酶作用下转变为纤维蛋白单体过程中最先释放出的肽链片段，反映凝血酶的生成。④纤维蛋白单体（FM），纤维蛋白原经凝血酶水解释放出 FPA 和 FPB 后转变成纤维蛋白单体，其水平的升高提示了凝血途径的激活和凝血酶的产生。⑤可溶性纤维蛋白单体复合物（SFMC）：纤维蛋白在与纤溶酶作用下生成的 FDP 结合 FM 形成 SFMC，SFMC 是凝血酶和纤溶酶同时存在的可靠证据。

4. 反映抗凝系统活化的标志物 ①TFPI 主要由血管内皮细胞产生，是存在于体内的一种天然抗凝物质，抑制依赖 TF 的外源性凝血途径。②凝血酶 - 抗凝血酶Ⅲ复合物（TAT）：当体内凝血系统激活导致凝血酶生成增加时，AT - Ⅲ 即与凝血酶以摩尔比 1 : 1 相结合成 TAT，从而使 80% 的凝血酶灭活，故 TAT 水平不仅反映了凝血酶生成的状况，而且可较为准确地反映抗凝系统激活的状况。③蛋白 C 活化肽（PCP），系蛋白 C 激活成活化蛋白 C（APC）的直接标志，也是凝血酶产生的间接标志。

5. 反映纤溶系统活化的标志物 ①FDP：是纤维蛋白或纤维蛋白原经纤溶酶降解的产物，血浆 FDP 的水平升高仅反映纤溶酶的存在。②D - 二聚体：是纤溶酶水解交联的纤维蛋白所形成的特异性降解产物，是直接反映凝血酶和纤溶酶生成的理想指标。③组织型纤溶酶原激活物（t - PA）、纤溶酶原激活物抑制物 - 1（PAI - 1）：对评价 DIC 预后有价值。④纤溶酶 - 抗纤溶酶复合物（PIC 或 PAP）：是直接反映纤溶酶生成的分子标志物。

上述标志物中，SFMC、TAT、F1 + 2、D - 二聚体和 PIC 对识别 pre - DIC 最具价值。

（曹含梅）

第四节　多脏器功能障碍综合征

一、基本概念

多脏器功能障碍综合征（multiple organ dysfunction syndrome，MODS）是指急性严重感染及非感染因素（如创伤、烧伤、大手术后、病理产科、心肺复苏等）作用于机体，24h 之后导致机体两个或两个以上系统器官或脏器功能同时或序贯发生功能障碍的临床综合征。受损器官包括肺、肾、肝、胃肠、心、脑、凝血、周围循环及代谢功能等。其病因复杂、治疗困难、死亡率高，是急诊临床的常见综合征。

对 MODS 概念上的认识需强调几点：①原发致病因素是急性而继发受损器官，可在远隔原发伤部位；②致病与发生 MODS 的时间须间隔 24 小时以上；③机体脏器原有功能良好，功能损害属可逆性，一旦发病机制阻断，脏器功能可望恢复；④一些慢性疾病的终末期以及发病学上相关的脏器疾病，虽也涉及多个脏器，但不属于 MODS 的范畴。

MODS 与多系统器官衰竭（multiple system organ failure，MSOF）的区别：①前者指某些器官功能已不能有效维持内环境稳定的一种病理生理状态，而后者是静态概念，病期已危及生命，不能反映疾病发展过程；②前者强调临床过程的变化，随着病程发展，可早期发现，早期干预，既可加重，也可逆转，而后者则是前者的终末期表现。

MODS 在外科急诊手术后的发生率为 7% ~ 22%，在腹腔感染败血症中的发生率为 30% ~ 50%，在内科系统感染中的发生率为 12%。其病死率的高低与脏器衰竭数目有关，有人报道：一个脏器衰竭死亡率约为 30%，两个脏器衰竭死亡率约为 60%，3 个脏器衰竭死亡率约为 85%，4 个脏器衰竭死亡率几乎为 100%。

二、常见病因

（1）严重感染：常见于血流感染、肺部感染、腹腔内脓肿、重症胰腺炎、重症胆管炎、弥漫性腹膜炎、流行性出血热、重症病毒性肝炎、继发于创伤后的感染等。

（2）严重创伤：常见于多发性创伤、大面积烧伤、挤压综合征等。

（3）大手术：常见于肺叶、肝叶、胰十二指肠、腹主动脉瘤切除等巨大复杂的胸腹部手术及颅脑手术等。

（4）病理产科：常见于妊娠剧吐、流产、异位妊娠、胎膜早破、多胎、羊水异常、前置胎盘、胎盘早剥、妊高征、妊娠合并疾病等。

（5）缺血缺氧性损害：常见于休克、复苏后综合征、弥散性血管内凝血（DIC）、血栓形成。

（6）治疗失误：常见于高浓度氧吸入、大量应用去甲肾上腺素等血管收缩药、输液或输血过多、长期大量使用抗生素、大剂量激素的应用等。

（7）其他：常见于急性中毒、麻醉意外、长时间低氧血症、器官储备功能低下的老年人和免疫能力低下者、营养不良、原有多种慢性疾病者。

三、发病机制

MODS 机制尚未完全阐明，目前认为和下列因素有关。

1. 促炎－抗炎失衡　促炎反应介质如白介素－1、白介素－8、肿瘤坏死因子等，介导血小板活化因子，趋化白细胞和循环细胞因子，引起细胞因子黏附于内皮细胞并活化凝集，产生大量继发性介质并参与发热、心动过速、呼吸加快、通气灌注失衡，并引起乳酸性酸中毒等。与此同时，抗炎介质如白介素－2、白介素－4、白介素－6、白介素－10、白介素－13 与转化生长因子 β 等抑制白介素－1、白介素－8、肿瘤坏死因子，以维持炎症反应的平衡。当机体受到创伤、烧伤、感染、休克等影响时，促炎－抗炎平衡失调，促炎因子占优势，导致器官功能损伤。

2. 两次打击与双相预激　机体受到创伤、感染、休克等首次"打击"后，组织器官产生原发性或第一次的损伤，与此同时，这些损伤会激活机体的免疫系统，使组织和细胞对细菌和毒素的"再次打击"敏感性升高，一旦损伤未得到及时修复或继发感染或微循环功能障碍时，机体便会遭到这些继发性病变的第 2 次"打击"，由于首次损伤或打击已经致敏或使免疫预激活，第 2 次的打击会导致免疫功能爆发性激活，产生并释放大量炎性因子，经级联反应放大，加重炎症损伤，导致 MODS。

3. 肠道菌群－内毒素移位　肠道内有大量的正常菌群维持机体的肠内环境平衡，当创伤、感染、休克等原因导致肠道黏膜缺血、损伤后，肠上皮细胞功能受损，一方面引起肠道黏膜屏障功能障碍，肠内细菌移位或直接进入血循环；另一方面，肠内菌群增殖失衡，产生的内毒素增加，大量的内毒素透过异常的肠黏膜屏障被吸收入血循环，导致脓毒症，造成全身各脏器功能受损。内毒素导致 MODS 的机制主要通过以下 3 个途径：①直接或间接通过补体系统、激活中性粒细胞和单核－巨噬细胞，促进 SIRS 发生；②激活凝血、纤溶和激肽系统，并促使白细胞合成和释放组织因子，促进 DIC 形成；③损伤细胞线粒体，引起能量代谢障碍，造成细胞损伤。

4. 缺血再灌注损伤　当复苏后或休克控制后，血流动力学改善，缺血区域由于较长时间的低灌注状态，当该区域再次开通血流，即再灌注时，常发生再灌注损伤（reperfusion injury），又称"再灌注综合征"。通常表现为重要器官血灌注量再次降低，出现少灌注或无灌注，造成细胞崩解及器官功能衰竭。再灌注损伤与钙离子内流、氧自由基产生有密切关系。再灌注时可促使 ATP 分解代谢增强，其代谢产物次黄嘌呤堆积，且黄嘌呤脱氧酶转化成为黄嘌呤氧化酶，后者作用于次黄嘌呤使之成为黄嘌呤，同时产生超氧阴离子，此种氧自由基作用于血管内皮细胞，造成内皮细胞的氧化性损害，还可引起远隔器官的损伤。

5. 代谢障碍　MODS 突出的临床特点是高动力型循环和高代谢状态。不同原因引起的 MODS 在临床表现上大体一致，故认为 MODS 的发生机制主要与代谢障碍有关。由于神经－内分泌因素的影响，肾上腺皮质激素、胰高血糖素等分解激素增多，机体分解代谢亢进，能量消耗增加，无氧代谢增加，糖与脂肪氧化与利用障碍，机体能源缺乏，故转而分解大量肌蛋白，能量供应不足，以及胞质中 ATP 减少，明显抑制了腺苷酸环化酶，影响环磷酸腺苷（cAMP）的形成，使依赖 cAMP 做信使的许多激素不能发挥调节作用，致 MODS 的发生。

6. 基因多态性　严重损伤后全身性炎症反应失控以及器官损害受体内众多基因的调控，遗传学机制的差异性是许多疾病发生、发展中内因的物质基础。基因多态性是决定个体对应激打击的易感性、耐受性、临床表现多样性及对治疗反应差异性的重要因素。

7. 细胞凋亡　细胞凋亡又称为细胞程序性死亡（PCD），MODS 时机体释放多种细胞因子和炎性介质均能延缓中性粒细胞凋亡，同时，严重创伤时巨噬细胞对凋亡细胞的清除能力下降，促使炎症扩大，引起失控的 SIRS 和 MODS，最终发生器官衰竭。

四、临床特征

主要为原发病和受累脏器功能不全的临床表现。MODS 脏器功能不全发生的先后序列，因原发病不同而异，一般肺是最早受累的器官。MODS 病程一般为 14～21 天，并经历 4 个阶段：休克、复苏、高分解代谢状态和器官衰竭阶段。将 MODS 分为以下 4 期：

1 期：始于原发病 2～7 天后，一般情况正常或轻度烦躁，循环血容量需要轻度增加，心率加快，血压下降；轻度呼吸性碱中毒；少尿，利尿剂反应差；胃肠胀气；肝功能正常或轻度胆汁淤积；分解代谢加强，高血糖，胰岛素需要量增加；意识模糊或神情恍惚；血液系统正常或轻度异常。

2 期：始于原发疾病 7～14 天后，急性病容，烦躁；心功能为高排容量依赖型；呼吸急促，呼碱、低氧血症；肌酐清除率下降，轻度氮质血症；不能耐受食物；高胆红素血症，PT 延长；高分解代谢状态；嗜睡；白细胞增多或减少，血小板减少。

3 期：发生于原发疾病 2 周后，一般情况差；休克，心输出量下降，水肿；严重低氧血症，ARDS；氮质血症，有血液透析指征；肠梗阻，应激性溃疡；黄疸；代谢性酸中毒，高血糖；昏迷；凝血功能异常。

4 期：濒死感；血管活性药物维持血压，水肿、SvO_2 下降；高碳酸血症、气压伤；少尿，血透时循环不稳定；腹泻，缺血性肠炎；转氨酶升高，严重黄疸；骨骼肌萎缩，乳酸酸中毒；昏迷；DIC。此期患者已濒临死亡。

五、辅助检查

根据受累脏器，如外周循环、心、肺、肾、肝、胃肠道、凝血系统、脑、代谢等进行动态的相关辅助检查，以了解各脏器功能受损情况，检查项目如下：

1. 循环系统　收缩压 <90mmHg，持续 1 小时以上，或循环需要药物支持维持稳定。

2. 呼吸系统　急性起病，氧合指数（PaO_2/FiO_2）≤200（已用或未用 PEEP），X 线胸片见双肺浸润，肺动脉楔压（PAWP）≤18mmHg，或无左房压升高的证据。

3. 胃镜　胃十二指肠黏膜多发糜烂，散在多处线样溃疡，可见活动出血或血痂。选择性胃左动脉或腹腔动脉造影，可见活动出血（局部造影剂浓聚）。24 小时出血量 >400mL，或不能耐受食物，或消化道坏死、穿孔。

4. 肾脏　BUN 升高，BUN > 8.925mmol/L，每日升高 3.57～8.925mmol/L；Scr 升高，血 Scr > 177μmol/L。低比重酸性尿，尿比重 1.010～1.014，镜下可见管型。尿钠增加，尿钠指数 >1。血钾进行性上升。血浆蛋白及血细胞比容下降。血浆肌酐/尿肌酐 <20。伴有少尿或多尿，或需要血液透析。

5. 肝脏　血清总胆红素 >34.2μmol/L，相应酶类（IDH、AKP）升高，血清转氨酶（ALT、AST）升高或不升。或有血 NH_3 升高，血中支链氨基酸/芳香族氨基酸比例下降。

6. 血液　血小板计数 <50×10^9/L 或减少 25%，或出现 DIC。DIC：①皮肤黏膜有广泛出血倾向；②血小板进行性下降，可 <50×10^9/L；③试管法凝血时间，高凝状态 <3 分，低凝状态 >12 分（正常值 5～10 分）；④红细胞形态异常；⑤凝血酶原时间（PT）>15 秒（正常 12 秒）；⑥部分凝血活酶时间（APTT）>60 秒；⑦血浆纤维蛋白原 <2g/L；⑧纤维蛋白降解产物（FDP）>20μg/mL。

7. 神经系统　Glasgow 昏迷评分 <7 分。

8. 代谢 不能为机体提供所需能量，糖耐量降低，需用胰岛素；或出现骨骼肌萎缩、无力。

六、诊断思路

MODS 诊断标准国内外尚未统一。有 Fry 诊断标准、日本望月标准、Knaus 标准、MODS 分级诊断标准、Mashall 标准、庐山会议标准。

较成熟的 MODS 诊断标准是：诱发因素 + 全身炎性反应综合征（SIRS）+ 器官功能不全。即：①存在严重创伤、休克、感染以及大量坏死组织存留或重症胰腺炎、病理产科等诱发 MODS 的病史或病因；②存在持续高代谢、高动力循环和异常耗能等全身过度的炎性反应或脓毒症的表现以及相应的临床症状；③存在 2 个以上器官功能不全，同时要除外直接暴力所致的原发性器官衰竭。

目前国际上对 MODS 的评分标准是 1995 年由 Marshall 提出的，其中涉及最常发生功能障碍的 6 个器官系统，并从中选出一个最具代表性的变量。Marshall 等以 MODS 评分中每一器官系统变量的得分大于或等于 3 分作为该器官系统衰竭的标准。

七、救治方法

1. 控制原发病 控制原发病是治疗 MODS 的关键。应早期去除或控制诱发 MODS 的病因，避免机体遭受再次打击。如控制感染灶，早期、足量、合理地使用抗生素，对感染性 MODS 是治疗关键。

2. 纠正组织缺氧 纠正组织缺氧是 MODS 重要的治疗目标，包括提高氧输送、降低氧需求、改善组织细胞利用氧的能力。

（1）支持动脉氧合：通过氧疗、机械通气完成。对于非急性呼吸窘迫综合征或急性呼衰患者，支持动脉氧合的目标是：将动脉血氧分压维持在 80mmHg 以上，或动脉血氧饱和度维持在 94% 以上。对于急性呼吸窘迫综合征或急性呼衰患者，支持动脉氧合的目标是：将动脉血氧分压维持在 55～60mmHg 以上，或动脉血氧饱和度维持在 90% 以上。有人对 ARDS 的机械通气治疗研究后指出：根据体重预计值计算的 6mL/kg 潮气量的通气治疗同传统潮气量（12mL/kg）比较更有优势，不但可降低患者的病死率，而且不增加治疗费用，不需要额外的镇静或麻醉，从而成为治疗 ARDS 的一种合理的初始通气治疗方法。近年来国内外运用体外膜肺氧和（ECMO）治疗成人 ARDS 取得重大进展，在高呼吸机条件仍不能纠正缺氧的情况下，ECMO 可作为一种有效的治疗手段加以应用。

（2）增加心输出量：严密监测心功能及其前后负荷和有效血容量，确定输液速度，科学分配晶体与胶体、糖水与盐水、等渗与高渗液的比例，合理使用血管活性药物。循环支持的最终目的是：保证足够的氧运送量，以满足机体的耗氧量，避免机体因缺氧而发生乳酸堆积，以及其他代谢和免疫失常。液体复苏是 MODS 患者救治的重要组成部分以及时有效的液体复苏对于最终治疗结果有决定性意义。6 小时内达到以下复苏目标：①中心静脉压（CVP）8～12cmH₂O；②平均动脉压 ≥65mmHg；③每小时尿量 ≥0.5mL/kg；④上腔静脉氧饱和度（ScvO₂）或 SvO₂≥70%。这种大容量的液体复苏在最初的 6 小时内常导致贫血的恶化，因此常需要输血治疗，但最近的研究表明，此时输血治疗的意义仍有争议。就补液内容而言，目前的液体评估研究未能证明晶体液或胶体液谁更具有优越性，但有关重症脓毒症的研究结果一致表明：需要 6～10L 晶体或相当容量的胶体来维持正常的血管内压力。因此监测血流动力学对指导补液很有帮助。为维持较高的心输出量，有时需要使用正性肌力药和血管活性药物，如洋地黄、多巴胺、多巴酚丁胺、硝普钠、酚妥拉明等。可酌用白蛋白、新鲜血浆以补充血容量，增加心搏量，维持血液胶体渗透压，防止肺水肿。使用血管扩张剂有利于减轻心脏前、后负荷，增大脉压，促进微循环疏通，可选用硝普钠、酚妥拉明、乌拉地尔（压宁定）等。纳洛酮对各类休克均有效，尤其对感染性休克更适用，使用剂量为 0.8～1.2mg 静脉注射。

（3）支持血液携带氧能力：可输红细胞，使血红蛋白浓度达到 80～100g/L 以上或红细胞比容维持在 30%～35%。

（4）改善组织细胞氧利用能力：MODS 和休克可导致全身血流分布异常，肠道和肾脏等内脏器官常常处于缺血状态。持续的缺血缺氧，将导致急性肾衰竭和肠功能衰竭，加重 MODS。因此，改善内脏血流灌注是 MODS 治疗的重要方向。心源性休克时，小剂量多巴胺 5～10μg/（kg·min）+多巴酚丁胺 5～10μg/（kg·min）可增加肾脏及肠系膜血流、心肌收缩力、心排出量和氧输送。感染性休克时，去甲肾上腺素（2～20μg/min）+多巴酚丁胺 5μg/（kg·mm）联合应用是最为理想的血管活性药物，可改善异常的血管扩张，增加外周血管阻力；增加肾脏、肠系膜及冠脉血流。去甲肾上腺素是有效治疗感染性休克的血管活性药物，可提高血压、改善组织灌注，当并发心功能障碍时应联合应用多巴酚丁胺。

3. 抗炎性介质　基于炎症反应失控是导致 MODS 的根本原因这一认识，抑制 SIRS 有可能阻断炎症反应发展，最终降低 MODS 病死率。除抗生素应用外，还扩大到一系列对炎性介质的调节和拮抗。免疫调控治疗实际上是 MODS 病因治疗的重要方面。

（1）血液净化治疗：①改善肾功能；②维持血流动力学稳定；③清除炎症介质、免疫调节作用；④维持内环境稳定；⑤通过清除肺间质水肿，改善局部微循环和实质细胞摄氧能力，促进氧合，提高组织氧利用，起到治疗保护肺功能、肝功能的作用。连续性血液净化（CBP），可通过"削峰调谷"方式发挥治疗作用。高流量血液滤过（HVHF）是一种能够利用多孔高流量滤过膜有效清除大分子炎症介质，如促炎细胞因子、血管活性肽和趋化因子的血液净化技术，它能够清除脓毒症患者血浆中过度产生的损伤性介质，或能改善患者的预后。

（2）糖皮质激素和非激素抗炎药：糖皮质激素有显著的抗炎、抗毒素、免疫抑制和抗过敏、抗休克等作用，可降低脓毒症、感染性休克的病死率，对 MODS 的治疗有益。在有效抗生素治疗下，可采用短疗程大剂量冲击疗法，每次剂量：地塞米松 10～40mg，或甲泼尼龙 40～160mg，或氢化可的松 100～200mg，每隔 4～6 小时静脉给药 1 次，用药时间一般不超过 3d。现有证据表明：皮质类固醇激素作用是双向的，既有促炎作用，又有抗炎作用。非类固醇类抗炎药，如吲哚美辛、布洛芬等可以阻断环氧化酶通路，从而消除 PCI_2 的有害作用，如减少白介素 -2 的生成等。

（3）抗氧化剂：基于毒性氧代谢产物在炎性反应和炎症介导的组织损伤中起重要作用的理论，应用抗氧化作用防止炎症介导的组织损伤而不抑制炎症反应，以起到保护宿主免遭损害的作用。抗氧化剂有 3 类：①酶类：包括超氧化物歧化酶、过氧化物酶、谷光苷肽过氧化物酶、硒；②非酶类：包括谷胱甘肽、N-乙酰半胱氨酸、维生素 E、维生素 C；③血浆：血浆中抗氧化作用的成分主要是铜蓝蛋白和转铁蛋白。

（4）酶抑制剂：乌司他丁是广谱酶抑制剂，对胰蛋白酶、糜蛋白酶、弹性蛋白酶和透明质酸酶等有明显的抑制作用，能稳定溶酶体膜，抑制多种炎症介质释放，从而减轻组织器官损伤。乌司他丁 20 万～30 万 U 加入生理盐水 20mL，静脉泵注，每 8～12 小时一次，疗程 7～10 天。

4. 合理的营养支持与代谢调理　目标是进一步加速组织修复，促进患者康复。营养支持疗法是为机体提供适当的营养底物，以维持细胞代谢的需要，而不是供给较多的营养底物以满足机体营养的需要。营养方式（肠内、肠外）及营养成分的组成应根据不同患者、不同病情适当调整，采用个体化原则。代谢调理是营养支持和代谢支持应用于代谢亢进患者的发展。代谢调理的方法：①降低代谢率：应用环氧化酶抑制剂，抑制前列腺素合成，降低分解代谢率，减少蛋白质分解，如布洛芬、吲哚美辛等；②应用重组的人类生长激素和生长因子，但也有学者认为，肠内营养在改善 SIRS 患者营养状况水平方面优于肠外营养，但两者对患者外科中转率、感染并发症、住院天数、病死率的影响无明显差异。

近年来采用人工肝分子吸附再循环系统（MARS）治疗 MOF 报道逐渐增多。MARS 最初是用于治疗肝衰竭的，由于该系统可以清除与蛋白质结合的物质以及水溶性小分子毒素，改善心、肺、肾、肝、神经、免疫等方面的功能以及凝血状态，提高白蛋白结合力，因此，目前在临床上已经成功地用来治疗 MOF。

5. 抗凝治疗　MODS 易于并发凝血功能紊乱，抗凝治疗十分必要。重组人类活化蛋白 C（APC）是一种内源性的抗凝血物质。有研究证明其可以通过减少嗜中性粒细胞释放某些细胞因子而有抗炎作用，并促进纤维蛋白溶解，对抑制血栓形成有一定作用。严重感染导致器官功能衰竭的重要机制之一是炎症反应导致凝血激活和广泛的血管内凝血，因此积极干预凝血系统，有可能逆转严重感染导致的多脏器功能衰竭。此外，肝素或低分子肝素抗凝，尿激酶、链激酶、组织型纤溶酶原激活物（tPA）溶栓，已成为 MODS 的重要治疗措施。重症患者早期应用血浆或血液置换，不仅可清除促凝物质，还可清除大量的炎性介质。一次血浆置换量可达 3 000mL，需应用新鲜血浆。

八、最新进展

（一）多器官功能障碍综合征诊断标准及评分系统现状

目前，对各个脏器功能障碍的早期诊断标准意见还不一致，主要的分歧在于：诊断标准中应当包括哪些脏器，各个脏器功能障碍的判定指标、病情严重程度等级分值的划分。国内外有多个诊断 MODS 的评分标准及评分系统。

国外常见的 MODS 诊断标准主要有两个，即欧洲危重病学会制定的序贯器官衰竭估计（sequential organ failure assessment，SOFA）、加拿大学者 Marshall 等人在 1995 年建立的 MODS 评分，这两种评分能较好地反映患者在 ICU 住院期间 MODS 的发生和预后情况。SOFA 评分对早期患者更适合，Marshall MODS 评分对循环系统功能的评价准确性更高。SOFA 以尽可能定量客观地评价成组患者甚至单个患者的器官功能障碍/衰竭程度随时间的变化。SOFA 评分包括 6 个系统或器官（呼吸、循环、肝脏、凝血、肾脏和中枢神经系统），根据评分标准将器官功能障碍/衰竭程度评为 0 至 4 分，1 或 2 分为器官功能障碍，≥3 分则为器官功能衰竭。患者入 ICU 后每天进行评分，各个器官评分之和为 SOFA 总分。ICU 停留时间 SOFA 总分的最大值为最大 SOFA 评分（max SOFA），各个器官最差评分的总和即为总的最高 SOFA 评分（total maximum SOFA，TMS），SOFA 评分差值为 TMS 与入 ICU 后第 1 天 SOFA 评分的差值。通过评估器官功能的变化从而描述其多器官功能障碍或衰竭的发生与发展。Marshall 等人建立的 MODS 评分，其中包括肺、心、肾、凝血、脑、肝脏共 6 个器官系统，每个脏器系统的功能好坏各以一个指标判定，根据脏器功能损伤程度将 6 个指标分别赋予不同的分值，以便评价脏器损伤严重程度。其中 0 分代表脏器功能基本正常，而 1~4 分代表器官功能障碍到衰竭，总分共 24 分。该系统操作简单、实用、可操作性强，易于每日对患者进行评估，是目前国内外应用最广泛的评分系统之一，但由于血压调整性心率（PAR）指标需要通过 Swan - Ganz 导管技术测量中心静脉压（CVP），因前者应用受限会妨碍 PAR 测定，因此 Marshall MODS 标准推广在一定程度上受限。此外，还有 1980 年 Fry 提出 MOF 诊断标准、日本望月的 MOF 诊断标准、Knaus 标准等。

国内常见的 MODS 诊断标准是中国 95 庐山会议制定的 MODS 评分标准，此诊断标准共包含 9 个器官系统，分别是：周围循环、心、肺、肾、肝、胃肠、血液、脑、代谢系统。每个器官系统的功能损害情况分别由 2 个或 2 个以上指标判定，功能损害程度分为 3 个等级，即 1、2、3 级，总分为 27 分。此诊断标准主要特点是描述性与定量性指标相结合，覆盖系统多，指标多。但是，该标准和 SOFA 评分都不是通过大样本的研究结论而制订的，有些研究中也应用了其他的诊断标准，如 Angus 等在调查美国重症脓毒症流行病学情况时所参照的判断器官功能障碍与否诊断标准是第 9 版的国际疾病分类编码，其中心血管的指标是低血压。单独应用 MODS 系统进行临床研究的单位很少，通常将 MODS 与其他评分系统相比较进行科学研究。国内有学者将 MODS 系统与 SOFA 等系统进行比较，他们的研究表明，用危重病评分系统评价连续性肾脏替代治疗（CRRT）急性肾损伤患者的预后时发现，无论是 MODS 还是 SOFA 或 APACHE Ⅱ 对这类患者预后的判断价值都较高。在国内张世范等提出了中度高原地区 ARDS/MODS 的诊断标准（H - ARDS/MODS）。H - ARDS/MODS 诊断标准纳入 7 个脏器系统，共 8 个指标，判定方法：从 8 个指标中选取较重的 6 个脏器指标进行评定，功能损害程度根据高原实际参数界值分为 0~4 分，最高分为 24 分。各项指标参数界值是根据临床试验并结合高原实际建立的，与 Marshall - MODS 诊断标准及庐山诊断标准相比，主要改变为：胃肠功能障碍：具有腹胀、非外伤性粪潜血（OB）阳性等评定为 1 或 2 分，有急性胆囊炎、胰腺炎和应激性消化道出血评定为 3 分或 4 分。心血管功能障碍：以脉搏、平均动脉压、使用血管活性药物程度即 PBT 代替血压校正心率（pressure adjusted heart rate，PAHR）；GCS 定义：13~14 分为 1 分、10~12 分为 2 分、8~9 分为 3 分、≤7 分为 4 分。近几年临床试验表明：H - ARDS/MODS 诊断评分标准在预测高原 MODS 结局准确性方面要优于其他 MODS 诊断标准，同时对指导高原 MODS 早期诊断及早期找到治疗切入点方面，H - ARDS/MODS 评分标准更具优势。王士雯等提出老年多器官功能衰竭（multiple organ failure in the elderly，MOFE）的概念。MOFE指老年人（＞65岁）在器官老化和患有多种慢性疾病的基础上，由于某种诱因激发，在短时间内2个或2个以上器官序贯或同时发生衰竭。后将老年多器官衰竭（MOFE）修订为老年多器官功能不全综合征（MODSE）。之后他们通过对MOFE的深入研究，在2004年提出了适用于老年人的MODSE诊断标准（试行草案，2003）。此诊断标准涉及8个器官和系统，分别是：心、肺、肾、外周循环、肝脏、胃肠、中枢神经、凝血功能，每个器官和系统有3~6个指标判断器官功能处于衰竭前期还是衰竭期，其中每项异常值超过2条以上即可诊断。北京市科委重大项目"MODS中西医结合诊治/降低病死率的研究"课题组遵循循证医学理论，通过多中心、前瞻性、大样本的临床研究，总结出MODS诊断标准，此诊断标准除包含心血管、呼吸、中枢神经、凝血、肝脏、肾脏系统，还纳入了对转归及MODS发展中有重要意义的胃肠系统。此外，与之前诊断标准相比，MODS诊断标准中各器官和系统都有1~3个诊断指标，且各诊断指标在临床上较易获得、易操作，并与MODS的预后转归密切相关。同时，他们考虑到目前国内应用的绝大多数MODS病情严重度评分系统都是基于发达国家医疗资源和人群条件建立的，并没有符合我国诊断及治疗水平的MODS病情严重度评分系统，所以于2004年建立了多器官功能障碍综合征（MODS）病情严重度评分系统（草案），并于2007年进行重新修订。MODS病情严重度评分由心血管、肺、脑、凝血、肝脏、肾脏、胃肠7个器官和系统组成，与Marschall-MODS系统相同的是，此评分系统每个器官系统也都由一个指标进行评定，分别是收缩压、氧和指数、意识状态、外周血小板计数、血总胆红素浓度、血肌酐浓度及肠鸣音、消化道出血情况。各指标因病情严重程度不同而定为0~4分等级分值，0分代表器官功能正常，1~4分代表器官功能障碍且逐渐加重。各脏器指标分值之和为MODS得分，最高分值24分。与Marshall-MODS评分系统的区别在于中枢神经选择意识障碍作为判别指标，因为相比于GCS，意识状态的判定更易于临床医师把握与操作；心血管系统选择收缩压作为判别指标，省去了计算血压校正心率的步骤；胃肠功能的判断选用肠鸣音及有无便潜血、黑便、呕血等指标。

随着对于MODS诊断标准及评分系统研究的不断深入，终有可能寻找到更切合临床的统一的MODS的诊断标准及评分系统。

（二）关于多脏器功能衰竭的炎症反应治疗进展

随着对MODS发病机制的逐步认识，MODS的救治也取得了显著的进展。对抗感染治疗、液体复苏、机械通气、血液净化、糖皮质激素治疗、免疫调理等。尽管感染、创伤、休克等因素是导致MODS的常见病因，但在MODS的病理生理过程中，最大的威胁来自于失控的炎症反应。通过对炎症因子的控制、阻断或干扰机体过度的炎症反应，已成为MODS诊断和治疗的新途径，有许多学者都希望通过这一途径调节免疫反应，治疗MODS。

1. 阻断内毒素 内毒素为炎症级联反应的始动因子，故可针对性进行治疗。①在抗核心多糖和类脂A的单克隆抗体方面，HA-IA（人单克隆抗体）和E5（鼠单克隆抗体）为针对大肠杆菌内毒素脂多糖（LPS）中脂质A部分的抗体，动物实验证实用于治疗大肠杆菌败血症有效，但临床疗效尚不肯定。②细菌通透性增强蛋白（BPI）具有强大的杀灭G^-细菌及中和LPS活性的作用。动物实验发现，BPI治疗可显著提高大肠杆菌败血症大鼠生存率，但由于其血浆半衰期较短，用量较大，成本高，难于在临床推广应用。

2. 阻断炎症级联效应 ①肿瘤坏死因子（TNF）-α和白介素（IL）-1被认为是SIRS中最重要的关键因子，因此，抗TNF-α和IL-1治疗具有潜在的临床应用价值。②IL-6升高提示促炎反应占优势，需要进行抗感染治疗。以IL-6＞1 000ng/L为阈值，使用TNF-α单克隆抗体阿非莫单抗1mg/（kg·h）治疗脓毒症患者3天，结果使28天相对死亡率下降10%，另外，由于IL-8可诱导中性粒细胞及淋巴细胞的趋化，也可应用IL-8单克隆抗体。③一些药物可抑制或减少炎性介质的合成与释放：如己酮可可碱、氨力农、某些β-受体阻滞剂（包括多巴酚丁胺）等，它们均可通过抑制TNF-α基因转录、翻译阻止TNF-α的合成，某些抗炎介质如PGE_2、IL-4、IL-10、IL-13均可通过抑制IL-1、IL-6、IL-8和TNF-α释放，从而缓解过度炎性反应。④由于补体系统活化后可加重对机体的损伤作用，因此也可通过阻断补体激活系统进行治疗，动物实验发现，C5a单克隆抗体可减轻机体再灌注损伤，对机体有明显的保护作用。⑤NO 在 SIRS 中有十分重要的作用，它可使血管扩张，心肌细胞受抑，引起顽固性低血压。⑥糖皮质激素有抑制中性粒细胞和内皮细胞黏附，减少前炎症细胞因子（即 TNF、IL－1、IL－6 和趋化因子）合成，阻断细胞因子释放，调节体内超强免疫反应的作用；临床研究也证实，糖皮质激素能有效阻止 SIRS 进一步发展，降低 SIRS 发生率，纠正低氧和休克状态。

3. 血液净化治疗　近年来，利用血液净化治疗，直接清除炎性因子的报道逐年增多，包括连续性血浆滤过吸附（CPFA）、连续 V－V 血液滤过术（CVVH）或持续肾脏替代疗法（CRRT）连续血液净化（CBP）技术。MODS 并非直接由外源因子（细菌、毒素）所造成，而大部分宿主自身内源性产生介质，后者包括细胞与细胞互相作用产生的介质，如 IL－1、PGS、氧自由基、促凝血活性物质（P）及肿瘤坏死因子（TNF）。

CBP 对 MODS 的作用：有效清除循环中炎症介质、免疫调节 MODS 患者的细胞因子（主要是 TNF－α、IL－1β、IL－6、IL－8、ICNC/GROα、PAF、IL－10、C5a、ICAM－1 和 P 物质）的释放对其临床表现其重要作用。消除肺间质水肿，改善微循环和实质细胞摄氧能力，从而改善组织氧利用；调整水、电解质和酸碱平衡，清除代谢产物；CBP 可以排出因肠胃外营养而输入体内过多的水分，保证营养支持得以顺利进行，通过在置换液中加入胰岛素可以维持满意的血糖水平。CBP 还可以通过清除炎症介质、降低患者体温，肠胃外营养的实施提供患者所需的营养物质，以控制患者的高分解代谢；改善脓毒血症相关的免疫麻痹作用。

CBP 对血流动力学和氧代谢的作用：感染所致 MODS 时，血流动力学氧代谢发生明显变化。进行 CBP 后，外周血管阻力明显改善，改善了全身血流供应，提高了组织灌流，有利于组织细胞的代谢。其原因可能与下列因素有关：①有效清除循环中心肌抑制因子，使 Staring 曲线恢复正常，从而改善心肌功能；②CBP 可清除某些影响血管舒张功能以及损伤血管内皮细胞的毒素及炎症介质（如 NO、TNF－α 等）；③CBP 可迅速纠正酸碱失衡，从而恢复血管对活性物质的反应性。CBP 后动脉血乳酸含量明显降低，可能与 CBP 对乳酸的直接清除有关。同时研究证实，行 CBP 后，动脉血氧分压明显上升，氧合指数明显改善，氧供明显增加，但氧耗也明显增加，氧摄取率无明显变化，说明 CBP 可改善气体交换，增加全身氧供，但对氧摄取率无明显变化，组织利用和摄取氧的功能障碍没能得到有效纠正，氧债始终存在，呈现病理性氧供依赖关系。CBP 改善氧供可能与血管外肺间质水肿被大量清除有关。

但血液净化治疗有其局限性：各种细胞因子具有不同的清除率、蛋白结合率和带电荷量，筛选系数均不同，无法指令定量清除某种递质；血滤时间和血流量因人因病种而异；滤膜面积和孔径对细胞因子的作用也不明确；机体合成和释放细胞因子处于动态变化中，血液净化如何维持一种平衡状态，都需进一步证实。

4. 核因子（NF）－κB 抑制剂　NF－κB 是近年来发现的具有基因转录调节作用的蛋白质因子，参与许多炎症因子的调控（如 TNF－α、IL－6、IL－8 等），而炎症因子基因的表达又受到 NF－κB 的调控，因此，抑制 NF－κB 的激活，即可减少促炎基因的表达，从而减轻组织损伤和炎症反应，以改善 MODS 患者的预后。抑制 NF－κB 激活的特异性方法包括，抗氧化剂的应用，如：维生素 E 衍生物、吡咯烷二硫氨基甲酸酯、硒蛋白、抗坏血酸、二甲基硫氧化物和 S－丙烯基半胱氨酸等；NF－κB 诱导激酶（NIK）和 κB 抑制蛋白激酶（IKK）信号分子的抑制，如：CHS828、小白菊内酯、CDDO－Me、一些中药提取物如黄酮类化合物、类固醇样化合物等；蛋白小体抑制剂的应用，如：MG101、MG115、MG132、PS－341、lactacystin 以及近来发现的 epoxomicin 等；内毒素耐受性的诱导、免疫抑制剂，如：他克莫司和 Cyclosporin，以及皮质激素的应用等。基于此，虽然目前大多数抗炎症介质治疗处于实验动物阶段，但前景值得关注。

（曹含梅）

第五章

呼吸系统急症

第一节　重症肺炎

一、基本概念

肺炎（pneumonia）是指终末气道、肺泡及肺间质的炎症改变。其中，细菌性肺炎是肺炎及感染性疾病中最常见的类型之一。此病的诱发因素主要有病原微生物感染、理化因素、免疫损伤、药物及过敏等。本节讨论的是由病原微生物感染引起的重症肺炎。

重症肺炎（life - threatening pneumonia）是由各种病原微生物所致的肺实质性炎症，进而造成严重血流感染。临床上伴有急性感染的症状，多见于老年人，青壮年也可发病。临床表现呼吸频率≥30次/min，低氧血症，$PaO_2/FiO_2 < 300mmHg$，需要机械通气支持，肺部X线显示多个肺叶的浸润影，脓毒性休克，需要血管加压药物支持>4h以上，少尿，病情严重者可出现弥散性血管内凝血、肾功能不全而死亡。参考肺炎的分类，重症肺炎也可分为重症社区获得性肺炎（severe community acquired pneumonia，SCAP）和重症医院获得性肺炎（severe hospital acquired pneumonia，SHAP），SHAP又可分为两类，入院后4d以内发生的肺炎称为早发型，5d或以上发生的肺炎称为迟发型，两种类型SHAP在病原菌分布、治疗和预后上均有明显的差异。在SHAP当中，呼吸机相关性肺炎（VAP）占有相当大的比例，而且从发病机制、治疗与预防方面均有其独特之处。此外，还包括医疗护理相关性肺炎（HCAP）。据估计我国每年约有250万人患肺炎，年发病率约2/1 000，年死亡12.5万例，死亡率10/10万人，SCAP的病死率为21%～58%，而SHAP的病死率为30%～70%。在美国约75%的CAP患者是在急诊科进行初始诊断和治疗的，在我国也占70%～80%左右。

二、常见病因

（一）易感因素

SCAP最常见的基础病是慢性阻塞性肺疾病（COPD）；其次是慢性心脏疾病、糖尿病、酗酒、高龄、长期护理机构居住等；约有1/3的SCAP患者在发病前是身体健康的。SHAP的发生与患者的个体因素、感染控制相关因素、治疗干预引起的宿主防御能力变化等有关。患者相关因素包括多方面，如存在严重急性/慢性疾病、昏迷、严重营养不良、长期住院或围手术期、休克、代谢性酸中毒、吸烟、并发基础性疾病、中枢神经系统功能不全、酗酒、COPD、呼吸衰竭等。

（二）病原微生物

病原体可以是单一致病微生物，也可以是混合致病微生物。SCAP最常见的病原体为肺炎链球菌（包括DRSP）、军团菌属、流感杆菌、革兰阴性肠杆菌（特别是克雷白杆菌）、金黄色葡萄球菌、肺炎支原体、铜绿假单胞菌、呼吸道病毒及真菌。SHAP早发型的病原体与SCAP者类似；晚发型SHAP多见革兰阴性菌为铜绿假单胞菌、鲍曼不动杆菌、嗜麦芽窄食单胞菌、大肠埃希菌、肺炎克雷白菌、阴沟肠杆菌、洋葱伯克霍尔德菌；革兰阳性菌为金黄色葡萄球菌、肠球菌属、凝固酶阴性葡萄球菌；真菌以念珠菌为主。

然而临床上常用的致病微生物检测方法只能检测出不足一半的致病微生物，我国台湾的研究显示，在所有 CAP 中，不明原因肺炎占 25%。

1. 肺炎链球菌（Streptococcus pneumonias）　为革兰阳性双球菌，属链球菌的一种。有 20%～40%（春季可高达 40%～70%）的正常人鼻咽部分可分离出呼吸道定植菌：肺炎链球菌。肺炎链球菌可引起大叶肺炎，皆为原发性。

2. 军团杆菌（Legionella）　为需氧革兰阴性杆菌，以嗜肺军团菌最易致病。此类细菌形态相似，具有共同的生化特征，引起疾病类似。

3. 流感嗜血杆菌（Haemophilus influenzae）　是一种没有运动力的革兰阴性短小杆菌。所致疾病分原发感染和继发感染两类，前者为急性化脓性感染，以小儿多见；后者常在流感、麻疹等感染后发生，多见于成人。

4. 克雷白菌（Klebsiella）　为革兰阴性杆菌。主要有肺炎克雷伯氏菌、臭鼻克雷白菌和鼻硬结克雷白菌。其中肺炎克雷白菌对人致病性较强，是重要的条件致病菌和医源性感染菌之一。

5. 大肠埃希菌（Escherichia coli）　为条件致病菌，属肠杆菌科，埃希杆菌属，革兰阴性，兼性厌氧，该菌为肠道正常菌群。

6. 金黄色葡萄球菌（Staphyloccocus aureus Rosenbach）　是人类的一种重要病原菌，隶属于葡萄球菌属（Staphylococcus），有"嗜肉菌"的别称，是革兰阳性菌的代表，可引起许多严重感染。

7. 铜绿假单胞菌（P. Aeruginosa）　是条件致病菌，属于非发酵革兰阴性杆菌。为专性需氧菌。正常人皮肤，尤其潮湿部位如腋下、会阴部及耳道内，呼吸道和肠道均有该菌存在，但分离率较低。铜绿假单胞菌感染常在医院内发生，医院内多种设备及器械上均曾分离到本菌，通过各种途径传播给患者，患者与患者的接触也为传播途径之一。

8. 鲍曼不动杆菌（Acinetobacter baumannii，Ab）　为非发酵革兰阴性杆菌，广泛存在于自然界、医院环境及人体皮肤。估计 0.5%～7.6% 健康者的皮肤上带有鲍曼不动杆菌，住院患者则高达 20%，属于条件致病菌，甚至是造成重症监护病房（ICU）、医院感染暴发的主要致病菌。

9. 肺炎支原体（M. Pneumonia）　是人类支原体肺炎的病原体。支原体肺炎的病理改变以间质性肺炎为主，有时并发支气管肺炎，称为原发性非典型性肺炎。主要经飞沫传播，潜伏期 2～3 周。

10. 呼吸道病毒　包括导致 SARS 的冠状病毒、新甲型 H_1N_1 流感病毒、H_3N_2 流感病毒、H_5N_1 流感病毒、H_7N_9 流感病毒、高致病性禽流感病毒等。

11. 真菌　在真菌感染方面，除了曲霉病、念珠菌病外，隐球菌病及肺孢子菌肺炎感染日益增多。隐球菌病最常见病原为新型隐球菌。

（1）念珠菌（Candida）：病原主要为白色念珠菌（Candida albicans），此菌正常情况与机体处于共生状态，不引起疾病。当某些因素破坏这种平衡状态时，白色念珠菌便由酵母相转为菌丝相，在局部大量生长繁殖，引起皮肤、黏膜甚至全身感染。另外念珠菌属还有少数其他致病菌，如克柔念珠菌（C. krusei）、类星形念珠菌（C. stellatoidea）、热带念珠菌（C. tropicalis）等。

（2）曲霉（Aspergillus）：是腐物寄生性真菌，曲霉为条件致病性真菌。可导致各种感染、过敏反应和肺曲霉球等疾病，也可在人体内定植。大多数是在原有肺部疾患的基础上或因长期使用抗生素和激素后继发感染。

（3）新型隐球菌（Crytococcus neofonmans）：又名溶组织酵母菌（Torula Histolytica），是土壤、鸽类、牛乳、水果等的腐生菌，也可存在人口腔中，可侵犯人和动物，一般为外源性感染，但也可能为内源性感染，对人类而言，它通常是条件致病菌。

（4）肺孢子菌（Pneumocystis）：肺孢子菌为单细胞生物，兼有原虫及真菌的特征，具有两种生活周期的形态特征：包囊和滋养体。主要通过呼吸道（空气、飞沫）传播，少数可为先天性感染，健康成人感染肺孢子菌呈亚临床表现，而血清中可检出肺孢子菌抗体，但当免疫功能受到抑制时，肺孢子菌则迅速大量繁殖，引起肺孢子菌肺炎（Pneumocystis pneumonia，PCP）。

三、发病机制

足够数量的具有致病力的病原菌侵入肺部，可引起肺部上皮细胞及间质的结构、功能损害，从而引起呼吸困难、低氧血症、ARDS 甚至呼吸衰竭。另一方面是机体防御反应过度。一旦炎性细胞高度活化，进一步引起炎症介质的瀑布样释放，而机体的抗炎机制不足与之对抗，出现全身炎症反应综合征（SIRS）/代偿性抗炎反应综合征（CRS），其结果是全身炎症反应的失控，从而引起严重脓毒症、脓毒性休克，并可引起全身组织、器官的损害，出现 MODS。

四、临床特征

1. 一般症状与体征　寒战，高热，但亦有体温不升者。可伴头痛，全身肌肉酸痛，口鼻周围出现疱疹。恶心、呕吐、腹胀、腹痛。体温在 39～41℃，脉搏细数，血压下降 ＜90/60mmHg。神志模糊，烦躁不安，嗜睡，谵妄，抽搐和昏迷，四肢厥冷，出冷汗，少尿或无尿。

2. 呼吸系统　如下所述。

（1）咳嗽、咯痰、咯血：可为干咳、咯黏痰或脓性痰，有时咯铁锈痰或血痰，甚至咯血；伴发肺脓肿（厌氧菌感染）时可出现恶臭痰。

（2）胸痛：多为尖锐的刺痛，咳嗽吸气时加重。

（3）呼吸困难：表现为气促、进行性呼吸困难、呼吸窘迫等。

（4）体征：呼吸急促无力或为深大呼吸，呼吸频率 ＞30 次/min，鼻翼翕动，口唇及肢端发绀。肺病变部位语颤增强，叩诊浊音或实音，肺泡呼吸音减弱，可闻及干湿啰音，部分患者可闻及胸膜摩擦音。

3. 并发症　炎症反应进行性加重，可导致其他器官功能的损害。常并发脓毒症、脓毒性休克、MODS。

五、辅助检查

1. 病原学检查　如下所述。

（1）血培养：严重感染伴血流感染者，于抗菌药物使用前，可在血液中培养出致病菌。因此对所有重症患者均应留取两套血培养。

（2）有创检查：应用其他有创操作取得原本无菌部位的标本对肺炎诊断具有重要意义。有创检查包括：胸腔穿刺、经皮肺穿刺、支气管镜保护性毛刷、支气管肺泡灌洗、支气管吸取物定量及支气管镜。

（3）痰培养：痰培养在 24～48h 可确定病原菌。重症肺炎患者如有脓痰则需要及时进行革兰染色涂片，出现单一的优势菌则考虑为致病菌，同时可解释痰培养的结果。与革兰染色相符的痰培养结果可进行种属鉴定和药敏试验。某些特殊染色如吉曼尼兹（Gimenez）染色，可见巨噬细胞内呈紫红色细菌应考虑为军团杆菌可能。诊断卡氏肺孢子虫病（PCP）的金标准是在肺实质或下呼吸道分泌物中找到肺孢子菌包囊或滋养体。

（4）抗原检测：对住院的重症肺炎患者及任何出现肺炎伴胸腔积液的患者均需要应用免疫层析法进行尿肺炎链球菌抗原检测。因病情严重及流行病学或临床怀疑军团菌感染患者，需要进行尿液及血清军团菌抗原检测。其中，尿军团菌Ⅰ型抗原检测是最快捷的诊断或排除诊断方法，试验阴性则表明军团菌感染可能性不大，但并不能完全排除。隐球菌荚膜多糖抗原，对隐球菌感染均有非常好的诊断特异性。

（5）血清学试验：对于肺炎支原体、肺炎衣原体和军团菌感染，血清学试验在流行病学研究中的作用比个体诊治更重要。如果在治疗过程中考虑有非典型病原感染可能（例如患者对 β 内酰胺类抗生素治疗无反应），那么血清学试验不应作为唯一的常规诊断试验，联合应用病原 IgM 抗体和 PCR 检测可能是最敏感的检测方法。真菌由于痰培养阳性较低，近年来研究发现通过测定真菌的细胞壁成分半乳甘露聚糖（GM）和代谢产物1，3－β－D葡聚糖（G试验）可提高对真菌感染的诊断能力。GM试验对肺曲霉病的诊断价值非常大，其诊断的敏感度和特异度均高达90%左右。怀疑病毒感染者应进行病毒抗体检测？

（6）分子生物学试验：对于CAP患者，应用定量分子检测方法进行痰和血液中肺炎链球菌的检测可能有效，尤其是对于已经开始抗生素治疗患者，可以作为一个评估病情严重度的有用工具。在检测冬季流行常见的流感和呼吸道合胞病毒感染及非典型病原体方面，分子生物学试验提供了可行的检测方法，其结果可以及时地用于指导临床治疗。

2. 血常规　白细胞 $>10 \sim 30 \times 10^9/L$ 或 $<4 \times 10^9/L$，中性粒细胞多在80%以上，并有中毒颗粒，核左移。累及血液系统时，可有血小板计数进行性下降，导致凝血功能障碍。卡氏肺孢子虫病白细胞计数正常或稍高，约50%病例的淋巴细胞减少，嗜酸性粒细胞轻度增高。

3. X线胸片　早期表现为肺纹理增多或某一个肺段有淡薄、均匀阴影，实变期肺内可见大片均匀致密阴影。SARS肺部有不同程度的片状、斑片状浸润性阴影或呈网状改变，部分患者进展迅速，呈大片状阴影；常为多叶或双侧改变，阴影吸收消散较慢；肺部阴影与症状、体征可不一致。卡氏肺孢子虫病影像学表现主要涉及肺泡和肺间质改变。

4. 胸部CT　主要表现为肺多叶多段高密度病灶，在病灶内有时可见空气支气管征象，于肺段病灶周围可见斑片状及腺泡样结节病灶，病灶沿支气管分支分布。

5. 血气分析　动脉血氧分压下降，$PaO_2/FiO_2 < 300mmHg$。早期产生呼吸性碱中毒，晚期出现代谢性酸中毒及高碳酸血症。

六、诊断思路

（一）重症肺炎的诊断

（1）出现意识障碍。

（2）呼吸频率 ≥30 次/min。

（3）呼吸空气时，$PaO_2 < 60mmHg$、$PaO_2/FiO_2 < 300mmHg$，需行机械通气治疗。

（4）动脉收缩压 $<90/60mmHg$，并发脓毒性休克。

（5）X线胸片显示双侧或多肺叶受累，或入院48h内病变扩大≥50%。

（6）血尿素氮 $>7mmol/L$，少尿，尿量 $<20mL/h$，或 $<80mL/4h$，或并发急性肾功能衰竭需要透析治疗。

但晚发性发病（如入院 $>5d$、机械通气 $>4d$）和存在高危因素者，如老年人、慢性肺部疾病或其他基础疾病、恶性肿瘤、免疫受损、昏迷、误吸及近期呼吸道感染等，即使不完全符合重症肺炎规定标准，亦视为重症。

（二）肺炎发生的状态

1. 病程　根据肺炎发生的时间可有急性（病程 <2 周）、迁延性（病程2周~3个月）和慢性（病程 >3 个月）肺炎。

2. 病理　根据肺炎的病理形态分为大叶性肺炎、支气管肺炎、间质性肺炎和毛细支气管炎。

3. 病原　由于微生物学的进展，同一病原可致不同类型的肺炎，部分肺炎可同时存在几种病原的混合感染，临床上主要区分为细菌、病毒、真菌和支原体等性质的肺炎。

4. 来源　根据肺炎发生的地点不同可分为社区获得性和医院内获得性肺炎。

5. 途径　根据肺炎发生的方式不一，应特别分析肺炎属于吸入性（如羊水、食物、异物、类脂物等）、过敏性、外源感染性、血行迁徙性（如败血性）等。

6. 病情　根据肺炎发生的严重程度分为普通肺炎和重症肺炎。

（三）鉴别诊断

1. 肺结核　与急性干酪性肺炎及大叶性肺炎的临床表现、X线特征颇相似，但前者患者的病程较长，对一般抗生素无效，痰中可找到结核分枝杆菌，以资鉴别。

2. 非感染性呼吸系统急症 由于本章主要讨论的是感染引起的重症肺炎，因此，在鉴别诊断时，亦需与一些非感染原因引起的呼吸系统急症进行鉴别，如吸入性损伤、非感染原因引起的急性呼吸窘迫综合征（ARDS）、急性放射性肺炎等。

七、救治方法

（一）一般治疗

卧床休息，注意保暖，摄入足够的蛋白质、热量和维生素，易于消化的半流质。监测呼吸、心率、血压及尿量。高热时可予前额放置冰袋或酒精擦浴，不轻易使用阿司匹林或其他退热剂。剧烈咳嗽或伴胸痛时可予可待因 15～30mg 口服。烦躁不安，谵妄者可服安定 5mg 或水合氯醛 1～1.5mg，不应用抑制呼吸的镇静剂。

（二）抗菌治疗

1. 初始经验性抗菌治疗 对于经验性治疗重症肺炎患者应采取重锤猛击和降阶梯疗法的策略，在获得细菌学培养结果之前应早期使用广谱足量的抗生素，以抑制革兰阴性和革兰阳性的病原菌。抗生素应用原则是早期、足量、联合、静脉应用。查清病原菌后，可选用敏感抗生素。

早期经验性抗菌治疗参考因素应包括：①社区感染还是医院感染；②宿主有无基础疾病和免疫抑制；③多种药物耐药（MDR）和特殊（定）病原体发生的危险因素是否存在；④是否已接受抗菌药物治疗，用过哪些品种，药动学/药效学（PK/PD）特性如何；⑤影像学表现；⑥病情的严重程度、患者的肝肾功能以及特殊生理状态如妊娠等。

（1）SCAP 治疗：合理运用抗生素的关键是整体看待和重视初始经验性治疗（empirictherapy）和后续的针对性治疗（target therapy）这两个连续阶段，并适时实现转换，一方面可改善临床治疗效果，另一方面避免广谱抗生素联合治疗方案滥用而致的细菌耐药。早期的经验性治疗应有针对性地全面覆盖可能的病原体，包括非典型病原体，因为 5%～40% 患者为混合性感染；2007 年美国胸科协会和美国感染性疾病协会（ATS/IDSA）建议的治疗方案：A 组无铜绿假单胞菌感染危险因素的患者，可选用：①头孢曲松或头孢噻肟联合大环内酯类；②氟喹诺酮联合氨基糖苷类；③β 内酰胺类抗生素/β 内酰胺酶抑制剂（如氨苄西林/舒巴坦、阿莫西林/克拉维酸）单用或联合大环内酯类；④厄他培南联合大环内酯类。B 组含铜绿假单胞菌的患者选用：①具有抗假单胞菌活性的 β 内酰胺类抗菌药物包括（如头孢他啶、头孢吡肟、哌拉西林/他唑巴坦、头孢哌酮/舒巴坦、亚胺培南、美罗培南等）联合大环内酯类，必要时可同时联用氨基糖苷类。②具有抗假单胞菌活性的 β 内酰胺类联合喹诺酮类。③左旋氧氟沙星或环丙沙星联合氨基糖苷类。

（2）SHAP 治疗：SHAP 早发型抗菌药物的选用与 SCAP 相同，SHAP 迟发型抗菌药物的选用以喹诺酮类或氨基糖苷类联合 β - 内酰胺类。如为 MRSA 感染时联合万古霉素或利奈唑胺；如为真菌感染时应选用有效抗真菌药物；如流感嗜血杆菌感染时首选第二、三代头孢菌素、新大环内酯类、复方磺胺甲噁唑和氟喹诺酮类。

若有可靠的病原学结果，按照降阶梯简化联合方案调整抗生素，应选择高敏、窄谱、低毒、价廉药物，但决定转换时机除了特异性的病原学依据外，最重要的还是患者的临床治疗反应。如果抗菌治疗效果不佳，则应"整体更换"。抗感染失败常见的原因有细菌产生耐药、不适当的初始治疗方案、化脓性并发症或存在其他感染等。疗程长短取决于感染的病原体、严重程度、基础疾病及临床治疗反应等，一般链球菌感染者推荐 10d。非典型病原体为 14d，金黄色葡萄球菌、革兰阴性肠杆菌、军团菌为 14～21d。SARS 对抗感染治疗一般无效。

（3）抗病原微生物治疗方案有：①铜绿假单胞菌可选择抗假单胞菌活性头孢菌素（头孢吡肟、头孢他啶）或抗假单胞菌活性炭青霉烯类（亚胺培南、美罗培南）或哌拉西林/他唑巴坦，同时联合用环丙沙星或左氧氟沙星或氨基糖苷类。②超广谱 β 内酰胺酶（ESBI）阳性的肺炎克雷白菌、大肠埃希菌可选择头孢他啶、头孢吡肟或哌拉西林/他唑巴坦、头孢哌酮/舒巴坦或亚胺培南、美罗培南，可同时联合用氨基糖苷类。③不动杆菌可选择头孢哌酮/舒巴坦或亚胺培南、美罗培南，耐碳青霉烯不动杆菌可考虑使用多黏菌素。④嗜麦芽窄食单胞菌可选择氟喹诺酮类抗菌药物特别是左旋氧氟沙星或替卡西林/克拉维酸或复方新诺明。⑤耐甲氧西林的金黄色葡萄球菌可选择万古霉素或利奈唑胺。⑥嗜肺军团菌可选择新喹诺酮类或新大环内酯类。⑦厌氧菌可选青霉素、甲硝唑、克林霉素，β 内酰胺类/β 内酰胺酶抑制剂。⑧新型隐球菌、酵母样菌、组织胞质菌可选氟康唑，当上述药物无效时可选用两性霉素 B。⑨巨细胞病毒首选更昔洛韦或联合静脉用免疫球蛋白（IVIG）或巨细胞病毒高免疫球蛋白。⑩卡氏肺孢子虫首选复方磺胺甲噁唑（SMZ + TMP），其中 SMZ 100mg/（kg·d）、TMP 20mg/（kg·d），口服或静脉滴注，q6h。替代：喷他脒 2～4mg/（kg·d），肌内注射；氯苯砜 100mg/d 联合 TMP 20mg/（kg·d），口服，q6h。早期恶化（48～72h）或改善后有恶化，应加强针对耐药菌或少见病原菌治疗。

重症肺炎抗菌治疗疗程通常为 7～10d，但对于多肺叶肺炎或肺组织坏死、空洞形成者，有营养不良及慢性阻塞性肺病等基础疾病和免疫性疾病或免疫功能障碍者、铜绿假单胞菌属感染者，疗程可能需要 14～21d，以减少复发可能。

2. 抗真菌治疗　根据患者临床情况选择经验性治疗、抢先治疗或针对性治疗的策略。目前应用的抗真菌药物有多烯类、唑类、棘白菌素类等。多烯类如两性霉素 B 虽然广谱、抗菌作用强，但毒性很大，重症患者难于耐受，近年研制的两性霉素 B 脂质体毒性明显减轻，且抗菌作用与前者相当。唑类如氟康唑、伊曲康唑及伏立康唑等，氟康唑常应用于白念珠菌感染，但对非白念珠菌及真菌疗效较差或无效；伏立康唑对念珠菌及真菌均有强大的抗菌作用，且可透过血 - 脑屏障。棘白菌素类如卡泊芬净，是通过干扰细胞壁的合成而起抗菌作用，具有广谱、强效的抗菌作用，与唑类无交叉耐药，但对隐球菌无效。对于病情严重、疗效差的真菌感染患者，可考虑联合用药，但需注意药物间的拮抗效应。抗真菌治疗的疗程应取决于临床治疗效果，根据病灶吸收情况而定，不可过早停药，以免复发。

3. 抗病毒治疗　抗病毒药物分为抗 RNA 病毒药物、抗 DNA 病毒药物及广谱抗病毒药物。

（1）抗 RNA 病毒药物：①M$_2$ 离子通道阻滞剂：这一类药物包括金刚烷胺（amantadine）和金刚乙胺（rimantadine），可通过阻止病毒脱壳及其核酸释放，抑制病毒复制和增殖。M$_2$ 蛋白为甲型流感病毒所特有，因而此类药物只对甲型流感病毒有抑制作用，用于甲型流感病毒的早期治疗和流行高峰期预防用药。但该类药物目前耐药率很高。②神经氨酸酶抑制剂：主要包括奥司他韦（osehamivir）、扎那米韦（zanamivir）和帕拉米韦（peramivir）。各型流感病毒均存在神经氨酸酶，此类药物可通过黏附于新形成病毒微粒的神经氨酸酶表面的糖蛋白，阻止宿主细胞释放新的病毒，并促进已释放的病毒相互凝聚、死亡。③阿比多尔（arbidol）：阿比多尔是一种广谱抗病毒药物，对无包膜及有包膜的病毒均有作用，其抗病毒机制主要是增加流感病毒构象转换的稳定性，从而抑制病毒外壳 HA 与宿主细胞膜的融合作用，并能穿入细胞核直接抑制病毒 RNA 和 DNA 的合成，阻断病毒的复制，另外还可能具有调节免疫和诱导干扰素的作用，增加抗病毒效果。④帕利珠单抗（palivizumab）：帕利珠单抗是一种 RSV 的特异性单克隆抗体，可用于预防呼吸道合胞病毒感染。

（2）抗 DNA 病毒药物：①阿昔洛韦（acyclovir）：又称无环鸟苷，属核苷类抗病毒药物，为嘌呤核苷衍生物，在体内可转化为三磷酸化合物，干扰病毒 DNA 聚合酶从而抑制病毒复制，故为抗 DNA 病毒药物。②更昔洛韦（ganciclovir）：又称丙氧鸟苷，为阿昔洛韦衍生物，其作用机制及抗病毒谱与阿昔洛韦相似。③西多福韦（cidofovir）：是一种新型开环核苷类抗病毒药物，与阿昔洛韦不同的是，该药只需非特异性病毒激酶两次磷酸化催化，即可转化为活性形式，故对部分无法将核苷转化成单磷酸核苷（核酸）的 DNA 病毒有效。西多福韦具有强抗疱疹病毒活性，对巨细胞病毒感染疗效尤为突出，可用于免疫功能低下患者巨细胞病毒感染的预防和治疗。

广谱抗菌药：①利巴韦林（ribavirin）：广谱抗病毒药物，其磷酸化产物为病毒合成酶的竞争性抑制剂，可抑制肌苷单磷酸脱氢酶、流感病毒 RNA 聚合酶和 mRNA 鸟苷转移酶，阻断病毒 RNA 和蛋白质合成，进而抑制病毒复制和传播。②膦甲酸钠（foscarnet sodium）：为广谱抗病毒药物，主要通过抑制病毒 DNA 和 RNA 聚合酶发挥其生物效应。

（三）抗休克治疗

感染性休克属于血容量分布异常的休克，存在明显的有效血容量不足，治疗上首先应进行充分的液体疗法，尽早达到复苏终点：中心静脉压 8 ~ 12cmH$_2$O、平均动脉压（MAP）≥65mmHg，尿量≥0.5mL/（kg·h），混合血氧饱和度（SvO$_2$）≥70%。在补充血容量后若血压仍未能纠正，应使用血管活性药物。根据病情可选择去甲肾上腺素等；若存在心脏收缩功能减退者，可联合应用多巴酚丁胺，同时应加强液体管理，避免发生或加重肺水肿，影响氧合功能及抗感染治疗效果。

（四）肾上腺糖皮质激素

肾上腺糖皮质激素具有稳定溶酶体膜，减轻炎症和毒性反应.抑制炎症介质的产生，对保护各个脏器功能有一定作用。常用甲泼尼龙，主张大剂量、短程（不超过 3d）治疗，必须在有效控制感染前提下应用，在感染性休克中，糖皮质激素的应用越早越好，在组织细胞严重损害之前应用效果尤佳，一般建议应用氢化可的松 200 ~ 300mg/d，分 2 ~ 3 次，疗程共 5 ~ 7d。

（五）呼吸支持

见急性肺损伤与急性呼吸窘迫综合征。

（六）加强营养支持

重症肺炎患者早期分解代谢亢进，目前建议补充生理需要量为主，过多的热量补充反而对预后不利，且加重心脏负荷。病情发展稳定后则需根据患者体重、代谢情况而充分补充热量及蛋白，一般补充热量 30 ~ 35kcal/kg，蛋白质 1 ~ 1.5g/kg。改善营养状态，有利于病情恢复及呼吸肌力增强、撤离呼吸机。

（七）维持或纠正重要器官功能

随着病情进展，重症肺炎可引起多器官功能损害，常见有肾、消化道、肝、内分泌、血液等器官或系统的功能损害，故在临床上应密切监测机体各器官功能状况。一旦出现器官功能受损，根据程度的不同而采用相应的治疗措施。

八、最新进展

（一）肺真菌病

多数学者认为肺真菌病以肺曲霉病最多见，而肺念珠菌病尤其是念珠菌肺炎和肺脓肿少见，其依据是国内外尸检结果极少发现真正意义的念珠菌肺炎。但纵观国内外文献，大多数的病原菌统计来自血液恶性肿瘤和造血干细胞移植的患者，由于这些患者存在粒细胞缺乏，曲霉感染率高是毋庸置疑的，但普通内科、呼吸科和 ICU 的患者，由于通常不存在粒细胞缺乏，其肺真菌病的种类一直缺乏可靠的流行病学资料。近年来在我国肺念珠菌病并不少见，仅次于肺曲霉病，由刘义宁教授牵头进行的我国第一项大规模的多中心研究结果显示，依据目前国内外公认的侵袭性真菌感染的确诊和临床诊断标准，在非血液恶性疾病患者中最终确定的位于前 7 位的肺真菌病依次为肺曲霉病 180 例（37.9%），肺念珠菌病 162 例（34.2%），肺隐球菌病 74 例（15.6%），肺孢子菌病 23 例（4.8%），肺毛霉病 10 例（2.1%），肺马内菲青霉病 4 例，组织胞质菌病 2 例，与肺曲霉病的比例非常接近。此外，肺隐球菌病的报道不断增多，尤其在南方。此次回顾性调查结果显示肺隐球菌病占第 3 位，达 15.6%，这与肺穿刺活检广泛开展有关。隐球菌病最常见病原为新型隐球菌，与其他肺真菌病比较，肺隐球菌病社区发病多，且大多不并发基础疾病和其他免疫功能低下等因素，发病年龄相对较轻，预后较好。侵袭性真菌感染的危险因素一般认为与血液恶性肿瘤和造血干细胞移植导致的粒细胞缺乏关系最为密切，这类患者发生感染时也最易想到真菌感染，但最近美国 1 000 多家医疗机构对 11 881 例侵袭性真菌感染患者的统计结果显示，最易发生侵袭性真菌感染的基础疾病患病群体中，COPD 占第 1 位（22.2%），其次是糖尿病（21.7%），第 3 位才是恶性血液病（9.6%），这提示临床医生尤其是内科及 ICU 医生应警惕 COPD 和糖尿病患者并发侵袭性肺真菌病，特别是肺曲霉病的风险。SMZ - TMP 一直是治疗卡氏肺孢子虫病的有效药物之一，但不良反应常见，且对磺胺类过敏的患者不能应用。二氢叶酸还原酶是甲氧苄啶和乙胺嘧啶的作用靶位，越来越多的卡氏肺孢子虫病患者该基因发生突变，临床医生应当密切监测患者对标准肺孢子菌治疗的反应，同时应不断研究新的药物治疗靶点。肺孢子菌细胞壁的主要成分是（1，3）－β－D－葡聚糖，卡泊芬净是（1，3）－β－D－葡聚糖合成酶抑制剂，因与 SMZ－TMP 作用机制不同，两者合用具有协同作用，所以，HIV 感染的患者发生卡氏肺孢子虫病时，可在 SMZ－TMP 标准治疗的基础上加用卡泊芬净，尤其是脏器功能不全且不能耐受 SMZ－TMP、克林霉素等抗肺孢子菌药物的患者，更适合选择安全性高的（1，3）－β－D－葡聚糖合成酶抑制剂。对于免疫健全宿主，建议给予口服氟康唑治疗，推荐起始予氟康唑 400mg/d，临床稳定后减量至 200mg/d，也可选择伊曲康唑 400mg/d，总疗程 6 个月，并随诊 1 年。对免疫缺陷宿主而言，多伴有脑膜炎、播散性病灶或症状较严重者，推荐使用两性霉素 B [0.7～1.0mg/（kg·d）] ＋氟胞嘧啶 [100mg/（kg·d）]，总疗程在 10 周左右。应用氟胞嘧啶治疗的患者，有条件者应根据血药浓度调整剂量。对于 AIDS 且 CD_4^+T 细胞计数＜200/μl、隐球菌感染已有播散病灶或累及中枢神经系统的患者，建议氟康唑 200mg/d 维持治疗并可无限期延长，直至 CD_4^+T 细胞计数＞200/μl，HIVRNA 持续 3 个月检测不到，患者病情稳定达 1～2 年。变应性支气管肺曲霉菌病（ABPA）是一种非侵袭性的过敏性疾病，治疗的目标是预防和治疗该病的急性加重，并预防肺纤维化的发生，系统性使用糖皮质激素是根本的治疗方法，推荐泼尼松（或其他等剂量糖皮质激素），起始剂量为 0.5mg/（kg·d），症状改善后逐渐减量。轻度急性发作可应用吸入糖皮质激素和支气管扩张药，白三烯受体调节剂作为辅助用药可能发挥一定的作用。

（二）呼吸道病毒感染

可引起呼吸道的感染病毒多达 100～200 余种，有 RNA 病毒和 DNA 病毒两种类型，其中最常见的致病病毒包括流感病毒、副流感病毒、呼吸道合胞病毒、腺病毒、鼻病毒及冠状病毒等。博卡病毒、麻疹病毒、水痘、疱疹病毒和巨细胞病毒等感染相对少见。但近年来，不断出现一些不同种类以感染呼吸道为主的新型高致病性病毒，如严重急性呼吸综合征冠状病毒、甲型 H_5N_1 人禽流感病毒、2009 年新甲型 H_1N_1 流感病毒和 2013 年甲型 H_7N_9 人禽流感病毒等，加之社会人口老龄化、器官移植、免疫抑制剂在免疫相关疾病中的应用、人类获得性免疫缺陷综合征发病率增加和病人数的累积等因素，使新发或再发呼吸道病毒感染的发病率不断增加，而且有些病毒感染所致的病死率极高。

（三）甲氧西林耐药的金黄色葡萄球菌

甲氧西林耐药的金黄色葡萄球菌（methicillin resistant staphylococcus aureus，MRSA）是引起医院相关性和社区相关性感染的重要致病菌之一，自 1961 年首次发现以来，其临床分离率不断增加，2010 年我国 10 个省市 14 所不同地区医院临床分离菌耐药性监测（CHINET）结果显示，临床分离出的 4 452 株金黄色葡萄球菌（以下简称金葡菌）中 MRSA 比例高达 51.7%，占革兰阳性球菌的第一位。MRSA 已是医院相关性感染最重要的革兰阳性球菌，国外已报道金葡菌（vancomycin resistant staphylococcus aureus，VRSA）对万古霉素耐药。而更令人震惊的是近年来世界各地不断报道危及生命的社区获得性 MRSA 感染，防治形势极为严峻。MRSA 肺炎（无论 HA－MRSA 还是 CA－MRSA 肺炎），推荐应用万古霉素、利奈唑胺或克林霉素治疗，疗程 7～21d。伴脓胸者，应及时引流。MRSA 非复杂性血流感染患者至少给予两周万古霉素或达托霉素静脉滴注，而对于复杂性血流感染者，依据感染的严重程度建议疗程 4～6 周。到目前为止全球共报道 9 株耐药金黄色葡萄球菌（VRSA），大量耐药监测数据显示万古霉素对 MRSA 仍保持很好的抗菌活性。

（四）鲍曼不动杆菌感染

鲍曼不动杆菌已成为我国院内感染的主要致病菌之一。根据 2010 年中国 CHINET 细菌耐药性监测网数据显示，我国 10 省市 14 家教学医院鲍曼不动杆菌占临床分离革兰阴性菌的 16.11%，仅次于大肠埃希菌与肺炎克雷白菌。首先明确了鲍曼不动杆菌的相关概念，如多重耐药鲍曼不动杆菌（multidrug resistant Acinetobacter baumannii，MDRAB）是指对下列 5 类抗菌药物中至少 3 类抗菌药物耐药的菌株，包括：抗假单胞菌头孢菌素、抗假单胞菌碳青霉烯类抗生素、含有 β－内酰胺酶抑制剂的复合制剂（包括哌拉西林/他唑巴坦、头孢哌酮/舒巴坦、氨苄西林/舒巴坦）、氟喹诺酮类抗菌药物、氨基糖苷类抗生素。广泛耐药鲍曼不动杆菌（Extensively Drug Resistant A. baumannii，XDRAB）是指仅对 1～2 种潜在有抗不动杆菌活性的药物［主要指替加环素和（或）多黏菌素］敏感的菌株。全耐药鲍曼不动杆菌（Pan Drug Resistant A. baumannii，PDRAB）则指对目前所能获得的潜在有抗不动杆菌活性的抗菌药物（包括多黏菌素、替加环素）均耐药的菌株。在治疗方面给予了指导性建议：非多重耐药鲍曼不动杆菌感染：可根据药敏结果选用 β-内酰胺类抗生素等抗菌药物；MDRAB 感染：根据药敏选用头孢哌酮/舒巴坦、氨苄西林/舒巴坦或碳青霉烯类抗生素，可联合应用氨基糖苷类抗生素或氟喹诺酮类抗菌药物等；XDRAB 感染：常采用两药联合方案，甚至 3 药联合方案。两药联合方案包括：①以舒巴坦或含舒巴坦的复合制剂为基础的联合以下一种：米诺环素（或多两环素）、多黏菌素 E、氨基糖苷类抗生素、碳青霉烯类抗生素等；②以多黏菌素 E 为基础的联合以下一种：含舒巴坦的复合制剂（或舒巴坦）、碳青霉烯类抗生素；③以替加环素为基础的联合以下一种：含舒巴坦的复合制剂（或舒巴坦）、碳青霉烯类抗生素、多黏菌素 E、喹诺酮类抗菌药物、氨基糖苷类抗生素。3 药联合方案有：含舒巴坦的复合制剂（或舒巴坦）＋多西环素＋碳青霉烯类抗生素、亚胺培南＋利福平＋多黏菌素或妥布霉素等。上述方案中，国内目前较多采用以头孢哌酮/舒巴坦为基础的联合方案如头孢哌酮/舒巴坦＋多西环素（静脉滴注）/米诺环素（口服）；另外含碳青霉烯类抗生素的联合方案主要用于同时并发多重耐药肠杆菌科细菌感染的患者；④PDRAB 感染：常需通过联合药敏试验筛选有效的抗菌药物联合治疗方案。

（五）肺炎支原体

肺炎支原体（MP）因无细胞壁而对 β-内酰胺类、万古霉素等作用于细胞壁生物合成的药物完全不敏感，但肺炎支原体含有 DNA 和 RNA 两种核酸，所以可选择干扰和抑制微生物蛋白质合成的大环内酯类抗生素（红霉素、螺旋霉素、交沙霉素、罗红霉素、阿奇霉素和克拉霉素等）；还可选择作用于核糖体 30s，阻止肽链延伸和细菌蛋白质合成、抑制 DNA 复制的四环素类抗生素（如多西环素、米诺环素等）和抑制 DNA 旋转酶并造成染色体不可逆损害以阻断 DNA 复制的喹诺酮类抗菌药物（如诺氟沙星、环丙沙星、左氧氟沙星、吉米沙星和莫西沙星等）。北京朝阳医院报道：67 例流动人员成人肺炎支原体肺炎，大环内酯类耐药高达 69%。冯学威等的调查显示，与喹诺酮类相比，大环内酯类抗生素对支原体肺炎的治疗整体疗效不佳，表现为治疗疗程延长、发热及呼吸道症状改善缓慢、影像吸收延迟，与同类抗生素疗效的比较显示，阿奇霉素和红霉素疗效相仿，左氧氟沙星和莫西沙星之间的疗效比较，差异无统计学意义。但 Goto 最近报道，克拉霉素治疗成人肺炎支原体肺炎有效率达 96.8%。

（邓文斌）

第二节　哮喘急性危重发作

一、概述

支气管哮喘（哮喘）是常见慢性呼吸道疾病，具有反复急性发作的特点，严重发作可威胁生命。哮喘发病率各地不一（20%～30%），但均有不断增高趋势。20 世纪 90 年代世界卫生组织哮喘全球防治创议（CINA）曾发布"哮喘防治策略"，之后并曾多次修订，对推动和规范哮喘防治，减轻和减少反复急性发作，提高生活质量，起到一定作用。许多国家和地区亦参照该文件，根据各自的具体条件制定相应指南。我国于 2003 年发布新修订的"支气管哮喘防治指南"，对哮喘急性发作期的治疗较以往版本有更详细的阐述。虽然哮喘治疗策略不断完善，哮喘治疗药物不断发展，但是哮喘的死亡率仍高，估计全球哮喘死亡人数达 180 000 人/年。英国哮喘死亡率为（3.5～4.0）/100 000 人口，而挪威则达 101 100 000 人口。患者多死于哮喘急性高危发作。提高急性重危发作的救治水平，避免或减低因哮喘急性发作所致死亡，是当前关注的课题。

哮喘急性重危发作有 2 种类型，即：①哮喘急性发作，经常规治疗无效，症状进行性加重，最终危及生命。②哮喘急性重度发作，在数小时甚至数分钟内心肺骤停，导致死亡（哮喘猝死）。发生原因往往与患者对哮喘认识不足，以及对规范化长期计划治疗依从性差有关。因此，推行哮喘规范化治疗防治，加强患者教育宣传，增加治疗依从性，至关重要。另一方面加强对哮喘急性发作严重程度客观评价和及时正确地抢救治疗措施，降低急性高危发作的病死率，甚为关键。

二、哮喘急性重危发作的触发因素

重症哮喘形成的原因较多，发生机制也较为复杂，哮喘患者发展成为重症哮喘的原因往往是多方面的。作为临床医生在抢救重症哮喘患者时应清醒地认识到，若要有效地控制病情，除对重症哮喘进行及时的诊治外，寻找每个患者发展成重症哮喘的病因并排除是非常重要的。目前已基本明确的病因主要有以下几点：

（一）变应原或其他致喘因素持续存在

哮喘是由于支气管黏膜感受器在特定的刺激后发生速发相及迟发相反应而引起支气管痉挛、气道炎症和气道高反应性，造成呼吸道狭窄所致。如果患者持续吸入或接触变应原或其他致喘因子（包括呼吸道感染），可导致支气管平滑肌的持续痉挛和进行性加重的气道炎症，上皮细胞剥脱并损伤黏膜，使黏膜充血水肿、黏液大量分泌甚至形成黏液栓，加上气道平滑肌极度痉挛，可严重阻塞呼吸道，引起哮喘持续状态而难以缓解。

（二）β_2 受体激动剂的应用不当和（或）抗感染治疗不充分

目前已证实，哮喘是一种气道炎症性疾病，因此抗感染药物已被推荐为治疗哮喘的第一线药物。然而，临床上许多哮喘患者长期以支气管扩张剂为主要治疗方案，抗感染治疗不充分或抗炎治疗药物使用不当，导致气道变态反应性炎症未能有效控制，使气道炎症日趋严重，气道高反应性加剧，哮喘病情日益恶化。而且长期盲目地大量应用自 β_2 激动剂，可使自 β_2 受体发生下调，导致其"失敏"。在这种情况下突然停止用药可造成气道反应性显著增高，从而诱发危重哮喘。

（三）脱水、电解质紊乱和酸中毒

哮喘发作时，患者出汗多和张口呼吸使呼吸道丢失水分增多；吸氧治疗时，加温湿化不足；氨茶碱等强心、利尿药使尿量相对增加；加上患者呼吸困难，饮水较少等因素。因此，哮喘发作的患者常存在不同程度的脱水。因而造成组织脱水，痰液黏稠，形成无法咳出的黏液痰栓，广泛阻塞中小气道，加重呼吸困难，导致通气功能障碍，形成低氧血症和高碳酸血症。同时，由于缺氧、进食少，体内酸性代谢产物增多，可并发代谢性酸中毒。在酸中毒情况下，气道对许多平喘药的反应性降低，进一步加重哮喘病情。

（四）突然停用激素，引起"反跳现象"

某些患者因对一般平喘药无效或因医生治疗不当，长期反复应用糖皮质激素，使机体产生依赖性或耐受性，一旦某种原因如缺药、手术、妊娠、消化道出血、糖尿病或治疗失误等导致突然停用糖皮质激素，可使哮喘不能控制并加剧。

（五）情绪过分紧张

患者对病情的担忧和恐惧一方面可通过皮层和自主神经反射加重支气管痉挛和呼吸困难。另一方面昼夜不眠，使患者体力不支。此外，临床医师和家属的精神情绪也会影响患者，促使哮喘病情进一步的恶化。

（六）理化因素和因子的影响

有些报道发现一些理化因素如气温、湿度、气压、空气离子等，对某些哮喘患者可产生不同程度的影响，但迄今为止机制不清楚。有人认为气候因素能影响人体的神经系统、内分泌体液中的 pH 值、钾与钙的平衡及免疫机制等。空气中阳离子过量也可使血液中钾与钙起变化，导致支气管平滑肌收缩。

（七）有严重并发症或伴发症

如并发气胸、纵隔气肿或伴发心源性哮喘发作、肾功能衰竭、肺栓塞或血管内血栓形成等均可使哮喘症状加重。

三、哮喘急性发作的病理生理

哮喘急性发作时，常常有气道炎症的加重，黏膜及黏膜下组织水肿、充血，嗜酸性粒细胞等炎症细胞浸润，支气管平滑肌肥厚与痉挛，气道狭窄和肺泡过度膨胀。哮喘严重发作时，还可见广泛的支气管细支气管内充满大量黏稠的黏液栓。气道的炎症加重和狭窄，导致气道阻塞，通气功能下降。广泛的气道内黏液栓可使阻塞持续并不断加重，通气功能严重降低。

哮喘轻度发作时，通气功能轻度受损，患者通过增加呼吸频率和幅度来增加通过量，肺血流量代偿性增加，以与充气增加的肺泡保持通气和血流比例不变，随着哮喘发作的加重，气道阻力进一步增加，通气功能障碍加重，峰值呼气流速（PEF）和第一秒用力呼气流量（FEV_1）逐渐下降。由于患者为呼气性呼吸困难，呼气时下肺区气道提前关闭，气流受限，吸入气量多于呼出气量，肺泡气体潴留，肺泡过度充气膨胀，使功能残气量，残气量和肺总量，以及残气占肺总量百分比增加或显著增加。哮喘严重发作时，患者在高功能残气量下进行呼吸，其潮气量处于肺的压力容积曲线平坦段，要以较大的经肺压方能得到足够的潮气量，因此要增加呼吸功，易使呼吸肌发生疲劳。

同时，哮喘急性发作状态下肺内各区域气道阻塞程度不一，不同区域肺泡气体滞留的量不同，使吸入气在肺内分布不均。由于各部位肺泡内压不等，对肺泡周围毛细血管血流灌注产生的压力不同，肺内血流分布也不均，这些变化利用核素扫描均已得到证实。肺内吸入气体分布不均和血流灌注不均导致通气与血流比例失调，引起低氧血症。当有黏液栓阻塞一部分气道，引起肺小叶不张，可加重通气与血流比例失调，增加肺内分流，并使肺内弥散面积减少，气体弥散量下降，进而加重低氧血症。低氧血症可刺激颈动脉窦和主动脉体化学感受器，使呼吸加深加快。哮喘急性发作初期，通气代偿性增加，可使二氧化碳（CO_2）排出增加，出现动脉血 $PaCO_2$ 下降（低碳酸血症）。但随着气道阻塞加重，气道陷闭，肺泡通气不足和通气血流比例失调加重，以及由于肺高度膨胀时，呼吸肌不仅要克服肺的弹性回缩力，还要克服胸廓的弹性回缩为，呼吸功明显增加，长时间必然发生呼吸疲劳。使低氧血症进一步加重，并出现 CO_2 潴留（高碳酸血症），表现为呼吸性酸中毒及混合性酸中毒。

在重度和危重型哮喘，由于气道陷闭和肺过度充气，吸气时胸腔负压加大，右心回心血流量增加，右心室充盈压升高，呼气时胸腔压力增高，过度充气的肺泡压迫肺泡间毛细血管，使肺血管阻力增加，导致肺动脉高压。同时，右心室充盈压增高使室间隔左移，左心室充盈不足，在吸气相胸腔负压的情况下，心脏收缩期左心排出量下降，造成吸气相收缩压明显下降，出现奇脉。

四、哮喘急性发作的临床特征

（一）临床表现

哮喘急性发作时的症状有呼吸困难、喘息、咳嗽、胸闷，中至重度发作者不愿或不能平卧，心情焦躁、烦躁不安、大汗淋漓、讲话不连贯，平时所用支气管舒张剂的剂量和次数增加。如果是由呼吸道感染诱发的哮喘发作，则有相应症状如流涕、咽痛、声嘶、咳痰，痰为黏脓性或脓性状。体格检查时可见患者呼吸频率增快（严重时 >30 次/min），呼吸窘迫，喘鸣，由于肺过度充气使胸廓前后径增大，运动幅度下降、辅助呼吸肌参与工作（胸锁乳突肌收缩、三凹征）、两肺听诊可闻哮鸣音，呼气延长，亦可有干啰音，心率增快。哮喘发作加重可出现奇脉，吸气相收缩压下降（≥10mmHg），奇脉明显（≥25mmHg）时多为重症哮喘。当出现发绀时，提示哮喘病情已属危重。此外，两肺哮鸣音消失和奇脉消失，除可能是经治疗病情改善的表现外，亦可以是病情极度恶化和危重的征象，须高度警惕，危重型哮喘气道内若有广泛的黏液栓塞和呼吸肌衰竭，可使两肺哮鸣音消失，称为"沉默胸（silent chest）"，同时还有胸腹矛盾运动，心动徐缓和意识障碍，如嗜睡、昏迷。

（二）实验室及相关检查

1. 实验室检查 患者血清与痰中嗜酸性粒细胞及其活性产物如嗜酸细胞阳离子蛋白（ECP）含量

增加。呼出气中一氧化氮水平升高，及尿中白三烯代谢产物（LTE_4）水平增高反映了气道炎症加重，在急性发作期更为明显。同时应检测血清钾和血糖，大剂量使用 β_2 受体激动剂和糖皮质激素，以及患者有脱水和呼吸性碱中毒可引起低钾血症。全身使用糖皮质激素可引起血糖升高。

2. 肺功能测定　PEF 和 FEV_1 为最常用于诊断哮喘急性加重的肺功能指标。根据 PEF 和 FEV_1 下降的绝对值或占预计值的百分比来诊断并判断哮喘发作的严重程度，并可在使用支气管舒张剂治疗后，根据 PEF 或 FEV_1 的改善程度，来评估患者对治疗的反应，判断病情的严重性及预后，并以此来决定患者是否需住院治疗。

3. 动脉血气测定　在哮喘发作早期或轻度发作，动脉血气是正常的（Ⅰ期）。呼吸急促和情绪焦虑紧张使通气过度，出现低碳酸血症（呼吸性碱中毒）（Ⅱ期）。如果气道阻塞加重，呼吸肌疲劳，则 $PaCO_2$ 回至正常，称 $PaCO_2$ 假性正常（pseudo normalization of $PaCO_2$），同时有 PaO_2 下降（Ⅲ期）。随着病情进展变得危重时，通气严重不足将导致 CO_2 潴留（呼吸性酸中毒），PaO_2 进一步降低，此时为Ⅱ型呼吸衰竭（Ⅳ期）。

哮喘急性发作时，如一直在进行肺功能（PEF 或 FEV_1）监测则并不需要常规测定动脉血气。但如患者气道阻塞症状严重或进行性恶化，必须做出将患者收住医院的决定时，应测定动脉血气。脉氧仪具有移动方便，可无创和持续监测的优点，尽管不能测定 $PaCO_2$，但也可依据 SaO_2 来判断有无缺氧及呼吸衰竭的发生。

4. 其他　X 线胸片检查显示两肺过度充气，当有黏液栓塞时可有灶性肺不张。有时危重型哮喘的原因为并发气胸和纵隔气肿，通过胸片可被检出。胸片还可发现并发的肺部感染。心电图检查可示窦性心动过速，严重哮喘发作时由于肺动脉高压使右心室负荷增大和两肺过度充气压迫心脏，心电图可表现有右心室肥厚和心脏显著顺钟向转位，此类心电图改变在哮喘完全缓解后可恢复。

多数哮喘患者的肺功能是在几天内逐渐恶化的，但也有少数患者的哮喘急性发作病情演变迅速，在几分钟到数小时内即可出现呼吸、循环衰竭危象。因此有人将发生急性呼吸衰竭的哮喘分成两类，即急性严重哮喘和急性窒息性哮喘。

五、哮喘急性发作严重程度客观评估

哮喘急性重危发作的病死率约 1%~2%。正确估计病情严重度，及时正确治疗措施是成功救治的关键。对哮喘急性发作严重程度认识不足是影响预后的重要原因之一。患者往往习惯急性发作时在家自行吸入支气管舒张剂以缓解症状，并且治疗无效或疗效不持久时反复使用，忽视对每次急性发作严重程度的自我评估，亦很少意识到哮喘急性发作可能威胁生命，以致延误就医。医务人员在诊治患者时亦可能忽视必要的检查和客观地评估，造成对发作严重程度估计不足。应详细询问病史，包括过去发作情况和近期用药情况，全面体检和必要的化验检查，尤应重视动脉血氧分析。"支气管哮喘防治指南"对哮喘病情的评估分两部分，即：①治疗前和治疗期间哮喘病情严重程度分级。②哮喘急性发作时病情的严重程度分级，见表 5-1。

表 5-1　哮喘急性发作时病情严重程度的分级

临床特点	轻度	中度	重度	危重
气短	步行、上楼时	稍事活动	休息时	
体位	可平卧	喜坐位	端坐呼吸	
讲话方式	连续成句	单词	单字	不能讲话
精神状态	可有焦虑，尚安静	时有焦虑或烦躁	常有焦虑、烦躁	嗜睡或意识模糊
出汗	无	有	大汗淋漓	
呼吸频率	轻度增加	增加	常 >30 次/min	
辅助呼吸肌活动及三凹征	常无	可有	常有	胸腹矛盾运动
哮鸣音	散在，呼吸末期	响亮、弥漫	响亮、弥漫	减弱乃至无

续　表

临床特点	轻度	中度	重度	危重
脉率（次/min）	<100	100~120	>120	脉率变慢或不规则
奇脉	无，<10mmHg	可有，10~25mmHg	常有，>25mmHg	无，提示呼吸肌疲劳
使用 β_2 激动剂后 PEF 预计值或个人最佳值%	>80%	60%~80%	<60% 或 <100L/min 或作用时间 <2h	
PaO_2（吸空气，mmHg）	正常	≥60	<60	
$PaCO_2$（mmHg）	<45	≤45	>45	
SaO_2（吸空气，%）	>95	91~95	≤90	
pH			降低	

　　急性发作时除按照临床表现进行分级外，并根据动脉血气分析作为分级的量化指标：①轻度：PaO_2（吸空气）正常或轻度降低，$PaCO_2$ <45mmHg，SaO_2（吸空气）>95%。②中度：PaO_2（吸空气）≥60mmHg，$PaCO_2$ ≤45mmHg，SaO_2（吸空气）91% ~ 95%。③重度 PaO_2（吸空气）≤60mmHg，$PaCO_2$ >45mmHg，SaO_2（吸空气）≤90%。动脉血气分析的动态变化能较准确地反映病情。当 PaO_2 进一步降低而 $PaCO_2$ 由"轻度"时因过度通气而降低，以后因气道阻塞加重和发生呼吸肌疲劳，肺通气量不足，因此 PaO_2 进一步降低，而 $PaCO_2$ 由降低而逐步增高，最终因体内二氧化碳潴留，$PaCO_2$ 明显增高，而发生通气衰竭，病情危重，有生命危险，须及时抢救。传统上认为哮喘持续状态表示病情危重，但是哮喘持续状态的定义为哮喘持续 >24h，药物治疗无效，症状进行性加重。该定义缺乏客观量化指标，而且将时间限定在 24h 以上不够合理，因为哮喘急性重危发作可在数小时内危及生命，拘泥于时间标准，可能延误治疗。

六、哮喘急性重危发作的治疗

（一）一般综合治疗

　　1. 氧疗　重症哮喘常有不同程度的低氧血症存在，因此原则上都应吸氧。吸氧流量为1 ~ 3L/min，吸氧浓度一般不超过40%。此外，为避免气道干燥，吸入的氧气应尽量温暖湿润。

　　2. β_2 受体激动剂　短效 β_2 受体激动剂吸入治疗药物能直接兴奋气道平滑肌和肥大细胞 β_2 受体，舒张气道平滑肌，缓解喘息症状。

　　对于重症哮喘患者不宜经口服或直接经定量气雾剂（MDI）给药，因为此时患者病情重，无法深吸气、屏气，也不能协调喷药与呼吸同步。因此传统的压力型定量气雾剂（PMDI）和干粉吸入剂并不适用。可供选择的给药方式包括：

　　（1）持续雾化吸入：以高流量氧气（或压缩空气）为动力，雾化吸入 β_2 受体激动剂。一般情况下，成人每次雾化吸入沙丁胺醇或特布他林雾化溶液 1 ~ 2mL，12 岁以下儿童减半，在第 1h 内每隔 20min 重复一次。中高档呼吸机一般配备可进行雾化吸入的装置，故对于插管的危重患者，雾化吸入也可经呼吸机相连的管道给药。

　　（2）借助储雾罐使用 MDI 给予自 β_2 受体激动剂，每次 2 喷，必要时在第 1 个小时内每隔 20min 可重复一次。

　　（3）静脉或皮下给药：沙丁胺醇 0.5mg（或特布他林宁 0.25mg）皮下注射，以后再将沙丁胺醇 1mg 加入 100mL 液体内缓慢滴注（每分钟约 2 ~ 8μg）。无心血管疾病的年轻患者可皮下注射 1：1 000 肾上腺素 0.3mL，1h 后可重复注射一次。注意：高龄患者、患有严重高血压病、心律失常的患者或成人心率超过 140 次/min 时应慎将 β_2 受体激动剂静脉或皮下使用。此外尚应注意患者可能在来院前已反复自行使用短效 β_2 受体激动剂 PMDI 或干粉吸入治疗，导致呼吸道 β_2 受体功能下降，若继续使用大剂量雾化吸入剂非但无效，反可能增加不良反应的发生。

　　3. 糖皮质激素的应用　是最有效的抗变态反应炎症药物。哮喘急性重危发作患者因严重支气管平滑肌痉挛和气道变应性炎症而引起支气管广泛阻塞，若单用短效 β_2 激动剂或茶碱等支气管舒张剂，仅能暂时缓解症状，但未能有效控制气道变应性炎症，因此随病情发展，气道阻塞症状复现，且更严重，甚至引起死亡，应该根据病情，及早联合使用糖皮质激素口服或滴注。目前认为对哮喘急性重危发作应及早全身应用糖皮质激素与支气管舒张剂作联合治疗，因为糖皮质激素抗炎作用起效较慢，通常需经 $4 \sim 6h$ 才起显效。因此两者联合使用可以达到即时舒张支气管平滑肌，并继而控制气道变应性炎症的作用。若按传统方法先用支气管舒张剂治疗无效后才用糖皮质激素治疗，则病情已进一步加重，失去早期有效治疗的机会。建议对哮喘急性重危发作或过去急性发作时曾用糖皮质激素治疗，以及近期口服糖皮质激素者应及时联合使用糖皮质激素和支气管舒张剂。

一旦确诊患者为重症哮喘，就应在应用支气管扩张剂的同时，及时足量从静脉快速给予糖皮质激素。糖皮质激素全身治疗的建议剂量为琥珀酸氢化可的松 $400 \sim 1\,000mg/$ 天，或甲基强的松龙 $80 \sim 160mg/$ 天，也可用地塞米松 $5 \sim 10mg$ 静脉注射，每 6h 可重复一次。无糖皮质激素依赖者，可在短期内（$3 \sim 5$ 天）停药，有糖皮质激素依赖倾向者，应延长给药时间，待症状控制后，改为口服给药，并逐渐减少激素用量。地塞米松虽然抗炎作用较强，但由于在血浆和组织中半衰期长，对脑垂体肾上腺轴的抑制时间长，故应尽量避免使用，或仅短时间使用。

4. 静脉给予氨茶碱　首剂量氨茶碱 0.25g 加入 100mL 葡萄糖液中静滴或静推（不少于 20min），继而以 $0.5 \sim 0.8mg/$（$kg \cdot h$）的速度作静脉持续滴注，建议成人每日氨茶碱总量不超过 1g。由于茶碱治疗域狭窄，茶碱代谢有较大个体差异，因此对于老年人、幼儿及肝肾功能障碍、甲亢或同时使用西咪替丁、喹诺酮或大环内酯类抗生素等药物者，应监测氨茶碱血药浓度，使血药浓度维持 $6 \sim 15mg/L$ 以保有效和安全，严重不良反应包括心律失常和血压下降，甚至死亡。

5. 抗胆碱能药物　吸入抗胆碱能药物，如溴化异丙托品，可阻断节后迷走神经传出支，通过降低迷走神经张力而舒张支气管，其扩张支气管的作用较 β_2 受体激动剂弱，起效也较缓慢，但不良反应很少。可与 β_2 受体激动剂联合吸入治疗，使支气管扩张作用增强并持久。尤其适用于夜间哮喘及痰多的患者。可用定量吸入器（MDI），每次 $2 \sim 3$ 喷，每日 3 次，或用 $100 \sim 150\mu g/mL$ 的溶液 $3 \sim 4mL$ 加入雾化器持续雾化吸入。

6. 纠正脱水　重症哮喘患者由于存在摄水量不足，加之过度呼吸及出汗，常存在不同程度的脱水，使气道分泌物黏稠，痰液难以排出，影响通气，因此补液有助于纠正脱水，稀释痰液，防治黏液栓形成。根据心脏及脱水情况，一般每日输液 $2\,000 \sim 3\,000mL$。

7. 积极纠正酸碱失衡和电解质紊乱　重症哮喘时，由于缺氧、过度消耗和入量不足等原因易于出现代谢性酸中毒，而在酸性环境下，许多支气管扩张剂将不能充分发挥作用，故及时纠正酸中毒非常重要。建议在 pH < 7.2 时可使用碱性药物，每次 5% 碳酸氢钠溶液 150mL 静脉滴注。如果要立即实施机械通气，补碱应慎重，以避免过度通气又造成呼吸性碱中毒。由于进食不佳和缺氧造成的胃肠道反应，患者常伴呕吐，常出现低钾、低氯性碱中毒，故应予以补充。

8. 针对诱发发作的因素和并发症或伴发症进行预防及处理　如及时脱离致敏环境；对于感染导致哮喘加重的患者，应积极针对性的抗感染治疗，包括使用抗生素，但抗生素的使用不能泛滥，除非有证据表明患者存在有肺部细菌性感染，否则不提倡常规使用抗生素。另外，也应对危重哮喘并发症或伴发症进行预防及处理，包括心律失常、颅内高压、脑水肿、消化道出血等。

（二）重症哮喘的机械通气治疗

对哮喘急性重危发作、出现急性呼吸衰竭者应作通气支持治疗。鼻（面）罩等非创伤性通气方式使用方便，有利于早期进行机械通气治疗，但神志障碍、自主呼吸弱者不宜使用。对无创通气治疗无效或不宜作无创通气治疗者，应及时采取有创（经口、鼻气管插管或气管切开插管）机械通气治疗，以挽救患者于垂危。

哮喘患者行机械通气的绝对适应证为心跳呼吸骤停，呼吸浅表伴神志不清或昏迷。一般适应证为患者具有前述临床表现，经氧疗、全身应用糖皮质激素、支气管舒张剂等药物治疗后，临床表现仍继续恶化，尤其是 PaO_2 进一步降低，而 $PaCO_2$ 进行性升高，甚至 >45mmHg 伴酸中毒者，应及时使用辅助机械通气治疗。

1. 非侵入性正压通气（NIPPV） 由于气管插管具有一定的并发症，且气道阻力可明显增加，重症哮喘者应尽早应用鼻或口（鼻）面罩机械通气。最理想的是先使用简易呼吸囊随患者的呼吸进行较高氧浓度的人工辅助呼吸，待患者适应，酸中毒缓解后再行呼吸机辅助通气，则更为安全。现提倡持续气道正压通气（CPAP）联合压力支持通气（PSV），也称为双水平正压通气（BiPAP）。其方法为：起始 CPAP 水平为 0，PSV 为 $10cmH_2O$。患者逐渐适应后，调节 CPAP 为 $5cmH_2O$，以后 PSV 逐步增加以达到最大呼气潮气量（VT）≥7mL/kg，呼吸频率 <25 次/min。但问题在于：①在危重哮喘，紧扣面罩，患者常觉憋气更严重而不能耐受。②由于患者呼吸频率快、焦虑烦躁，人机协调不好。③胃肠胀气时增加胃内容物吸入的危险性。④张口呼吸时，易出现气道分泌物干燥。另外，面罩不利于分泌物清除。⑤不利于气道给药。

下列情况不宜进行 NIPPV：

（1）收缩血压 <90mmHg 或应用升压药物。

（2）心电图显示心肌缺血或严重心律失常。

（3）昏迷、抽搐或需建立人工气道以清除分泌物。

（4）危及生命的低氧血症。

2. 气管插管进行机械通气 对无创通气治疗无效或不宜作无创通气治疗者，应及时采取有创（经口、鼻气管插管或气管切开插管）机械通气治疗，以挽救患者于垂危。

推荐经口气管插管，理由是：经口插管相对容易，操作快，必要时给予镇静剂后再操作。经口气管插管口径相对较大，有利于减少阻力并便于吸痰。再者，哮喘插管上机时间一般较短，无须长期进行口腔护理。

为避免肺过度膨胀，甚至造成气压伤，故目前多主张低通气、低频率、可允许性高碳酸血症（PHC）的通气策略。虽然各类文献中并未阐明最高安全的 $PaCO_2$ 及最低安全的 pH 范围，但许多报道指出，$PaCO_2$ 80~100mmHg 及 pH 值为 7.15 要比由于过高的通气压力所造成的肺损伤更为安全。也有学者认为，PHC 时主要注意的应当是 pH 值，而并非 $PaCO_2$ 的水平。呼吸机的起始设置模式以容量控制通气（VCV）为宜，各参数可设置为：潮气量 8~10mL/min，频率 10~15 次/min，每分通气量 ≤115mL/kg（8~10L），呼气末正压（PEEP）=$0cmH_2O$，吸呼比 1:3.0 通过调整吸气流速，或采用流量触发（auto-flow）方式，在保持较合适的每分通气量的前提下，尽可能保持吸气末平台 <$30cmH_2O$。应强调 PHC 是为避免并发症的一个过渡阶段，待肺过度充气缓解，胸廓运动幅度增大，气道压力降低，则不必去追求允许性高碳酸血症的应用，所以要结合不同患者及其不同阶段的具体情况来妥善地应用机械通气。

3. 镇静剂、肌松剂的应用 对危重哮喘患者在使用气管插管或气管切开行机械通气时要重视镇静及肌松剂的应用。镇静剂能给患者以舒适感，防止人机对抗，降低氧耗和二氧化碳的产生。常用的镇静药物有安定、咪唑安定和异泊酚等。如安定常用剂量为 10mg 静脉注射；与安定比较，咪唑安定是一种快速和相对短效的药物，注射部位疼痛和血管刺激少，可比安定产生更舒适的催眠作用，同时产生明显的抗焦虑作用。咪唑安定达到中枢峰效应的时间为 2~4min，其消除半衰期约 2h，多采用连续输注给药，先静注负荷量 0.025~0.05mg/kg 后，以 1.0~2.0μg/（kg·min）维持。患者血压低时应慎用安定、咪唑安定。异泊酚具有起效快，过程平稳，不良反应少，镇静水平易于调节，此外，该药还有一定的支气管扩张作用，用法：连续输注给药约 50μg/（kg·min），可根据患者镇静状态进行调节。有时尽管已用镇静剂，但人机对抗仍未解决，造成气道高压，甚至 PaO_2 下降，此时需应用肌松剂，但肌松剂不宜时间太长，特别是在合并使用大剂量糖皮质激素治疗的危重哮喘患者，以免产生甾类肌松药综合征，导致撤机困难。

4. 关于机械通气的撤离 一旦气道阻力开始下降以及 $PaCO_2$ 恢复正常，镇静药及肌松剂已撤除，症状也明显好转，则应考虑撤机。

哮喘急性重危发作时经正确药物治疗病情可缓解，辅助机械通气治疗帮助患者避免因严重通气衰竭对生命的威胁，随着病情的好转，缺氧和 CO_2 潴留得到进一步纠正，并恢复正常，在数天内即可撤除辅助机械通气治疗，抢救成功率较高。但应注意正确操作，避免可能发生的机械通气并发症。

（三）重症哮喘的非常规治疗

1. 硫酸镁静脉滴注　其作用机制尚未明了，可能与降低细胞内钙浓度致气道平滑肌舒张及其镇静作用有关。常用的方法有：

（1）静注：25% 硫酸镁 5mL 加入 40mL 葡萄糖液中静脉注射，20min 左右推完。

（2）静滴：25% 硫酸镁 10mL 加入 5% 葡萄糖 250mL，滴速 30~40 滴/min。

使用该药时，应注意低血压、心跳减慢的发生。

2. 吸入氦氧混合气　氦气密度较低，能使哮喘时小气道狭窄及黏膜表面分泌物增多所引起的涡流减轻，从而减低气道阻力，减少呼吸功、氧耗和二氧化碳产量。此外，氦能加强 CO_2 的弥散，从而使单位时间内 CO_2 排出量增加。已有多个研究报道，气管插管或非气管插管哮喘患者伴高碳酸血症性呼吸衰竭时，在吸入氦氧混合气（氦浓度为 60%~80%）20min 内 $PaCO_2$ 显著降低，pH 增高。在治疗过程中需密切监测氧浓度。

七、重症哮喘的监护

重症哮喘能引起呼吸衰竭，如不及时纠正，还可并发心、脑、肝、肾等重要脏器功能衰竭，从而危及生命，此外，在插管进行机械通气时，还应警惕出现机械通气相关肺损伤。因此，在有条件的地方，呼吸重症监护室（RICU）是最好的抢救场所，它集中了有经验的专科医护人员和有关的抢救、监护设备。在重症哮喘患者床边进行连续、密切的生理学及病理学监测，包括及时观察病情变化、心肺等重要脏器的功能变化以及呼吸力学参数等变优，随时采取必要的加强治疗措施，可使患者生命得到最大限度的高质量的保证和支持。

八、重症哮喘的预后

对于哮喘发作前身体基础状况好的患者来说预后良好，而并发肺心病、严重肺部感染、中毒性心肌炎及伴有严重并发症的患者则预后不良。为了减少因延误治疗出现严重的并发症，建议在医疗条件允许的情况下，插管上机宜早不宜迟，当患者出现呼吸肌疲劳的迹象，估计 $PaCO_2$ 开始超过患者基础 $PaCO_2$ 值时，就应准备插管上机，以免失去最佳抢救时机。

（邓文斌）

第三节　急性肺栓塞

一、基本概念

肺栓塞（pulmonary embolism，PE）是以各种栓子阻塞肺动脉系统为其发病原因的一组疾病或临床综合征的总称，包括肺血栓栓塞症（pulmonary thrombo embolism，PTE）、脂肪栓塞、羊水栓塞、空气栓塞、肿瘤栓塞及细菌栓塞等。

PTE 为来自静脉系统或有心的血栓阻塞肺动脉或其分支所致的疾病，以肺循环障碍和呼吸功能障碍为其主要特征。PTE 是最常见的 PE 类型，通常所称的 PE 即指 PTE。PE 所致病情的严重程度取决于以上机制的综合和相互作用：栓子的大小和数量、多个栓子的递次栓塞间隔时间、是否同时存在其他心肺疾病、个体反应的差异及血栓溶解的快慢对发病过程有重要影响。肺动脉发生栓塞后，若其支配区的肺组织因血流受阻或中断而发生坏死，称为肺梗死（pulmonary infarction，PI）。

引起 PTE 的血栓主要来源于深静脉血栓形成（deep venous thrombosis，DVT）。PTE 常为 DVT 的并发症。PTE 与 DVT 共属于静脉血栓栓塞症（venous thrombo embolism，VTE），为 VTE 的两种类别。

急性 PE 是指深静脉血栓等栓子突然脱落进入肺循环，造成肺动脉较广泛阻塞，可引起肺动脉高压，至一定程度导致有心失代偿，右心扩大，出现急性肺源性心脏病。临床上常表现为呼吸困难、胸痛、咯血，严重者可以导致猝死。

PTE 和 DVT 近数十年已经超过感染性疾病和肿瘤，成为全球性的重要医疗保健问题，其发病率较高，病死率也高。西方国家 DVT 和 PTE 的年发病率分别约为 1.0‰ 和 0.5‰。在美国，VTE 的年新发病例数约为 20 万，其中 1/3 为 PE，成为美国的第 3 位死亡原因，未经治疗的 PTE 的病死率为 25% ~ 30%。由于 PTE 发病和临床表现的隐匿性和复杂性，对 PTE 的漏诊率和误诊率普遍较高。近年来随着 PE 指南及各种专家共识发表和普及，PE 不再是少见病，普遍受到临床医生尤其是骨外科、神经内科等科室医务人员的重视。随着国人出行增多，临床也出现了所谓的经济舱综合征和旅行者血栓形成等新型 PE 名称。

二、常见病因

任何可以导致静脉血液淤滞、静脉系统血管内皮损伤和血液高凝状态的因素都可以导致 DVT，而 DVT 是急性 PE 的主要原因。DVT 危险因素包括原发性和继发性两类。

原发性危险因素由遗传变异引起，可导致参与抗凝、凝血、纤溶的抗凝蛋白缺乏和凝血因子活性异常增强，包括抗凝血酶缺乏、先天性异常纤维蛋白原血症、血栓调节因子异常、高同型半胱氨酸血症、抗心磷脂抗体综合征、纤溶酶原激活物抑制因子过量、Ⅻ 因子缺乏、Ⅴ 因子 Leiden 突变、纤溶酶原缺乏、纤溶酶原不良血症、蛋白 S 缺乏、蛋白 C 缺乏等，常以反复静脉血栓形成和 PE 为主要临床表现。

继发性危险因素是指后天获得的易发生 DVT 和 PTE 的多种病理和病理生理改变。包括血小板异常、克罗恩病、脊髓损伤、充血性心力衰竭、外科手术后、急性心肌梗死、恶性肿瘤、肿瘤静脉内化疗、肥胖、脑卒中、因各种原因的制动/长期卧床、肾病综合征、长途航空或乘车旅行、中心静脉插管、口服避孕药、慢性静脉功能不全、真性红细胞增多症、吸烟、高龄、巨球蛋白血症、妊娠/产褥期、植入人工假体、静脉注射毒品等。

三、发病机制

各种栓塞物如静脉血栓等通过学液循环进入肺循环，阻塞肺动脉主干或其分支，产生机械梗阻，并通过神经体液因素产生一系列继发病理生理学变化。

1. 血流动力学异常 栓子阻塞肺动脉及其分支达一定程度后，通过机械阻塞作用，加之神经体液因素和低氧所引起的肺动脉收缩，导致肺循环阻力增加、肺动脉高压；右心室后负荷增高，右心室壁张力增高，至一定程度引起急性肺源性心脏病、右心室扩大，可出现右心功能不全，回心血量减少，静脉系统瘀血；右心扩大致室间隔左移，使左心室功能受损，导致心排出量下降。

外周 DVT 后脱落，随静脉血流移行至肺动脉内，形成肺动脉内血栓栓塞，体循环低血压或休克；主动脉内低血压和右心房压升高，使冠状动脉灌注压下降，心肌血流减少，特别是右心室内膜下心肌处于低灌注状态，加之 PTE 时心肌耗氧增加，可致心肌缺血，诱发心绞痛。

若急性 PTE 后肺动脉内血栓未完全溶解，或反复发生 PTE，则可能形成慢性血栓栓塞性肺动脉高压，继而出现慢性肺源性心脏病、右心代偿性肥厚和右心衰竭。

2. 呼吸功能异常 栓塞部位的肺血流减少，肺泡无效腔量增大；肺内血流重新分布，通气/血流比例失调；右心房压升高，可引起功能性闭合的卵圆孔开放，产生心内右向左分流；神经体液因素可引起支气管痉挛；栓塞部位肺泡表面活性物质分泌减少；毛细血管通透性增高，间质和肺泡内液体增多或出血；肺泡萎陷，呼吸面积减小；肺顺应性下降，肺体积缩小，并可出现肺不张；如累及胸膜，则可出现胸腔积液。以上因素导致呼吸功能不全，出现低氧血症、代偿性过度通气（低碳酸血症）或相对性低肺泡通气。

3. 肺梗死 当肺动脉阻塞时，被阻塞远端肺动脉压力降低，富含氧的肺静脉血可逆行滋养肺组织，同时由于肺组织接受肺动脉、支气管动脉和肺泡内气体弥散等多重氧供，故 PTE 时较少出现肺梗死。

如存在基础心肺疾病或病情严重，影响到肺组织的多重氧供，则可能导致肺梗死。

四、临床特征

急性 PE 临床表现多种多样，临床表现主要取决于栓子的大小、数量、栓塞的部位及患者是否存在心、肺等器官的基础疾病。较小栓子可能无任何临床症状，较大栓子可引起呼吸困难、发绀、昏厥、猝死等。有时昏厥可能是急性 PE 的唯一或首发症状，不同病例常有不同的症状组合，但均缺乏特异性。各病例所表现症状的严重程度亦有很大差别，可以从无症状到血流动力学不稳定，甚或发生猝死。PE 三联征（胸痛、呼吸困难、咯血）临床发生率仅 20%～30%，过分强调这些症状容易引起漏诊和误诊。

1. 症状　如下所述。

（1）呼吸困难：是最常见的症状，尤以活动后明显，80%～90% 的患者可以有不同程度的胸闷、气短。

（2）胸痛：包括胸膜炎性胸痛，占 40%～70%，或心绞痛样疼痛，占 4%～12%。部分患者可以没有胸痛表现。

（3）咯血：常为小量咯血，大咯血少见。

（4）昏厥：可为 PTE 的唯一或首发症状，11%～20% 的患者可有昏厥。

（5）其他：烦躁不安、惊恐甚至濒死感（55%）；咳嗽（20%～37%）；心悸（10%～18%）。

2. 体征　呼吸急促，呼吸频率 >20 次/min，是最常见的体征；心动过速，血压变化，严重时可出现血压下降甚至休克；发绀；发热，多为低热，少数患者可有中度以上的发热；颈静脉充盈或搏动；肺部可闻及哮鸣音（5%）和（或）细湿啰音（18%～51%），偶可闻及血管杂音；出现胸腔积液时可有相应体征；肺动脉瓣区第二音亢进或分裂，$P_2 > A_2$，三尖瓣区可闻及收缩期杂音。

3. 深静脉血栓的症状与体征　当注意 PTE 的相关症状和体征，并考虑 PTE 诊断时，要注意是否存在 DVT，特别是下肢 DVT。下肢 DVT 主要表现为患肢肿胀、周径增粗、疼痛或压痛、浅静脉扩张、皮肤色素沉着、行走后患肢易疲劳或肿胀加重，约半数或以上的下肢深静脉血栓患者无自觉临床症状和明显体征，应测量双侧下肢的周径来评价其差别。大、小腿周径的测量点分别为髌骨上缘以上 15cm 处，髌骨下缘以下 10cm 处，双侧相差 >1cm 即考虑有临床意义。

五、辅助检查

1. 动脉血气分析　动脉血气分析是诊断急性 PE 的初筛指标，常表现为低氧血症、低碳酸血症、肺泡 - 动脉血氧分压差 [P（A - a）O$_2$] 增大。部分患者的结果可以正常，部分患者由于过度通气可以出现呼吸性碱中毒。

2. 心电图　大多数病例表现有非特异性的心电图异常，较为多见的表现包括 $V_1 \sim V_4$ 的 T 波改变和 ST 段异常；部分病例可出现 $S_1 Q_{III} T_{III}$ 征，即 I 导 S 波加深，III 导出现 Q 波及 T 波倒置；其他心电图改变包括完全或不完全右束支传导阻滞；肺型 P 波；电轴右偏，顺钟向转位等。心电图改变多在发病后即刻开始出现，以后随病程的发展演变而呈动态变化。观察到心电图的动态改变较之静态异常对于提示 PTE 具有更大意义。

3. 胸部 X 线检查　急性 PE 患者胸部 X 线检查多有异常表现，但缺乏特异性。可表现为：区域性肺血管纹理变细、稀疏或消失，肺野透亮度增加；肺野局部浸润性阴影；尖端指向肺门的楔形阴影；肺不张或膨胀不全；右下肺动脉干增宽或伴截断征；肺动脉段膨隆及右心室扩大征；患侧横膈抬高；少～中量胸腔积液征等。仅凭 X 线胸片不能确诊或排除 PTE，但在提供疑似 PTE 线索和除外其他疾病方面，X 线胸片具有重要作用。

4. 超声心动图　超声心动图在提示诊断和除外其他心血管疾患方面有重要价值。对于严重的 PTE 病例，超声心动图检查可以发现右室壁局部运动幅度降低；右心室和（或）右心房扩大；室间隔左移和运动异常；近端肺动脉扩张；三尖瓣反流速度增快；下腔静脉扩张，吸气时不萎陷。这些征象说明肺动脉高压、右室高负荷和肺源性心脏病，提示或高度怀疑 PTE，但尚不能作为 PTE 的确定诊断标准。

超声心动图为划分次大面积 PTE 的依据。检查时应同时注意右心室壁的厚度，如果增厚，提示慢性肺源性心脏病，对于明确该病例存在慢性栓塞过程有重要意义。若在有房或右室发现血栓，同时患者临床表现符合 PTE，可以做出诊断，超声检查偶可因发现肺动脉近端的血栓而确定诊断。

5. 血浆 D - 二聚体（D - dimmer） D - 二聚体是交联纤维蛋白在纤溶系统作用下产生的可溶性降解产物，为一个特异性的纤溶过程标记物。在血栓栓塞时，因血栓纤维蛋白溶解致其血中浓度升高。D - 二聚体对急性 PTE 诊断的敏感性达 92% ~ 100%，但其特异性较低，仅为 40% ~ 43%。手术、肿瘤、炎症、感染、组织坏死等情况均可使 D - 二聚体升高。在临床应用中 D - 二聚体对急性 PTE 有较大的排除诊断价值，若其含量低于 $500\mu g/L$，可基本除外急性 PTE 酶联免疫吸附法（EIISA）是较为可靠的检测方法，建议采用。

6. 核素肺通气/灌注扫描 肺通气/灌注扫描检查是 PTE 重要的诊断方法。典型征象是：呈肺段分布的肺灌注缺损，并与通气显像不匹配。但是由于许多疾病可以同时影响患者的肺通气和血流状况，致使通气/灌注扫描在结果判定上较为复杂，需密切结合临床进行判读。一般可将扫描结果分为三类：

（1）高度可能：其征象为至少一个或更多叶、段的局部灌注缺损，而该部位通气良好或 X 线胸片无异常。

（2）正常或接近正常。

（3）非诊断性异常：其征象介于高度可能与正常之间。

7. CT 肺动脉造影（CTPA） CTPA 能够发现段以上肺动脉内的栓子，是 PTE 的确诊手段之一。PTE 的直接征象：肺动脉内的低密度充盈缺损，部分或完全包围在不透光的血流之间（轨道征），或者呈完全充盈缺损，远端血管不显影（敏感性为 53% ~ 89%，特异性为 78% ~ 100%）。间接征象包括：肺野楔形密度增高影，条带状的高密度区或盘状肺不张，中心肺动脉扩张及远端血管分支减少或消失等。CT 扫描可以同时显示肺及肺外的其他胸部疾患，对亚段 PTE 的诊断价值有限。电子束 CT 扫描速度更快，可在很大程度上避免因心跳和呼吸的影响而产生的伪影。

8. 核磁共振成像（MRI） MRI 对段以上肺动脉内栓子诊断的敏感性和特异性均较高，避免了注射碘造影剂的缺点，与肺血管造影相比，患者更易于接受。适用于碘造影剂过敏的患者。MRI 具有潜在的识别新旧血栓的能力，有可能为将来确定溶栓方案提供依据。

9. 肺动脉造影 为诊断 PTE 的经典与参比方法。直接征象有：肺动脉内造影剂充盈缺损，伴或不伴轨道征的血流阻断；间接征象有：肺动脉造影剂流动缓慢，局部低灌注，静脉同流延迟等。肺动脉造影是一种有创性检查技术，有发生致命性或严重并发症的可能性，故应严格掌握其适应证，CTPA 广泛应用以来肺动脉造影已经很少。

10. 下肢深静脉检查 由于 PTE 和 DVT 关系密切，且下肢静脉超声操作简便易行，因此下肢静脉超声在急性 PE 诊断中的价值应引起临床医师重视，对怀疑 PE 的患者应检测有无下肢 DVT。除常规下肢静脉多普勒超声检查外，对可疑患者推荐行加压静脉多普勒超声成像诊断下肢 DVT，静脉不能被压陷或静脉腔内无多普勒超声信号是 DVT 特征性超声征象。

六、诊断思路

PTE 的临床表现多样，具有胸痛、咯血、呼吸困难三联征者仅约 20% 左右。早期准确诊断 PTE 的关键是对有疑似表现、特别是高危人群中出现疑似表现者及时安排相应检查。诊断程序一般包括疑诊、确诊、求因 3 个步骤，同时注意与相关疾病鉴别诊断。

（一）诊断

存在危险因素的患者出现不明原因的呼吸困难、胸痛、晕厥、休克或伴有单侧或双侧不对称性下肢肿胀、疼痛等，应进行血 D - 二聚体、血气分析、心电图、胸部 X 线检查、超声心动图及下肢深静脉血管超声检查。一疑诊病例可安排 CT 肺动脉造影（CTPA）、核素肺通气 - 血流灌注扫描、磁共振扫描或磁共振肺动脉造影（MRPA）进一步检查以明确 PTE 的诊断（确诊）。经典的肺动脉造影临床应用日渐减少，需注意严格掌握适应证。对某一病例只要疑诊 PTE，无论其是否有 DVT 症状，均应进行体检，并行静脉超声、放射性核素或 X 线静脉造影、CT 静脉造影（CTV）、MRI 静脉造影（MRV）、肢体阻抗容积图（IPG）等检查，以帮助明确是否存在 DVT 及栓子的来源。

（二）临床分型

1. 大面积 PTE（massive PTE）　临床上以休克和低血压为主要表现，即体循环动脉收缩压 < 90mmHg，或较基础值下降幅度 ≥40mmHg，持续 15min 以上。须除外新发生的心律失常、低血容量或感染中毒症所致的血压下降。

2. 非大面积 PTE（non massive PTE）　不符合以上大面积 PTE 的标准，即未出现休克和低血压的 PTE。非大面积 PTE 中一部分病例临床出现右心功能不全，或超声心动图表现有右心室运动功能减弱（有心室前壁运动幅度 <5mm），归为次大面积 PTE（submassive PTE）亚型。

（三）鉴别诊断

1. 冠状动脉粥样硬化性心脏病（冠心病）　一部分 PTE 患者因血流动力学变化，可出现冠状动脉供血不足、心肌缺氧，表现为胸闷、心绞痛样胸痛，心电图有心肌缺血样改变，易误诊为冠心病所致心绞痛或心肌梗死。冠心病有其自身发病特点，冠脉造影可见冠状动脉粥样硬化、管腔阻塞证据，心肌梗死时心电图和心肌酶水平有相应的特征性动态变化。而急性 PE 患者心电图典型改变为 $S_I Q_{III} T_{III}$ 征，很少出现动态演变。

2. 主动脉夹层　PTE 可表现胸痛，部分患者可出现休克，需与主动脉夹层相鉴别。后者多有高血压，疼痛较剧烈。胸片常显示纵隔增宽，心血管超声和胸部 CT 造影检查可见主动脉夹层征象。

3. 其他原因所致的胸腔积液　PTE 患者可出现胸膜炎样胸痛，并发胸腔积液，需与结核、肺炎、肿瘤、心功能衰竭等其他原因所致的胸腔积液相鉴别。其他疾病有其各自临床特点，胸水检查常有助于做出鉴别。

4. 其他原因所致的晕厥　PTE 有晕厥时，需与迷走反射性、脑血管性晕厥及心律失常等其他原因所致的晕厥相鉴别。

5. 其他原因所致的休克　PTE 所致的休克，需与心源性、低血容量性、过敏性休克、血容量重新分布性休克等相鉴别。

此外尚需与肺血管炎、原发性肺动脉肿瘤、先天性肺动脉发育异常等少见疾病鉴别。

七、救治方法

早期诊断，早期治疗；根据危险度分层决定不同治疗策略和治疗手段，急性 PE 危险度分层见表 5-2；基于危险度分层的急性肺血栓栓塞（APTE）治疗策略见图 5-1；处理深静脉血栓和防治慢性血栓栓塞性肺动脉高压。

1. 一般治疗　对高度疑诊或确诊 PTE 的患者，应该严密监测患者神志、呼吸、心率、血压、血氧饱和度、静脉压、心电图及血气的变化；绝对卧床，保持大便通畅，避免用力；可适当使用镇静、止痛、镇咳等相应的对症治疗。低氧血症可采用经鼻导管或面罩吸氧纠正。对于出现右心功能不全，但血压正常者，可使用多巴酚丁胺和多巴胺；若出现血压下降，可增大剂量或使用其他血管加压药物，如去甲肾上腺素等。对于液体负荷疗法须持审慎态度，一般所给负荷量限于 500 ~ 1 000mL。出现呼吸衰竭者可以行无创或者有创机械通气治疗。

表 5-2　急性肺栓塞危险度分层

APTE 死亡危险	休克或低血压	心肌损伤	右心功能不全	推荐治疗
高危（>15%）	+	+	+	溶栓或肺动脉血栓摘除术
	-	+	+	
中危（3% ~ 15%）			+	住院加强治疗
低危（<3%）	-	-	-	早期出院或门诊治疗

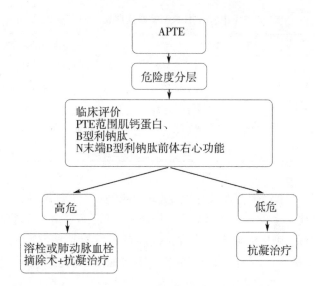

图5-1　基于危险度分层的急性肺栓塞（APTE）治疗策略

2. 溶栓治疗　适应证为大面积PTE病例；对于次大面积PTE，若无禁忌证可考虑溶栓，但存在争议。溶栓治疗时间窗一般定为14d以内。

溶栓治疗主要是通过溶栓药物促进纤溶酶原转化为纤溶酶，以降解血栓中的纤维蛋白原，从而溶解肺动脉内血栓，使肺动脉再通。其主要并发症为出血，最严重的是颅内出血，发生率1%～2%，近半数死亡。用药前应充分评估出血的危险性，必要时应配血，做好输血准备。溶栓前应留置外周静脉套管针，以方便溶栓中取血监测，避免反复穿刺血管。

溶栓治疗的绝对禁忌证有活动性内出血、近期自发性颅内出血。相对禁忌证有：10d内的胃肠道出血；2周内的大手术、分娩、器官活检，或不能以压迫止血部位的血管穿刺；15d内的严重创伤；1个月内的神经外科或眼科手术；2个月内的缺血性脑卒中；难于控制的重度高血压（收缩压＞180mmHg，舒张压＞110mmHg）；近期曾行心肺复苏；血小板计数＜100×10⁹/L；妊娠；细菌性心内膜炎；严重肝、肾功能不全；糖尿病出血性视网膜病变等。对于致命性大面积PTE，上述绝对禁忌证应被视为相对禁忌证。

常用的溶栓药物有尿激酶（UK）、链激酶（SK）和重组组织型纤溶酶原激活剂（rt-PA）。溶栓方案与剂量：①2h溶栓方案：尿激酶：按20 000IU/kg剂量，持续静滴2h。②链激酶：负荷量250 000IU，静注30min，随后以100 000IU/h持续静滴24h。链激酶具有抗原性，故用药前需肌内注射苯海拉明或地塞米松，以防止过敏反应。链激酶6个月内不宜再次使用。③rt-PA：50～100mg持续静脉滴注2h。

溶栓治疗结束后，应每2～4h测定一次凝血因子时间（PT）或活化部分凝血活酶时间（APTT），当其水平降至正常值的2倍时，即应开始规范的肝素抗凝治疗。

3. 抗凝治疗　临床疑诊PTE时，即可使用肝素或低分子肝素进行有效的抗凝治疗。抗凝的禁忌证：活动性出血、凝血功能障碍、未予控制的严重高血压等。对于确诊的PTE病例，大部分禁忌证属相对禁忌证。

（1）普通肝素：予3 000～5 000IU或按80IU/kg静注，继之以18IU/（kg·h）持续静滴。在开始治疗后的最初24h内每4～6h测定APTT一次，根据APTT调整剂量，尽快使APTT达到并维持于正常值的1.5～2.5倍。达稳定治疗水平后，改每天测定APTT一次。肝素亦可用皮下注射方式给药。一般先予静注负荷量3 000～5 000IU，然后按250IU/kg剂量每12h皮下注射一次。调节注射剂量，使注射后6～8h的APTT达到治疗水平。根据APTT调整普通肝素剂量，剂量一览表见表5-3。

因肝素可能会引起肝素诱导的血小板减少症（HIT），在使用肝素的第3～5d必须复查血小板计数。若较长时间使用肝素，尚应在第7～10d和14d复查。若出现血小板迅速或持续降低达30%以上，或血小板计数＜100×10¹²/L应停用肝素。

表 5 − 3　根据 APTT 调整普通肝素剂量一览表

APTT	普通肝素调整剂量
<35s（<1.2 倍正常对照值）	静脉注射 80IU/kg，然后静脉滴注剂量增加 4IU/kg/h
35 ~ 45s（1.2 ~ 1.5 倍正常对照值）	静脉注射 40IU/kg，然后静脉滴注剂量增加 2IU/kg/h
46 ~ 70s（1.5 ~ 2.3 倍正常对照值）	无须调整剂量
71 ~ 90s（2.3 ~ 3.0 倍正常对照值）	静脉滴注剂量减少 2IU/kg/h
>90s（>3 倍正常对照值）	停药 1h，然后静脉滴注剂量减少 3IU/kg/h

　　（2）低分子肝素：根据体重给药，建议每次 100IU/kg，皮下注射每日 1 ~ 2 次。使用该药的优点是无须监测 APTT，但对肾功能不全的患者需谨慎使用低分子量肝素，并应根据抗 Xa 因子活性来调整剂量。对于有严重肾功能不全的患者在初始抗凝时，使用普通肝素是更好的选择（肌酐清除率 <30mL/min），因为普通肝素不经肾脏代谢。对于有严重出血倾向的患者，也应使用普通肝素进行初始抗凝，因为其抗凝作用可被很快逆转。此外对过度肥胖患者或孕妇应监测血浆抗 Xa 因子活性，并据以调整剂量。而对于其他 APTE 患者，都可使用皮下注射低分子量肝素进行抗凝。低分子量肝素的分子量较小，HIT 发生率较普通肝素低，可在疗程大于 7d 时每隔 2 ~ 3d 检查血小板计数。

　　（3）华法林：在肝素开始应用后的第 1 ~ 3d 加用口服抗凝剂华法林，初始剂量为 3.0 ~ 5.0mg。由于华法林需要数天才能发挥全部作用，因此与肝素重叠应用至少需 4 ~ 5d，当连续两天测定的国际标准化比率（INR）达到 2.5（2.0 ~ 3.0）时，或 PT 延长至正常值的 1.5 ~ 2.5 倍时，方可停止使用肝素，单独口服华法林治疗，华法林的剂量应根据 INR 或 PT 调节。

　　抗凝治疗的持续时间因人而异。一般口服华法林的疗程至少为 3 ~ 6 个月。部分病例的危险因素短期可以消除，例如服雌激素或临时制动，疗程可能为 3 个月即可；对于栓子来源不明的首发病例，需至少给予 6 个月的抗凝；对复发性 VTE、并发肺心病或危险因素长期存在者，抗凝治疗的时间应更为延长，达 12 个月或以上，甚至终生抗凝。

　　妊娠的前 3 个月和最后 6 周禁用华法林，可用肝素或低分子肝素治疗。产后和哺乳期妇女可以服用华法林，育龄妇女服用华法林者需注意避孕。

　　华法林的主要并发症是出血。华法林所致出血可以用 K 族维生素拮抗。华法林有可能引起血管性紫癜，导致皮肤坏死，多发生于治疗的前几周。

　　（4）新型抗凝药物：选择性 Xa 因子抑制剂磺达肝癸钠（fondaparinux）起效快，不经肝脏代谢，不与非特异蛋白结合，生物利用度高达 100%，而且因药物半衰期为 15 ~ 20h，药代动力学稳定，可根据体重固定剂量每天皮下注射 1 次，无须监测凝血指标，但对肾功能不全患者应减量或慎用。使用剂量为 5mg（体重 <50kg）；7.5mg（体重 50 ~ 100kg）；10mg（体重 >100kg）。此外，直接凝血酶抑制剂阿加曲班、直接 Xa 因子抑制剂利伐沙班等均可应用。

　　4. 肺动脉血栓摘除术　本手术风险大，死亡率高，需要较高的技术条件，仅适用于经积极的内科治疗无效的紧急情况，如致命性肺动脉主干或主要分支堵塞的大面积 PTE，或有溶栓禁忌证者。

　　5. 肺动脉导管碎解和抽吸血栓　用导管碎解和抽吸肺动脉内巨大血栓，同时还可进行局部小剂量溶栓。适应证为肺动脉主干或主要分支的大面积 PTE，并存在以下情况者：溶栓和抗凝治疗禁忌；经溶栓或积极的内科治疗无效；缺乏手术条件。

　　6. 腔静脉滤器放置　为防止下肢深静脉大块血栓再次脱落阻塞肺动脉，可考虑放置下腔静脉滤器。对于上肢 DVT 病例，还可应用上腔静脉滤器。置入滤器后如无禁忌证，应长期口服华法林抗凝，定期复查有无滤器上血栓形成。

八、最新进展

　　1. D − 二聚体相关研究　D − 二聚体作为肺栓塞诊断的血清学指标在临床应用十分广泛，可以作为机体高凝状态、血栓形成、继发纤溶的重要标志物。它主要通过凝血酶、FXIII$_a$、纤溶酶3个酶促反应而产生。临床常用检测方法有全血D-二聚体检测、乳胶凝集实验、酶联免疫吸附法等。从目前研究看，纤溶过程不是PE的特异性病理生理过程，其诊断价值不是特异性的；由于检测方法不同，各医疗机构的检测结果有所不同。

血浆D-二聚体水平与静脉血栓栓塞症栓子位置和负荷相关，栓子越靠近近心端，血浆栓子负荷越高，血浆D-二聚体水平越高；其水平与PE死亡率相关，血浆D-二聚体>3 000ng/mL是肺栓塞死亡率的独立预测因子。此外，其水平与PE复发相关，持续异常血浆D-二聚体水平也是静脉血栓栓塞症的独立预测因子，其危险比达4.1。

2. 几个重要临床研究 LIFENOX研究选取8 307例内科急症入院患者，随机分入低分子肝素+弹力袜组和单独应用弹力袜组，结果发现，药物预防可以有效减少静脉血栓栓塞症发生。EINSTEIN-PE研究选取38国263个研究中心的4 832名患者，分别接受利伐沙班治疗或者接受标准治疗（依诺肝素+华法林），研究证实利伐沙班的疗效与标准治疗疗效相当，颅内出血和腹膜后出血发生率明显降低。PEITHO研究讨论了溶栓治疗对于次大面积PE的价值，在标准溶栓治疗基础上加用溶栓治疗可以显著减低1周内死亡或者血流动力学恶化的风险，但也显著增加了严重出血的风险，PE患者是否溶栓治疗需要综合考虑实施个体化治疗。

（邓文斌）

第四节 急性肺水肿

一、基本概念

急性肺水肿（acute pulmonary edema）是由不同病因引起肺组织血管外液体异常增多，液体由间质进入肺泡，甚至出现呼吸道泡沫状分泌物的病理状态。临床表现为突然出现严重的呼吸困难，端坐呼吸，伴咳嗽，常咳出粉红色泡沫样痰，患者烦躁不安，口唇发绀，大汗淋漓，心率增快，两肺满布湿啰音及哮鸣音，严重者可引起晕厥及心脏骤停。

根据临床病因分类可将急性肺水肿分为心源性肺水肿和非心源性肺水肿。根据水肿发展的过程又可分为肺间质性肺水肿和肺泡性肺水肿：第一阶段是肺间质水肿：肺血管外液体增加，最初积聚于肺泡毛细血管膜的间隙中，然后流向肺泡管以上疏松的肺间质间隙，包括肺小血管、小气道周围及肺小叶间隙，此阶段称为"间质性肺水肿"；第二阶段是肺泡水肿：若间质内积液过多，张力增高，则可将毛细血管内皮和肺泡上皮从基底膜剥离开来，导致更多的液体渗出，并使液体进入肺泡内，形成肺泡性肺水肿。

由于急性心源性肺水肿和非心源性肺水肿的产生原因和发病机制不同，所以处理原则也不一样。肺水肿如果抢救不力，病情可迅速恶化，甚至死亡；若发现及时，抢救治疗及时有效，则预后良好。本节主要讨论急性心源性肺水肿。

二、常见病因

1. 诱发因素 有基础心脏病的患者，急性心源性肺水肿的发生常常由一些增加心脏负荷的因素所诱发。如急性感染、用力大便、情绪激动、过度劳累、急性心律失常、静脉输血、输液过多过快、水电解质紊乱等。

2. 常见病因 如下所述。

（1）心肌急性弥漫性损害导致心肌收缩力减弱：如急性广泛性心肌梗死、急性心肌炎等。

（2）急性机械性阻塞致心脏压力负荷过重及排血受阻：如严重高血压、主动脉瓣狭窄或二尖瓣狭窄等。

（3）急性心脏容量负荷过重：如急性心肌梗死或感染性心内膜炎、心脏外伤等引起心瓣膜损害、腱索断裂、乳头肌功能不全、室间隔穿孔等，此外静脉输血、输液过多过快时也可导致急性肺水肿发生。

（4）急性心室舒张受限：如急性大量心包积液所致的急性心脏压塞导致心排出量减低和体循环瘀血等。

（5）组织代谢增加和循环加速：如甲状腺功能亢进、严重贫血等。

三、发病机制

正常情况下，心腔两侧的排血量相当恒定。若右心排血量一时性超过左心室时，其所增加的血量滞留在肺血管内，使肺扩张压力、肺静脉压和左心房充盈压均呈一时性增高，直至左心排血量作出相应的调节，使两侧心腔的排血量又处于平衡状态。如果左心的调节能力不能做出相应的反应，势必导致肺毛细血管静水压增高。当心肌严重受损和/或左心负荷过重，若左室舒张末压 $>12mmHg$，毛细血管平均压 $>35mmHg$，肺静脉平均压 $>30mmHg$ 时，而引起心排血量降低和肺瘀血，肺毛细血管静水压超过血管内胶体渗透压及肺间质静水压，过多的液体从肺泡毛细血管进入肺间质甚至肺泡内，从而产生急性心源性肺水肿。

四、临床特征

1. 先兆症状　恐惧，面色苍白，心动过速，血压升高，出冷汗。

2. 间质性肺水肿　呼吸急促，端坐呼吸，咳嗽，胸闷，颈静脉怒张，喘鸣。听诊双肺可闻及干啰音或少量湿啰音。

3. 肺泡性肺水肿　更严重的呼吸困难，口唇、甲床发绀，咳嗽，咳出大量的粉红色泡沫痰；听诊双肺满布大、小水泡音及哮鸣音，心尖区可闻及奔马律、收缩期杂音；心界向左下扩大，可有心律失常和交替脉。晚期出现休克、神志模糊。

五、辅助检查

1. X 线胸片　如下所述。

（1）肺水肿早期：X 线胸片主要特点是肺上部，特别是肺尖部血管扩张和瘀血，有显著的肺纹理增加。

（2）间质性肺水肿：主要特点表现在 X 线片上肺血管、支气管、淋巴管的肺纹理增多、增粗和边缘模糊不清，可见到 Kerley 线，据其发病过程和程度不同又分成 A、B、C 线。A 线多见于肺上、中部，是参差不齐走向肺门的不分叉约长 4cm 的线性阴影。B 线为短而轮廓清晰、水平走向的线状阴影，多见于肺下部的肋膈角。C 线为细而交错的线状阴影，可见于肺野的任何部位，但最常见于肺中央与基底部。A、C 线常见于急性发作的病例，而 B 线则常见于发病慢的病例。因间质内积液，故肺野密度普遍增高。

（3）肺泡性肺水肿：主要是肺泡状增密阴影，相互融合呈不规则片状模糊影，弥漫分布或局限于一侧或一叶，或见于肺门两侧，由内向外逐渐变淡，形成所谓"蝴蝶状"典型表现。

2. 动脉血气分析　如下所述。

（1）肺间质水肿：$PaCO_2$ 下降，pH 增高，呼吸性碱中毒。

（2）肺泡性肺水肿：$PaCO_2$ 升高和（或）PaO_2 下降，pH 下降，表现为低氧血症和呼吸性酸中毒。

3. 心电图　窦性心动过速或各种心律失常，心肌损害，左房、左室肥大等。

4. 心力衰竭标志物　B 型利钠肽（BNP）及其 N 末端 B 型利钠肽原（NT－proBNP），其临床意义如下：

（1）心力衰竭的诊断和鉴别诊断：如 BNP<100ng/L 或 NT－proBNP<400ng/L，心力衰竭可能性很小，其阴性预测值为 90%；如 BNP>400ng/L 或 NT－proBNP>1 500ng/L，心力衰竭可能性很大，其阳性预测值为 90%。如 BNP/NT－proBNP 水平正常或偏低，几乎可以除外急性心力衰竭的可能性。

（2）心力衰竭的危险分层：有心力衰竭临床表现，BNP/NT - proBNP 水平显著增高者，属高危人群。

（3）评估心力衰竭的预后：临床过程中这一标志物持续走高，提示预后不良。

5. 血流动力学监测　漂浮导管主要表现为左室舒张末压、肺毛细血管楔压（PCWP）增高，PCWP≥18mmHg。当 PCWP 在 18～20mmHg 时为轻度肺瘀血；当 PCWP 在 20～25mmHg 时为中度肺瘀血；当 PCWP 在 26～30mmHg 时为严重肺瘀血；当 PCWP 超过 30mmHg 时出现肺水肿。

6. 超声心动图　左室射血分数降低，左室舒张末容积升高，室壁运动减弱等。

六、诊断思路

（一）急性心源性肺水肿的诊断

1. 病史　有引起急性心源性肺水肿的病因。

2. 症状和体征　发病急骤，突然出现严重呼吸困难，频繁咳嗽，咳粉红色泡沫样痰，伴烦躁不安、口唇青紫、大汗淋漓；双肺布满湿性啰音，伴有哮鸣音；心率增快，有奔马律、交替脉。

3. 辅助检查　胸片提示肺间质水肿，肺门阴影呈蝴蝶状；BNP/NT - proBNP 升高明显；心脏超声提示收缩或舒张功能不全；血流动力学提示左室舒张末压增高等。

（二）鉴别诊断

1. 急性心源性肺水肿与非心源性肺水肿的鉴别　见表 5－4。

表 5－4　非心源性与心源性肺水肿的鉴别

	非心源性水肿	心源性肺水肿
病史	起病初期极少有心脏病发作	急性心脏病发作
	常有其他基础疾病	半卧位，或端坐呼吸
	常平卧，并不要求坐起	往往呈低流量状态（肢体末端冰冷）
	往往呈高流量状态（肢体末端温暖）	有舒张早期奔马律
体征	无奔马律	有颈静脉怒张
	无颈静脉怒张	肺部有湿性啰音
	肺部有干性啰音	心脏扩大
心电图	往往正常	可有心肌缺血或心肌梗死或心肌肥大改变
X 线	肺水肿呈肺周边分布	肺水肿呈肺门周围分布
心肌酶学改变	往往正常	可有心肌受损的酶学改变
PCWP	<18mmHg	>18mmHg
BNP	<100pg/mL	>100pg/mL

2. 急性呼吸窘迫综合征（ARDS）　有严重创伤、休克、感染等病史，表现为突发性、进行性呼吸窘迫，发绀，常伴有烦躁、焦虑表情、出汗等，其呼吸的窘迫特点不能用通常的氧疗法使之改善。早期体征可无异常或仅闻及双肺干啰音、哮鸣音，后期可闻及水泡音或管状呼吸音。胸片早期无异常，晚期可有大片浸润阴影，大片阴影中可见支气管充气征。强心、利尿治疗有效。

七、救治方法

1. 监测　①无创监测：床边监护仪持续监测心率、呼吸频率、血压、心电图和血氧饱和度等。②血流动力学监测：适用于血流动力学状态不稳定、病情严重且效果不理想的患者，如床边漂浮导管、有创动脉压力监测等。

2. 纠正缺氧　缺氧使毛细血管通透性增加引起肺水肿，而肺水肿形成后更加重了肺毛细血管缺氧，形成恶性循环，故纠正缺氧是治疗肺水肿的首要措施。可将氧气先通过 70% 酒精湿化后吸入，也可用

1% 硅酮溶液代替酒精，降低泡沫的表面张力减少泡沫破裂，改善肺通气功能。轻度缺氧患者可用鼻导管或面罩给氧，每分钟 6~8L；重度低氧血症患者，采用无创或气管插管呼吸机辅助通气治疗，同时保证呼吸道通畅。

3. 改善静脉回流　患者应取半卧位或坐位，两腿下垂，以减少静脉回流，减轻心脏负荷，缓解呼吸困难。也可用止血带轮流缚扎四肢（1 次/15min），减轻肺水肿，有效地减少静脉回心血量，待症状缓解后逐步解除止血带，但此法禁用于休克及贫血患者。

4. 治疗原发病　消除诱因，如高血压采取降压措施；选择有效抗生素控制感染；积极治疗各种影响血流动力学的快速性或缓慢性心律失常；应用硝酸酯类药物改善心肌缺血；糖尿病伴血糖升高者应有效控制血糖水平，又要防止出现低血糖；对血红蛋白低于 70g/L 的贫血患者，可输注浓缩红细胞悬液。

5. 急性心源性肺水肿的药物治疗　如下所述。

（1）正性肌力药物：应用适当的正性肌力药物使左心室能在较低的充盈压下维持或增加心排血量，表现为剂量相关性的心肌收缩力增强，同时可以降低房颤时的心率，延长舒张期充盈时间，使肺毛细血管平均压下降。此类药物适用于低心排血量综合征。对伴有症状性低血压或心输出量降低伴有循环瘀血的患者，可缓解组织低灌注所致的症状，保证重要脏器的血供。血压较低、对血管扩张药物及利尿剂不耐受或反应不佳的患者尤其有效。

药物种类和用法如下：①洋地黄类：此类药物能轻度增加心输出量和降低左心室充盈压；对急性心源性肺水肿患者的治疗有一定帮助。一般应用毛花苷 C 0.2~0.4mg 缓慢静脉注射，2~4h 后可以再用 0.2mg，伴快速心室率的房颤患者可酌情适当增加剂量。②多巴胺：250~500μg/min 静脉滴注。剂量个体差异较大，一般从小剂量开始，逐渐增加剂量，短期应用。③多巴酚丁胺：该药短期应用可以缓解症状，但并无临床证据表明对降低病死率有益。用法：100~250μg/min 静脉滴注。使用时注意监测血压，常见不良反应有心律失常，心动过速，偶尔可因加重心肌缺血而出现胸痛。正在应用 β-受体阻滞剂的患者不推荐应用多巴酚丁胺和多巴胺。④磷酸二酯酶抑制剂：米力农，首剂 25~50μg/kg 静脉注射（5~10min 缓慢静注），继以 0.25~0.50μg/（kg·min）静脉滴注。此类药物可使心肌细胞内 cAMP 水平和 Ca^{2+} 增加，可使血管平滑肌细胞内 Ca^{2+} 减少，所以既可以增加心肌收缩力，同时还可以扩张动、静脉。常见不良反应有低血压和心律失常。剧烈咳嗽或伴胸痛时可予可待因 15~30mg 口服。烦躁不安，谵妄者可服安定 5mg 或水合氯醛 1~1.5mg，不应用抑制呼吸的镇静剂。

（2）血管扩张剂：急性心源性肺水肿患者应用血管扩张药，可降低外周血管阻力和主动脉阻抗，提高左心室排血的效应，减低左心室充盈压，从而降低心脏前后负荷。收缩压 >110mmHg 的急性心源性肺水肿患者通常可以安全使用；收缩压在 90~110mmHg 之间的患者应谨慎使用；收缩压 < 90mmHg 的患者禁忌使用。此类药在缓解肺瘀血和肺水肿的同时不会影响心排血量，也不会增加心肌耗氧量。下列情况禁用血管扩张药物：①收缩压 <90mmHg，或持续低血压并伴症状，尤其有肾功能不全的患者，以避免重要脏器灌注减少。②严重阻塞性心瓣膜疾病患者，例如主动脉瓣狭窄，有可能出现显著的低血压。二尖瓣狭窄患者也不宜应用，有可能造成心输出量明显降低。③梗阻性肥厚型心肌病。常用药物种类和用法如下：①硝酸酯类药物：此类药在减少每搏心输出量和不增加心肌氧耗情况下能减轻肺瘀血，特别适用于急性冠状动脉综合征伴肺水肿的患者。静脉应用需经常测量血压，防止血压过度下降。硝酸甘油静脉滴注起始剂量 5~10μg/min，每 5~10min 递增 5~10μg/min，最大剂量 100~200μg/min；或舌下含服每次 0.3~0.6mg。硝酸异山梨酯静脉滴注剂量 5~10mg/h，亦可舌下含服每次 2.5mg。②硝普钠：适用于严重肺水肿、原有后负荷增加患者。临时应用从小剂量 10μg/min 开始，可酌情逐渐增加剂量至 50~250μg/min，静脉滴注，疗程不要超过 72h。由于其强效降压作用，应用过程中要密切监测血压，根据血压调整合适的维持剂量。停药应逐渐减量，并加用口服血管扩张剂，以避免反跳现象。③rhBNP：奈西立肽（nesiritide）。为了缓解因急性失代偿性心力衰竭而入院患者的呼吸困难，如果不存在症状性低血压，作为利尿剂治疗的一种辅助，可以考虑静脉内使用奈西立肽，其主要药理作用是扩张静脉和动脉（包括冠状动脉），从而减低前、后负荷，在无直接正性肌力作用情况下增加心输出量。该药并非单纯的血管扩张剂，还可以促进钠的排泄，有一定的利尿作用；还可抑制 RAAS 和较高神经系

统，阻滞急性心力衰竭演变中的恶性循环。应用方法：先给予负荷剂量 1.500μg/kg，静脉缓慢推注，继以 0.007 5 ~ 0.015 0μg/（kg·min）静脉滴注；也可不用负荷剂量而直接静脉滴注。疗程一般 3d，不超过 7d。

（3）利尿剂：急性心源性肺水肿应用利尿药的治疗目的有两种：①使心脏前负荷减轻，缓解体循环和肺循环充血症状。②纠正由代偿机制造成的水钠潴留。首选呋塞米，先静脉注射 20 ~ 40mg，继以静脉滴注 5 ~ 40mg/h，其总剂量在起初 6h 不超过 80mg，起初 24h 不超过 200mg。应加用噻嗪类和（或）醛固酮受体拮抗剂：氢氯噻嗪 25 ~ 50mg，每日 2 次，或螺内酯 20 ~ 40mg/d。应注意低血压、低血容量、低血钾、低血钠等情况，并根据尿量和症状的改善状况调整剂量。

（4）镇静剂：主要应用吗啡。吗啡可消除患者的焦急情绪，又可反射性地扩张周围血管，减少回心血量，从而降低肺毛细血管静水压。用法为 2.5 ~ 5.0mg 静脉缓慢注射，亦可皮下或肌内注射。伴二氧化碳潴留者则不宜应用，因可产生呼吸抑制而加重二氧化碳潴留，应密切观察疗效和呼吸抑制的不良反应。伴明显和持续低血压、休克、意识障碍、COPD 等患者禁忌使用。老年患者慎用或减量。亦可应用哌替啶 50 ~ 100mg 肌内注射。

（5）支气管解痉剂：一般应用氨茶碱 0.125 ~ 0.25g，以葡萄糖水稀释后静脉推注（10min），4 ~ 6h 后可重复一次；或以 0.25 ~ 0.5mg/（kg·min）静脉滴注。亦可应用二羟丙茶碱 0.25 ~ 0.5g 静脉滴注，速度为 25 ~ 50mg/h。此类药物不宜用于冠心病如急性心肌梗死或不稳定性心绞痛所致的急性二氧化碳患者，不可用于伴有心动过速或心律失常的患者。

6. 急性心源性肺水肿的非药物治疗 如下所述。

（1）主动脉内球囊反搏（IABP）：是机械性辅助循环方法之一，适用于严重二氧化碳出现急性心源性肺水肿，甚至心源性休克的患者，可增加冠脉血流灌注，减少心肌做功，减轻心脏负荷，减少心肌氧耗，从而改善心功能。

（2）机械通气：急性心源性肺水肿患者行机械通气的指征：①出现心跳呼吸骤停，进行心肺复苏时；②并发Ⅰ型或Ⅱ型呼吸衰竭。机械通气的方式有无创呼吸机辅助通气、气管插管机械通气。

（3）血液净化治疗：急性心源性肺水肿出现高容量负荷，如严重的外周组织水肿，且对袢利尿剂和噻嗪类利尿剂抵抗；或伴有肾功能进行性减退，血肌酐 >500μmol/L 者，可行血液净化治疗。

（4）心室机械辅助装置：急性心源性肺水肿经常规药物治疗无明显改善时，有条件的可应用此种技术。此类装置有：体外模式人工肺氧合器（ECMO）、心室辅助泵（如可置入式电动左心辅助泵、全人工心脏）。

7. 急性心源性肺水肿的基础疾病治疗 如下所述。

（1）缺血性心脏病所致的急性心源性肺水肿：①抗血小板治疗：对于并发急性心肌梗死和不稳定心绞痛的患者，要给予阿司匹林和氯吡格雷等强化抗血小板治疗；而对于无急性心肌梗死和不稳定性心绞痛的患者，口服阿司匹林即可。②抗凝治疗：对于急性心肌梗死和不稳定性心绞痛等患者，可根据相应指南给予低分子肝素或普通肝素等抗凝治疗。③改善心肌供血和减少心肌耗氧的治疗，应口服和静脉给予硝酸酯类药物。④他汀类药物治疗。⑤对于因心肌缺血发作而诱发和加重的急性心源性肺水肿（主要表现有胸痛、胸闷等症状，心电图有动态的缺血性 ST - T 改变），如果患者血压偏高、心率增快，可在积极控制心力衰竭的基础治疗上慎重应用口服甚至静脉注射 β - 受体阻滞剂，以利于减慢心率和降低血压，从而减少心肌耗氧量，改善心肌缺血和心功能。⑥对于 ST 段抬高急性心肌梗死，若在溶栓和急诊介入治疗时间窗内就诊并有溶栓和介入治疗指征，且在评价病情和治疗风险后，可予急诊介入治疗或静脉溶栓治疗。但此时介入治疗风险较大，必要时在应用 IABP 支持下行介入治疗更安全。⑦并发低血压和休克者，如有条件可积极给予 IABP 或 ECMO 等机械辅助支持治疗，有助于提高抢救成功率。⑧除急诊介入治疗外，冠状动脉造影和血运重建治疗应在急性心肺水肿得到有效缓解后进行。

（2）高血压所致的急性心源性肺水肿：患者应在 1h 内将平均动脉压较治疗前降低 25%，2 ~ 6h 降至 160/100 ~ 110mmHg，24 ~ 48h 内使血压逐渐降至正常。优先考虑静脉给予硝酸甘油，亦可应用硝普钠。呋塞米等袢利尿剂静脉给予能起辅助降压之效。乌拉地尔适用于基础心率很快、应用硝酸甘油或硝普钠后心率迅速增加而不能耐受的患者。

（3）心瓣膜病所致的急性心源性肺水肿：任何内科治疗和药物均不可能消除或缓解心瓣膜病变及其造成的器质性损害。此种损害可促发心肌重构，最终导致心力衰竭。在疾病逐渐进展过程中，一些因素尤其伴快速心室率的房颤、感染、体力负荷加重等均可诱发心力衰竭的失代偿或发生急性心力衰竭。因此，对于此类患者早期采用介入或外科手术矫治是预防心力衰竭的唯一途径，部分无症状的心瓣膜病患者亦应积极考虑采用，以从根本上改善其预后。风湿性二尖瓣狭窄所致的急性肺水肿常由快速心室率的房颤诱发，有效地控制房颤的心室率对成功治疗急性心源性肺水肿极其重要。可应用毛花苷 C 0.4～0.6mg 缓慢静脉注射，必要时 1～2h 后重复一次，剂量减半。效果不理想者，可加用静脉 β - 受体阻滞剂，宜从小剂量开始（普通剂量之半），酌情增加剂量，直至心室率得到有效控制。此外，还可静脉使用胺碘酮。药物无效者可考虑电复律。一旦急性心力衰竭得到控制，病情缓解，应尽早考虑介入术或外科手术，以解除瓣膜狭窄。

（4）急性重症心肌炎所致的急性心源性肺水肿：①积极治疗急性肺水肿：血氧饱和度过低患者予以氧气疗法和人工辅助呼吸。伴严重肺水肿和心源性休克者应在血流动力学监测下应用血管活性药物。②药物应用：糖皮质激素适用于伴有严重心律失常（主要为高度或三度房室传导阻滞）、心源性休克、心脏扩大的患者，可短期应用。α干扰素和黄芪注射液用作抗病毒治疗。C 族维生素静脉滴注以保护心肌免受自由基和脂质过氧化损伤。由于细菌感染是病毒性心肌炎的条件因子，治疗初期可使用青霉素静脉滴注。但药物治疗的疗效因缺少临床证据而难以评估。③非药物治疗：严重的缓慢性心律失常伴血流动力学改变者应安置临时起搏器；伴严重泵衰竭患者可采用心室辅助装置；血液净化疗法有助于清除血液中大量的炎症因子、细胞毒性产物及急性肝肾功能损害后产生的代谢产物，避免心肌继续损伤。

八、最新进展

急性心源性肺水肿发作时，左心室功能减退，心排出量急剧减少，心室舒张末压迅速升高，肺静脉回流不畅，导致肺毛细血管内压力急剧上升，肺瘀血、肺毛细血管通透性增加，使肺间质、肺泡滞留过量液体，肺泡表面活性物质减少，肺的顺应性降低，动静脉分流增加，通气/血流比例失调，出现低氧血症和呼吸困难。氧疗是治疗肺水肿的一个重要措施，但急性心源性肺水肿发生时由于肺间质及肺泡水肿等原因，普通的鼻导管吸氧及常规药物治疗等措施效果不佳，病死率较高。传统观念认为，机械通气可减轻左心室的前负荷，改善肺水肿和气体交换，但减少回心血量、抑制心肌收缩、降低心输出量，因此严重心力衰竭常作为机械通气的相对禁忌证。近年来，随着 NPPV 专业技术的进步和临床实践研究的发展，认为机械通气适当应用，可显著改变肺泡内压和胸腔负压的不正常状态，不仅能改善气体交换，而且能改善左心功能，这与传统理论有很大不同。国内外较多文献报告 NPPV 治疗性心源性肺水肿优于常规药物治疗，充分显示了其有效性和安全性。2008 年欧洲心脏病学会在急、慢性心功能不全诊治规范中将无创通气治疗急性心源性肺水肿引起的低氧血症列为ⅠA 类证据。

无创正压通气改善急性心源性肺水肿的机制有：①正压通气可减少呼吸肌做功，降低氧耗量。②胸内正压作用于心室壁，降低心室跨壁压，抵消左室收缩时需要对抗的胸内负压，并能反射性抑制交感神经的兴奋性，降低外周血管阻力，减轻心脏后负荷；胸膜腔内压升高，体循环回心血量减少，减轻左心前负荷。③吸气时气道正压给氧能增加肺泡内压，减少肺水肿时肺泡毛细血管液体渗出，减轻肺泡的间质水肿，气流使气道内泡沫破碎，增加潮气量和肺顺应性。

如存在心跳或呼吸停止、意识障碍、误吸危险性、呼吸道保护能力差、气道分泌物清除障碍和多器官功能衰竭等绝对禁忌证或 NPPV 效果差时，则需气管插管有创机械通气。如存在血流动力学不稳定、不稳定的心律失常、消化道大出血、严重感染、排痰障碍等相对禁忌证时，需特别认真权衡 NPPV 的利弊后再实施。

急性心源性肺水肿早期使用无创正压通气治疗，有利于提高抢救成功率，缩短病程，避免了气管切开或气管插管，减少了有创治疗中的并发症，有进一步探讨和推广应用价值。

（于鹏艳）

第六章

循环系统急症

第一节　急性心力衰竭

一、概述

（一）定义

急性心力衰竭（acute heart failure，AHF）指由于急性发作的心功能异常而导致的以肺水肿、心源性休克为典型表现的临床综合征。发病前可以有或无基础心脏病病史，可以是收缩性或舒张性心力衰竭，起病突然或在原有慢性心力衰竭基础上急性加重。AHF通常危及患者的生命，必须紧急实施抢救和治疗。

（二）病因和发病机制

任何原因导致的血流动力学负荷增加（如过多补液、过度劳力等）或心肌缺血、缺氧，导致心肌收缩力急性受损均可引起急性心力衰竭。急性心力衰竭可突然发作，也可以在原有心血管疾病基础上发生和（或）在慢性心衰基础上急性失代偿。通常，冠心病、高血压是高龄患者发生AHF的主要病因，而年轻人中急性心力衰竭多是由扩张型心肌病、心律失常、先天性心脏病、心脏瓣膜病或心肌炎引起。同时，应特别注意甲状腺疾病、结缔组织疾病、中毒（包括药物、乙醇、重金属或生物毒素）等病因。由于心脏血流动力学短期内快速异常，肺毛细血管压短期内急速增高，机体没有足够的时间发挥代偿机制，血管内液体渗入到肺间质和肺泡内形成急性肺水肿。肺水肿早期可因交感神经激活血压升高，但随着病情进展，血管反应减弱，血压逐步下降。

（三）临床表现

1. **症状**　典型的临床表现为严重呼吸困难，如端坐呼吸，甚或站立、平卧后诱发或加重的咳嗽，干咳或有多量白痰、粉红色泡沫痰、咯血，吸气性肋间隙和锁骨上窝凹陷。情绪紧张、焦虑、大汗淋漓，极重的患者面色苍白、口唇青紫、四肢湿冷、末梢充盈不良、皮肤苍白和发绀。初起血压升高、脉搏快而有力，若未及时处理，20～30min后则血压下降、脉搏细速，进入休克而死亡，部分患者表现为心搏骤停。

2. **体征**　肺部听诊早期可闻及干性啰音和喘鸣音，吸气和呼气相均有窘迫，肺水肿发生后闻及广泛湿啰音和哮鸣音；心率增快、舒张期奔马律、可闻及第三心音和肺动脉瓣第二音亢进。

（四）严重程度的评估

1. **Killip 分级**　用于急性心力衰竭严重性评价。分Ⅰ～Ⅳ级。Ⅰ级：无心力衰竭。无心功能失代偿症状。Ⅱ级：心力衰竭。有肺部中下野湿啰音、心脏奔马律，X线片示肺瘀血。Ⅲ级：严重心力衰竭。明显肺水肿，满肺湿啰音。Ⅳ级：心源性休克。低血压（收缩压<90mmHg）、面色苍白和发绀、少尿、四肢湿冷。

2. **Forrester 分级**　以临床特点和血流动力学特征分4级。见图6-1。

3. 临床严重程度分级　根据末梢循环和肺部听诊分 4 级。见图 6-1。

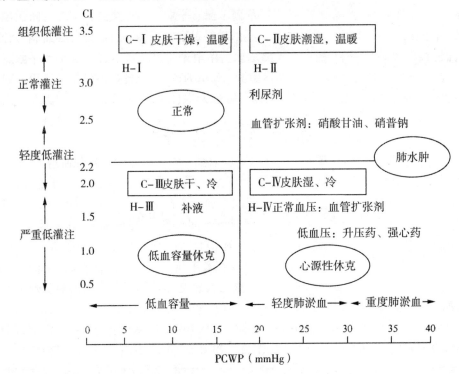

图 6-1　急性心力衰竭临床严重程度分级
CI：心脏指数；HⅠ~Ⅳ：血流动力学变化的程度；
CⅠ~Ⅳ：临床严重程度；PCWP：肺毛细血管楔压

二、诊断思路

（一）急性与慢性心力衰竭的区别

见表 6-1。

表 6-1　急性与慢性心力衰竭的比较

特征	急性心力衰竭	失代偿性慢性心力衰竭	慢性心力衰竭
症状严重性	显著	显著	轻至重
肺水肿	常见	常见	罕见
外周水肿	罕见	常见	常见
体重增加	无到轻	常见	常见
总的体液容量负荷	不变或轻度增加	显著增加	增加
心脏扩大	不常见	多见	常见
心室收缩功能	降低正常或升高	下降	下降
室壁应力	升高	显著升高	升高
交感神经系统激活	明显	明显	轻到明显
RAAS 的激活	常增加	明显	轻到明显
可修复可纠正的病因病变	常见	偶见	偶见

（二）肺水肿的鉴别诊断

急性心源性肺水肿应与其他原因导致的肺水肿相鉴别见本书相关章节。常见的非心源性肺水肿有成人呼吸窘迫综合征（ARDS）、高原性肺水肿（HAPE）、神经源性肺水肿、麻醉剂过量引起的肺水肿、电复律后肺水肿等。

三、治疗措施

急性心力衰竭一旦发展为肺水肿甚或心源性休克，会在短期内危及患者的生命，抢救治疗要突出"急"字，其包含"及时、准确、系统"的概念。

（一）一般治疗

1. 体位　坐位、双腿下垂有利于减少回心血量，减轻心脏前负荷。

2. 氧疗　目标是尽量保持患者的 SaO_2 在 95% ~ 98%。方法：①鼻导管吸氧。②开放面罩吸氧。③CPAP 和 BiPAP：无创通气治疗能更有效地改善肺水肿患者的氧合，降低呼吸做功，减轻症状，减少气管插管的概率，降低死亡率。④气管插管机械通气治疗。

3. 镇静　AHF 时早期应用吗啡对抢救有重要意义。吗啡有强大的镇静作用，能够轻度扩张静脉和动脉，并减慢心率。多数研究表明，一旦建立起静脉通道，则立即静脉注射吗啡 3 ~ 5mg/次，视患者的症状和情绪，必要时可重复。但昏迷、严重呼吸道疾病患者不用。

（二）静脉注射血管扩张剂的应用

1. 硝普钠　应用于严重心力衰竭，特别是急性肺水肿，有明显后负荷升高的患者。如：高血压性 AHF、急性二尖瓣反流等，建议从小剂量起始静脉注射 [0.3μg/（kg·min）] 逐渐滴定上调剂量，可达 5μg/（kg·min）甚或更高。应用时作好避光保存（用棕色或黑色管），以免化学分解产生氰酸盐，对严重肝、肾功能异常的患者更要小心。

2. 硝酸甘油　更加适用于有急性冠状动脉综合征的重症心力衰竭患者，没有硝普钠对于冠状动脉血流的"窃血效应"。建议起始剂量为 0.14μg/（kg·min）静脉注射，逐渐滴定上调可达 4μg/（kg·min）。紧急情况下，亦可先舌下含服或喷雾吸入硝酸甘油 400 ~ 500μg/次。

3. 重组人 B 型利钠肽　是一种内源性激素，具有扩张血管，利尿利钠，有效降低心脏前后负荷，抑制 ARRS 和交感神经系统等作用，可以有效改善 AHF 患者的急性血流动力学障碍。通常的剂量为 1 ~ 2μg/kg 负荷量静脉注射，然后 0.01 ~ 0.03μg/（kg·min），持续静脉注射。

血管扩张剂能有效地扩张血管，增加心脏指数，降低肺动脉楔压，改善患者的症状。然而，静脉使用以上血管扩张剂特别应注意其降低血压的问题，特别是在主动脉瓣狭窄的患者。通常 AHF 的患者的收缩压低于 90 ~ 100mmHg 时，应慎重使用，对已使用者血压下降至此时，则应及时减量，若进一步下降，则需停药。通常来说，患者的用药后平均血压较用药前降低 10mmHg 比较合适。对于肝肾功能不全、平时长期高血压的患者，更需注意血压不可较平时降低过多。

（三）静脉注射利尿剂的应用

强效利尿剂（襻利尿剂）是 AHF 抢救时改善急性血流动力学紊乱的基石。常用的襻利尿剂有：呋塞米、布美他尼、托拉塞米，具有强大的利尿利钠作用，能减轻心脏前后负荷，静脉注射还能够扩张血管，降低肺动脉楔压。肺瘀血时，呋塞米 20 ~ 40mg/次口服，若症状改善不好，利尿效果不佳，增加剂量或静脉注射。肺水肿时，呋塞米 40 ~ 100mg/次负荷量静脉注射或 5 ~ 40mg/h 持续静脉滴注，每日总量小于 500mg。依据患者症状改善，调整剂量和用法。若有利尿剂抵抗，可合用小剂量多巴胺或合用氢氯噻嗪。

利尿剂抵抗指达到水肿完全消除前，利尿剂作用下降和消失的现象。利尿剂效果不佳可能与血容量不足、血压较基础水平下降过多、低钠低氯血症、低氧血症、低蛋白血症等有关，可通过纠正这些诱发因素，改变用药途径等纠正。还要注意过度利尿后引起的电解质紊乱、低血容量综合征。

（四）β 受体阻滞剂

目前，尚无在急性心力衰竭中应用 β 受体阻滞剂治疗能够迅速改善症状的研究，通常认为是禁忌证。但是，一些研究证明，AMI 时应用 β 受体阻滞剂能够缓解缺血导致的胸痛，缩小心梗面积。实际应用中对于严重 AHF，肺底部有啰音的患者应慎重使用 β 受体阻滞剂。目前比较公认的药物有美托洛尔、比索洛尔、卡维地洛。

（五）正性肌力药物

1. 强心苷　强心苷（包括洋地黄苷、地高辛和毛花苷C），主要有正性肌力、降低交感神经活性、负性传导和频率的作用。一般而言，急性心力衰竭并非其应用指征，除非快速心房颤动。急性心力衰竭应使用其他合适的治疗措施（常为静脉给药），强心苷仅可作为长期治疗措施的开始阶段而发挥部分作用。AHF时，若患者心率快、血压偏低，可静脉注射毛花苷C 0.2~0.4mg/次，若患者为快速心房颤动，则可用0.4mg/次，总量不宜超过1.2mg。口服最常用的是地高辛0.125~0.25mg/d。

2. 儿茶酚胺类　多巴酚丁胺起始剂量为2~3μg/（kg·min）持续静脉注射，根据血流动力学监测可逐渐增加至15~20μg/（kg·min）；患者病情好转后，药物应逐渐减低剂量［每两天减少2μg/（kg·min）］而停药，不可骤停。AHF伴有低血压时，更宜选用多巴胺，起始剂量为2~3μg/（kg·min），有正性肌力、改善肾血流和尿量的作用。

3. 磷酸二酯酶抑制剂（PDEI）　PDEI具有正性肌力和外周血管扩张作用，可降低肺动脉压、肺动脉楔压和增加心排血量。可增加室性心律失常的发生，且与剂量相关。通常有米力农和依诺昔酮。

4. 钙离子增敏剂　左西孟旦是钙浓度依赖的钙离子增敏剂，半衰期达80h，可增加心排血量，降低PCMP，降低血压。在与多巴酚丁胺的双盲对照试验中，北京阜外心血管病医院的经验显示，该药在AHF中应用时，应注意其降低血压的作用。通常不建议用于收缩压<85mmHg的患者。

5. 心肌糖苷类　此类药物不宜用于AMI心力衰竭的患者。应用指征是心动过速引起的心力衰竭，如通过应用β受体阻滞剂未能控制心率的心房颤动患者。

（六）机械辅助治疗

1. 动脉内气囊反搏（IABP）　尽早的应用AMI严重低血压，甚或心源性休克的患者。IABP可延长收缩压时间，增加动脉舒张压和冠状动脉灌注压，增加冠状动脉血流量22%~52%，可起到辅助心脏功能的作用。

2. 体外膜氧合器（extracorporeal membrane oxygenation，ECMO）　是一种临时性的部分心肺辅助系统，通过引流管将静脉血引流到体外膜氧合器内进行氧合，再经过另一根引流管将氧合血泵入体内（静脉或动脉），改善全身组织氧供，可以暂时替代肺的气体交换功能和心脏的泵功能。北京阜外心血管病医院已经对晚期终末期心力衰竭、心源性休克、内科治疗无效的患者，成功应用该技术进行支持治疗，有效地维持了患者的心脏功能和血流动力学稳定，部分患者度过了危险期，成功撤机并逐渐恢复心脏功能，部分患者赢得了心脏移植的时间。

3. 左心辅助　适用于晚期终末期心力衰竭、心源性休克的患者。

4. 心脏移植　终末期心力衰竭，内科药物治疗效果不佳或无效，心源性休克内科治疗无效，在ECMO或左心辅助循环支持下，等待合适供体，尽早心脏移植。

（七）其他

1. 饮食和休息　急性期卧床休息，尽量减少体力活动，缓解后逐渐增加运动量。急性期若血压偏高或正常，则应保持液体出量大于入量，根据胸片肺水肿或瘀血改善的情况调整。饮食不宜过多，不能饱餐，控制在6~7成饱便可，必要时可静脉补充营养，意即"质高量少"。缓解期亦严格控制液体的摄入和出入量的平衡。

2. 预防和控制感染　感染是AHF发生，特别是慢性心力衰竭急性失代偿的重要原因和诱因，应积极预防和控制。

3. 保持水、电解质和酸碱平衡　内环境的稳定对于患者AHF的纠正，防止恶性心律失常的发生具有重要的意义，应特别注意。不仅要重视钾的变化，同时要重视低钠血症，限钠是有条件的，不要一味强调。

4. 基础疾病和并发疾病的处理　例如对缺血性心脏病应重视β受体阻滞剂的正确使用，积极改善缺血发作是治疗的关键。对高血压引起的AHF一方面要积极降低血压，同时还应注意平时血压水平高的患者，不宜突然过度降压，一个"正常"的血压，可能对特定的患者就是低血压，导致肾灌注不足，发生肾衰竭。

（八）缓解期的治疗和康复

（1）加强基础心脏病治疗，如冠心病、高血压等的治疗。

（2）对于慢性心力衰竭的患者，要重视诱因的预防，防止反复发生急性失代偿。

（3）有计划地逐步康复锻炼。

总之，急性心力衰竭作为一种最严重的心血管综合征，其诊断和治疗必须强调整体观念，要系统的考虑患者的机体状况，这样才能获得良好的疗效。

（于鹏艳）

第二节　急性冠脉综合征

急性冠脉综合征（acute coronary syndrome，ACS）是由于冠状动脉狭窄、引起心肌缺血所致的一类缺血性心脏病，它是 ST 段抬高性心肌梗死（ST‐segment elevation myocardial infarction，STEMI）、非 ST 段抬高性心肌梗死（non‐STEMI，NSTEMI）和不稳定性心绞痛（unstable angina，UA）的总称。其共同病理生理表现是动脉粥样斑块破裂或侵蚀。这类综合征的 ECG 表现包括 ST 段抬高性心肌梗死（STE‐MI）、ST 段压低、非诊断性 ST 段和 T 波异常。在美国，每年约 500 万缺血性胸痛者急诊，每年 ACS 者达 168 万左右，其中 65 万发展为心肌梗死，45 万人发生再次梗死，病死率达 30%。

一、识　别

（一）病因和病理生理

缺血是由于灌注减少导致氧供不足，伴代谢产物清除不充分，缺血和低氧血症是相对性的名词，氧供和氧耗失衡即会导致缺血。氧供受血液和冠状动脉血流的氧输送影响，而血液的氧输送能力取决于血红蛋白数量和氧饱和度。冠状动脉血流量取决于心脏舒张松弛时间和周围血管阻力，体液、神经、代谢和血管外压迫以及局部自动调节机制共同决定冠状动脉血管阻力。

心肌缺血及后果通常是固定性粥样硬化病变所致，而 ACS 是冠状动脉痉挛、粥样斑块破裂、粥样硬化病变处血小板聚集或血栓形成导致心肌血流减少所致。非粥样硬化病因引起 ACS 少见。

血管壁的反复损伤导致粥样硬化斑块形成，巨噬细胞和平滑肌细胞是斑块发展的主要细胞成分，而脂质是细胞外基质的主要成分，斑块龟裂和破裂受粥样斑块的内在特性影响，如其组成和形状、局部因素如血流剪切力、冠状动脉张力、冠状动脉灌注压和心肌收缩时动脉的运动度，当斑块发生破裂时，暴露给循环血小板强大的血栓形成物质。

血小板反应包括黏附、活化和聚集。血小板通过微弱的血小板间相互作用发生黏附，并有内皮下黏附分子如胶原、纤维连接素和层粘连蛋白、和糖蛋白 I b 受体与内皮下形成的 von willebrand 因子结合。黏附的血小板有强大的血栓形成能力，因为内皮下胶原是有效的血小板活化诱导物。斑块中心的脂质负载巨噬细胞和血管壁外膜释放的组织因子，共同刺激凝血酶原转变为凝血酶，凝血酶和局部切应力也是有效的血小板活化剂，这些因子共同活化血小板。活化的血小板糖蛋白 Ⅱ b/ Ⅲ a 受体成为血小板与纤维蛋白原或 von Willebrand 因子交联的最后共同通道，促进血栓形成。氧缺乏范围和 ACS 临床表现依赖于氧输送的受限程度，以及栓子黏附于固定、龟裂或腐蚀的硬化斑块运动。心肌缺血可表现为胸部或上腹痛不适、呼吸困难、特征性或非特异性 ECG 改变，心肌功能降低、中心和外周灌注减少，或同时出现以上表现。稳定性心绞痛，缺血仅在活动诱发氧耗超过部分受阻的冠状血管氧供不足时，相对固定、可预测、变化慢是其特点，粥样硬化斑未破裂，几乎没有血栓形成。ACS 粥样斑破裂并富含血小板血栓形成，导致冠状血流减少或某支血供中断，心肌发生缺血、坏死。这种氧供‐耗失调的程度和持续时间决定了患者是否发展为可逆性心肌缺血而无坏死（不稳定心绞痛），还是造成心肌缺血伴坏死（心肌梗死），阻塞越严重、时间越长，心肌梗死可能性越大。

急性心肌梗死（acute myocardial infarction，AMI）可抑制心肌收缩力，因此，影响中心和外周灌注，AMI 的基本变化是心肌功能丧失，当某一块心肌氧供不足时，功能进行性恶化并通过四种异常收缩模式表现出来：即与邻近心肌收缩运动不协调、运动功能减退、运动不能、反常运动。心肌梗死范围扩大，左室泵功能降低，左室舒经末压和左室收缩末容量增加，心输出量、心搏出量和血压会降低。当左房和肺毛细血管压增加，可发生充血性心力衰竭和肺水肿。大脑和肾脏灌注差会产生意识改变和肾功能受损。由急性心肌梗死引起的心力衰竭称为泵衰竭，按 Killip 分级将泵衰竭分为四级，通过分级不仅可以判断病情严重程度，对预后也可作初步预测。详细分级及粗死亡率为：Ⅰ级：无充血性心力衰竭表现，死亡率约 5%；Ⅱ级：轻度充血性心力衰竭（两肺啰音和第三心音），死亡率约 15% ~ 20%；Ⅲ级：明显的急性肺水肿，死亡率约 40%；Ⅳ级：心源性休克，死亡率约 80%。

（二）临床表现

1. 症状和病史　ACS 相关的最常见症状是胸部不适，但症状也包括上半身其他地方的不适，气短、出汗、恶心和头晕眼花。AMI 的症状是特征性的，比心绞痛更剧烈，持续时间多于 15min。ACS 的不典型症状或异常表现更多见于老年人、女性和糖尿病患者。

急性冠脉综合征的最主要症状为缺血性胸痛（即心绞痛），可伴有胸闷、心悸、呼吸困难、出汗等表现，典型的缺血性胸痛与其他原因性胸痛性质明显不同，下面介绍缺血性胸痛的特点。

与心肌梗死高度相关的症状包括疼痛放射到上肢，特别是放射到左上肢，胸痛可伴有出汗或恶心和呕吐，此时应对患者进行详细问诊，以排除 MI 早期表现。缺血性胸痛概括起来用 OPQRST 表示。①发病（onset）：典型的缺血性疼痛表现为逐渐发作，其强度可轻可重。②诱因和缓解因素（provocation and palliation）：疼痛常因活动诱发，缺血性胸痛不随呼吸或体位变化而变化，对硝酸甘油可能没有反应。③性质（quality）：常是比疼痛更具特征性的不适感，而且这种不适感可能很难描述清楚。患者可能描述为压榨性、紧缩感、压迫感、绞榨感、挤压感、抑制感、烧灼感、胃灼热感、胸部膨胀感、束带感、胸部堵塞感、咽喉阻塞感、疼痛、胸部重压感等。患者可能会握拳紧压胸口，这种表现常称为 Levine 征。④放射（radiation）：缺血性胸痛常常放射到身体的其他部位，如上腹部、肩膀、上肢（上臂或前臂）、手腕、手指、颈部和咽喉部、下颌和牙齿（不是上颌），背部也不少见（特别是肩胛间区）。疼痛放射到上肢者高度提示为缺血性胸痛。⑤部位（site）：缺血性胸痛不局限在某一特定点上，更可能是弥漫性的，很难具体定位。患者往往提示是整个胸部，或用手掌指定某一区域，而不是用一个手指确定某一特定点上。⑥持续时间（time course）：心绞痛常很短暂（2 ~ 5min），且可因休息或使用硝酸甘油缓解。相反，ACS 患者可能休息时也有胸痛，持续时间不一，大多持续超过 30min，典型的心绞痛持续超过 20min 强烈提示是 ACS。⑦相关症状（associated symptoms）：缺血性胸痛往往伴有呼吸短促，表明可能有肺充血。其他症状可能包括嗳气、恶心、呕吐、消化不良、出汗或大汗、眩晕、头晕、皮肤湿冷、疲乏无力。老年妇女和糖尿病患者症状多不典型，很少出现典型的胸痛。⑧严重程度：根据加拿大心脏病学会心绞痛分级（Canadian Cardio - vascular Society Classification of Angina，CCSCA），将心绞痛分为四级：Ⅰ级：心绞痛仅在强烈、快速和长时间劳力后产生，一般体力活动不会引起心绞痛；Ⅱ级：普通活动轻度受限，心绞痛仅在快速登楼梯、爬山、餐后行走、冷、风或情绪应激时发生；Ⅲ级：日常活动明显受限，行走 1 ~ 2 个街区或正常步速登楼一层即会发生心绞痛；Ⅳ级：无法完成任何体力活动，静息时便会产生心绞痛症状。

部分缺血性胸痛患者可能表现不典型，与上述典型表现有所不同，可能表现为锐痛或刀割样痛或胸膜炎样疼痛，统计发现，约有 22% 的锐痛或刀割样痛、13% 胸膜炎样疼痛最后诊断为急性心肌缺血。约有 1/3 的 ACS 患者不出现胸痛，而表现为其他不典型症状，最常见的症状包括仅有呼吸困难、恶心和（或）呕吐、心悸、晕厥或心脏骤停，这些症状主要见于老年人、糖尿病者和妇女。应当注意，下列各种胸、腹部不适或疼痛，绝大多数不是缺血性胸痛的表现：①胸膜炎样痛、锐痛或刀割样痛，与呼吸运动或咳嗽相关。②主要或仅出现于中、下腹部的疼痛。③仅用一个手指可以确定某处的任何不适。④因运动或触诊而再出现的任何不适。⑤疼痛持续数天。⑥瞬间疼痛持续几秒钟或更短。⑦疼痛放射到下肢或上腭以上的部位。⑧如患者描述为尖锐疼痛、短暂痛、刀割样、刺穿样或发麻和针刺样等，往往也不是缺血胸痛。

既往有冠心病史（CHD）的患者，再发胸痛的风险显著增加，与有冠心病史相比，既往有其他血管性疾病者与心脏缺血性事件风险有相关性。冠心病的危险因素如特殊年龄、性别、糖尿病、高血压、高血脂和吸烟，以及最近吸食可卡因等，这些病史均增加了 ACS 的可能性，在收集病史时应注意询问。

2. 体格检查　如下所述。

（1）机体反应性、气道、呼吸和循环情况。

（2）有无全身低灌注的表现如低血压、心动过速、认知障碍，有无皮肤发冷、变湿、苍白或皮肤发灰等表现。

（3）有无心律失常，因为围梗死期的持续性心律失常应立即处理，另外，由于其对心输出量的恶化性效应，可能加重心肌缺血，并可进展为室颤（VF），因此，及时发现心律失常，尤其是室性心律失常，为临床及时给予治疗奠定基础，也将为抢救生命赢得宝贵的时间。

（4）注意检查有无心力衰竭表现，如颈静脉怒张，肺底部湿啰音或哮鸣音，第三心音奔马律，低血压，心动过速等，心功能严重障碍可能出现端坐呼吸、气短、满肺哮鸣音，此即心源性哮喘的典型表现。

（5）除外心肺部的检查，还应做神经系统筛查，以评估有无局灶性损害或认知缺损，因为部分患者可能伴有房颤而继发脑梗死，也有助于确定和评估溶栓治疗的安全性。

（6）如果发现有严重低血压，如收缩压 <80mmHg 和（或）泵衰竭的体征，如新发的或肺部啰音，或啰音显著增多，或新出现的第三心音，或新发二尖瓣杂音或原有二尖瓣杂音加重等，提示心肌梗死的可能性增加。

（三）辅助检查

1. 实验室检查　如下所述。

（1）心脏标志物：急性心肌损害的系列血清标志物（或称心肌酶），如肌钙蛋白（CTn）T 或 I、CK - MB、肌红蛋白等是确立心肌梗死诊断的必要因素。最常使用的是肌钙蛋白 T 或 I 和 CK - MB，这些检查可在床边快速监测。

所有 AMI 患者均有上述一种或多种标志物血清浓度的升高，但其敏感性相对较低，除非在症状发作的 4~6 小时以后，因此，这个时间段内的阴性结果并不排除心肌梗死，少部分患者心脏标志物在 12 小时内还未升高。但急性 STEMI 患者的再灌注治疗不应等待心肌标志物结果。没有确定性 ST 段抬高的患者，如果初始检测结果不确定，ECG 也不确定，但临床仍高度怀疑的患者，应在 4 小时或更长时间后再次检测系列心脏标志物，肌钙蛋白阴性者应在 6~12 小时后重新测定。

（2）肌钙蛋白升高也可见于以下非缺血性疾病：①创伤：挫伤、消融、起搏、ICD 启动（如房颤除颤、心脏电复律）心肌活检、心脏外科手术等。②急慢性充血性心力衰竭。③主动脉瓣病变和肥厚梗阻性心肌病伴左室肥厚、主动脉夹层。④高血压。⑤低血压（常伴心律失常）。⑥非心脏手术后看似情况良好者。⑦肾功能衰竭。⑧危重患者，特别是糖尿病、呼吸衰竭者。⑨甲状腺功能减退症。⑩冠脉痉挛，包括尖端球囊综合征者。

2. ECG 特点　ACS 的早期 ECG 可能是非特异性的，动态观察有助于及时确定诊断。典型的 STEMI 患者 ECG 的动态演变过程表现为：①起病数小时内，可无异常或出现异常高大的两肢不对称 T 波。②数小时后，ST 段明显抬高，弓背向上，与直立的 T 波连接形成单相曲线，数小时至 48 小时内出现病理性 Q 波，同时 R 波减低，此即急性期改变；Q 波在 3~4 天内维持稳定不变，以后仍有约 70%~80% 永久存在。③在早期如不进行治疗干预，ST 段抬高持续数日至 2 周左右逐渐回到基线水平，T 波则变为平坦或倒置，此为亚急性期改变。④数周至数月后，T 波呈 V 形倒置，两肢对称，波谷尖锐，此为慢性期改变；T 波倒置可永久存在，也可在数月至数年内逐渐恢复。

（1）ST 段确定：①ST 抬高的确定：连续两个解剖部位导联 J 点处 ST 段有新出现的抬高，男性 V_2~V_3 导联抬高 ≥0.2mV，或女性 V_2~V_3 导联抬高 ≥0.15mV，其他导联 ≥0.1mV。②ST 段压低的确定：连续两个解剖部位导联新发的基线或 ST 段下斜形压低 ≥0.05mV；或连续两个以 R 波为主或 R/S >1 的导联出现 T 波倒置≥0.1mV（注：连续两个解剖部位导联是指胸前导联的 $V_1 \sim V_6$ 连续两个；或下壁导联 Ⅱ、Ⅲ、aVF；侧壁或心尖导联 Ⅰ、aVL；V_3R 和 V_4R 反映右室游离壁变化）。

（2）缺血性 T 波的五大特点：无论直立或倒置，T 波有以下特点提示为缺血性 T 波：①T 波振幅增大。②两肢对称，基底部变窄。③波顶变尖。④T 波变化剧烈，几分钟内就可见观察到 T 波的显著变化。⑤T 波改变仅出现于心肌缺血区的导联上，能定位诊断。

胸痛患者出现 ST 段抬高应首先考虑为存在缺血，而后才考虑是否有心包炎或左心室室壁瘤等。对可疑冠脉缺血的患者，建议做活动平板负荷试验。

（3）提示陈旧性心肌梗死的 ECG 变化：①V_2、V_3 导联 Q 波≥0.02s，或为 QS 波。②Ⅰ、Ⅱ、aVL、aVF 导联，或 $V_4 \sim V_6$ 导联，任何两个连续的解剖部位导联（Ⅰ、aVL、V_6、$V_4 \sim V_6$，Ⅱ、Ⅲ、aVF），其 Q 波时间≥0.3s、深度≥0.1mV 或呈 QS 波。③$V_1 \sim V_2$ 导联和 T 波直立且 R/S≥1 的无传导障碍导联，R 波时间≥0.04s。

再梗死 ECG 变化：连续两个解剖部位导联中，原先 ST 段抬高不足 0.1mV 的患者出现 ST 段抬高≥0.1mV，或新发特异性 Q 波，特别是有缺血症状持续≥20min 者；但 ST 段再次抬高也可见于致命性心脏破裂者，出现这种变化时应进一步检查。单纯性 ST 段压低或左束支传导阻滞（LBBB）不是心肌梗死的有效标准。

3. 心脏超声检查　心脏超声检查有助于发现心脏有无结构性病变，同时可明确或排除心包积液，更为关键的是，心脏超声检查可了解心脏泵血功能的各项指标，为临床治疗提供重要参考价值。

（四）诊断与鉴别

依据典型的临床表现，结合特征性的心电图改变和心肌酶学变化，ACS 能够得到及时诊断，但心电图的动态演变过程对急性心肌梗死的诊断更有意义。由于 ACS 包含 UA、STEMI 和 NSTEMI 三种疾病，且治疗不完全相同，有必要对其做出鉴别，以利临床治疗。不稳定心绞痛患者出现心肌标志物升高，应考虑为 NSTEMI，并应按 NSTEMI 做相应处理。

心肌梗死的血管定位诊断：①左冠状动脉前降支供应左心室前壁、心尖部、下侧壁、前间壁和二尖瓣前乳头肌，这些部位的心肌梗死考虑为左冠状动脉闭塞。②右冠状动脉供应左心室膈面（右冠优势时）、后间隔和右心室，窦房结和房室结，这些部位的心肌梗死考虑右冠状动脉闭塞。③左冠状动脉回旋支供应左心室高侧壁、膈面（左冠优势者）和左心房、房室结，这些部位发生心肌梗死，考虑左冠状动脉闭塞。④左冠状动脉主干发出的分支供应左心室，如果主干闭塞，会产生左心室广泛梗死，即发生左心室广泛梗死时考虑为左冠状动脉主干闭塞。

（五）危险分层

1. ACS 危险分层　根据临床表现、ECG 和血清心脏标志物确定 ACS 危险度，见表 6-2。

表 6-2　确定急性冠脉综合征（ACS）可能性的危险分层

评估	高度 ACS 可能	中度 ACS 可能	低度 ACS 可能
表现	具有以下任何一项即认为是 ACS 高度可能性的表现	缺乏高度可能性的表现	缺乏中或高度可能性的表现
病史	胸痛或左臂痛或有不适主诉；心绞痛再发；有冠心病史（包括 MI）	胸痛或左臂痛或有不适主诉：年龄>50 岁	可能是缺血症状；最近吸食可卡因
体格检查	新发短暂性二尖瓣反流、低血压、出汗、肺水肿或啰音	心外血管病	心悸引起的胸部不适
ECG	新发或可能新发的暂时性 ST 段抬高（>0.05mV）或 T 波倒置（>0.2mV）伴有症状	固定性 Q 波；未证实新发的异常 ST 段或 T 波	正常 ECG
血清心脏标志物	肌钙蛋白 T 或 I 升高或 CK-MB 升高	正常	正常

2. STEMI 危险分层　心肌梗死溶栓试验（thrombolysis in myocardial infarction trial，TIMI）研究者提出 7 个危险因素，作为预测其死亡、再梗死或起病 14 天内紧急血管成形术的工具。这个积分系统主要包括以下几个部分：①年龄≥65 岁（年龄是最有力的 AMI 死亡预测因子，老年人 AMI 易发生心脏并发症，特别是心力衰竭，4/5 的 AMI 死亡是年龄≥65 岁的老年人）。②3 个或以上心脏危险因素（包括高胆固醇血症、糖尿病、高血压、吸烟、冠心病阳性家庭史）。③最近 7 天使用阿司匹林。④最近 24 小时内至少出现 2 次心绞痛事件。⑤当前 ECG 发现 ST 段偏移。⑥CK - MB 或心特异性肌钙蛋白等心脏标志物升高。⑦已知有冠状动脉狭窄≥50%。

以上 7 项中每一项评为 1 分，以≤14 天的主要终点事件为界标，主要终点事件包括：死亡、新发或复发性心肌梗死或必须紧急血管成形术。如果患者具备 5 项或更多项 TIMI 危险积分（≥5 分），考虑此患者是高危患者；如评分为 3 ~ 4 分，提示为中危患者；如果危险积分≤2 分则是低危患者。

其他与发病 30 天死亡或再梗相关的因素有以下四大项：①心动过缓或心动过速。②低血压。③有心衰征象（新发或渐增的肺部啰音，二尖瓣杂音，第三心音奔马律）。④持续室性心动过速。

（六）并发症

心肌梗死的常见并发症包括：乳头肌功能失调或断裂；心脏破裂；栓塞；心室壁瘤；心肌梗死后综合征。

二、处置

（一）监护与初始处理

在初始评估阶段，对有高度 ACS 危险的患者应做以下评估和处理。

（1）气道、呼吸和循环情况：即 ABC 处理，因为任何危险抢救只有在气道通畅、呼吸功能良好和循环稳定的基础上，才可考虑进行其他处理，否则其他治疗无从谈起。

（2）初始 ECG 检查：对所有疑为冠状动脉缺血的患者均应做 12 导联 ECG，它是提供 ACS 初始诊断和治疗的基础。ACS 患者的初始 ECG 可能是非诊断性的，如果初始 ECG 是非确定性的，但患者症状持续并且临床上仍高度怀疑为心肌梗死时，应每 5 ~ 10min 复查 ECG 一次。

（3）复苏准备：准备好复苏相关装置如除颤仪和人工气道器械。

（4）心电监护：开始心电监护，并在床边备好紧急复苏装置。

（5）氧疗：应给所有具有肺瘀血或动脉血氧饱和度 <90% 的患者吸氧，前 6 小时内给所有 ACS 患者吸氧也是合理的（氧流量为 2 ~ 3L/min），维持 SPO_2 在 90% 以上，因为氧疗限制了动物缺血性心肌的损伤，氧疗降低了 STEMI 患者 ST 段抬高程度。

（6）建立静脉通道：应建立 1 条通畅的静脉通道，必要时应有 2 条静脉通路，同时应留取血标本送做有关的检查如心脏标志物、血常规等。

（7）阿司匹林：对疑似 ACS 的所有患者均应早期给予 162 ~ 325mg 阿司匹林嚼服，除非患者有绝对禁忌证（如过敏史）或此前已服用过此药，其他形式的阿司匹林（可溶性制剂）与咀嚼片一样有效。对于具有严重恶心、呕吐或上消化道功能障碍的患者给予阿司匹林栓剂（300mg）是安全的。

（8）硝酸甘油：缺血性胸痛或胸部不适患者，应每 3 ~ 5min 舌下含服硝酸甘油 0.4mg，直到胸痛缓解或低血压限制其使用，一般可连续给 3 次，而后考虑静脉使用硝酸甘油的必要性。服药前，男性患者均应常规询问有无使用"西地那非"（伟哥）、伐他那非等磷酸二酯酶抑制剂类血管扩张剂，如果最近 24 小时内用过这类药或 36 小时内用过他达那非（tadalafil），应禁用硝酸盐类或需在严密监护下使用，因为硝酸盐类的使用可能导致患者出现严重的低血压。对右心室梗死或下壁心肌梗死可能累及右心室者，也应慎重使用硝酸盐制剂，因为此类患者需要充足的右心室前负荷，否则也可能出现严重的低血压。低血压（SBP <90mmHg 或低于基线水平 30mmHg）、严重心动过缓（ <50bpm）或心动过速（ >100bpm）患者禁用硝酸盐制剂。

（9）镇静止痛：ACS 患者除外疼痛，可同时伴有紧张、焦虑等，及时给予镇静止痛可消除这类症状。吗啡是最常使用的镇静止痛药物之一，不仅可能止痛，同时可直接扩张血管，降低心脏前后负荷，用法：开始剂量一般为 2~4mg，iv，5~15min 后，如症状不改善者可重复使用，并可适当增加剂量至 2~8mg，直至胸痛或焦虑缓解或出现明显低血压，但应缓慢注射，否则可能继发低血压或呼吸抑制。

（二）ACS、STEMI、NSTEMI 处理流程度图

图6-2 为非 ST 段抬高急性冠脉综合征处理流程图。

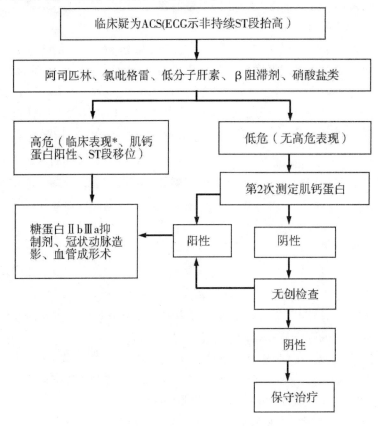

图6-2　非 ST 段抬高急性冠脉综合征处理程序图

*高危临床表现是指：年龄 >75 岁、静息性胸痛、血流动力学不稳定、肺瘀血、新发或加重的二尖瓣反流、第三心音或最近心肌梗死

图6-3 为急性冠脉综合征程序图。

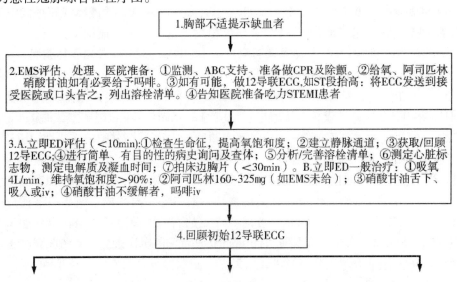

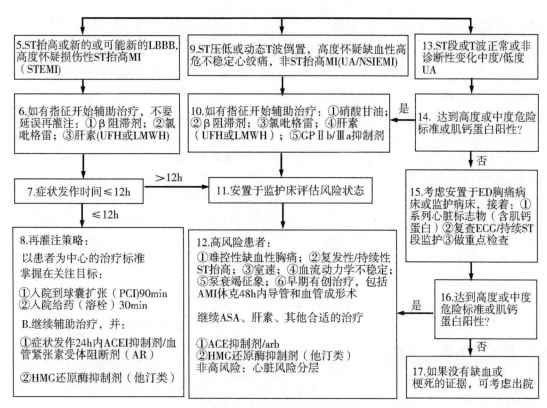

图6-3 急性冠脉综合征程序图

图6-4为有STEMI症状和体征患者的急诊初始处理流程图。

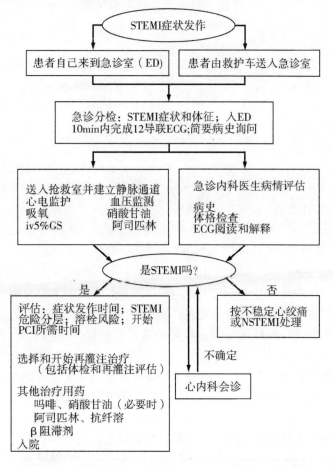

图6-4 有STEMI症状和体征患者的急诊初始处理程序图

（三）STEMI 再灌注治疗

最近 10 年治疗心血管病的最重要进展可能是 AMI 的再灌注治疗，许多临床试验已经确立了症状发作 12 小时内、没有禁忌证的 AMI 患者，早期溶栓治疗作为标准治疗方法。再灌注降低了病死率，再灌注的时间越短，益处越大，如果症状发作后 1 小时内开始溶栓，患者的病死率会降低 47%。因为抢救心肌及影响长期预后的决定因素是：缩短再灌注时间；梗死相关动脉完整和持续的正常（TIMI 3 级）血流灌注；正常微循环灌注。

对有 STEMI 的患者均应考虑做再灌注治疗，常用的再灌注治疗方法是经皮冠状动脉介入（percutaneous coronary intervention，PCI）和溶栓治疗。通常症状发作 ≤3 小时者，可选择溶栓治疗，如能及时开展 PCI，也可选择行 PCI 治疗，孰优孰劣难分伯仲。但下列情况优选溶栓治疗：①症状发作 ≤3 小时并拟延迟有创策略者。②无法进行有创操作者，如导管室被占用、血管穿刺困难或没有熟练的 PCI 实验室者。③延迟有创操作策略者，如需长途转运、入门（指进医院）到球囊时间（door – to – balloon）与入门到穿刺给药时间（door – to – needle）差在 1 小时以上者、医生接手到球囊时间（contact – to – balloon）超过 1 小时者或入门到球囊时间（door – to – balloon）超过 1 小时者。

1. 溶栓治疗　溶栓治疗是最常用的 STEMI 再灌注方法之一，但因溶栓药物的作用特点和可能产生的不良反应，溶栓治疗无法满足所有 STEMI 患者，它有其自身的适应证和禁忌证。

（1）适应证：①所有症状发作持续 12 小时之内的缺血性胸痛和 ST 段抬高（≥2 个连续胸前解剖导联或相邻 2 个肢体导联 ST 段升高 ≥1mm 或 0.1mV），年龄 <75 岁。②所有 STEMI 患者 12 小时内出现新发或可能为新发的左束支传导阻滞者。③如无禁忌证，给予缺血性胸痛症状发作 12 小时内的后壁 STEMI 者溶栓治疗。④如无禁忌证，给予缺血性胸痛症状持续 12~24 小时的 STEMI 患者溶栓。

（2）禁忌证：溶栓疗法的禁忌证包括绝对禁忌证和相对禁忌证。绝对禁忌证主要有：①中风或其他脑血管异常（<1 年）。②已知颅内肿瘤（原发或转移）或脑血管畸形（如动静脉瘤）。③最近 2~4 周创伤或 3 个月内严重头面部损伤。④已知凝血功能障碍或国际标准化比率（INR）>2~3。⑤疑有主动脉夹层。⑥活动性内出血或出血素质（排除月经）。

相对禁忌证包括：①最近 6 个月内有中风或其他颅内疾病史。②华法林治疗（INR > 1.5）。③妊娠。④非压缩性骨折（<15 天）。⑤严重未控制的高血压（>180/100mmHg）。⑥最近 3 周创伤或延长性复苏（CPR >10min）或外科大手术史。⑦最近 2~4 周出血史。⑧最近视网膜激光治疗。⑨活动性消化性溃疡。⑩非压迫部位血管穿刺（如锁骨下静脉穿刺）。⑪链激酶/复合纤溶酶链激酶（阿尼普酶）过敏史或 5 天前使用过此药者。

常用的溶栓药物及使用方法为：①替萘普酶（Tenecteplase）：是一种纤溶酶原活化抑制剂，其产生颅内出血风险低（0.3%），主要根据体重确定静脉给药剂量，体重 60kg 以下者 30mg（6 000U）；体重 60~70kg 者给 35mg（7 000U）；体重 70~80kg 者给 40mg（8 000U）；体重 80~90kg 者给 45mg（9 000U）；体重 90kg 以上者给 50mg（10 000U）。②阿替普酶(t – PA，Alteplase，Activase)：是组织型纤维蛋白溶解剂，给药方法为 15mg iv，>2min；继之 0.75mg/kg（最大 50mg）iv，>30min；随后 0.5mg/kg（最大 35mg），>30min。③瑞替普酶（Reteplase）：10U，iv，>2min，×2 次。首剂 30min 后再给 10U。④尿激酶（urokinase）：2.5 万 U/kg 加入 100mL 液体中 30min 滴入。

判断溶栓是否成功的最有效方法或"金标准"是冠状动脉造影，但由于造影的有创性，使用受到限制，临床上通过溶栓后表现、ECG 演变和心肌酶的变化，间接判断溶栓是否成功。间接判断溶栓成功的指征包括：①ECG 示抬高的 ST 段于 2 小时内回降 50% 以上。②胸痛于 2 小时内基本消失。③2 小时内出现再灌注性心律失常如短暂加速性室性自主心律、房室或束支传导阻滞突然消失，或下后壁心肌梗死的患者出现一过性窦性心动过缓、窦房传导阻滞，或伴低血压状态。④血清 CK – MB 峰值提前出现在发病 14 小时内。同时具备 2 项或以上者应考虑已再通，但②+③项组合不支持再通。

溶栓并发症：溶栓过程中或溶栓治疗后，特别是开始溶栓治疗 24 小时内，出现神经功能变化，应考虑脑出血，并停用溶栓、抗血小板和抗凝治疗，直至影像检查排出脑出血。如有脑出血临床表现者，应请神经科或血液科专家会诊。如为脑出血，应考虑给予输注冷沉淀物、新鲜冷冻血浆、鱼精蛋白和血小板等治疗。同时监测血压和血糖变化。

2. 经皮冠状动脉介入治疗（PCI）　虽然 PCI 是有效的再灌注方法之一，但由于其有创性，并受专业技术和设备限制，并非所有 STEMI 患者均能接受 PCI，对有条件做 PCI 的医院，以下情况优选有创策略（PCI）：

①如果有经验丰富的专家，并能确保入院到放置球囊（door - to - balloon）的时间≤90min 或进行溶栓治疗与用球囊扩张 PCI 时间差≤60min，这种情况下，对 STEMI 患者症状持续 >3 小时并≤12 小时者，应首先考虑 PCI 治疗。②高危 STEMI 如心源性休克或 Killip 分级≥3 者。③有溶栓禁忌者，包括出血风险高和脑出血者，对心肌梗死并发心源性休克或心力衰竭者也适用。④症状发作超过 3 小时者。⑤诊断 STEMI 有疑问者。

3. 外科手术再灌注　由于种种原因，溶栓或 PCI 效果不佳者，可考虑外科手术干预，冠状动脉旁路移植术（CABG）是手术治疗的最常用方法。

（四）抗血小板治疗

抗血小板治疗适合于所有 ACS 患者，不管他们是否接受再灌注治疗。除非有绝对禁忌证，一般均应考虑给予抗血小板治疗，常用抗血小板治疗包括：①阿司匹林：是首选的抗血小板治疗药物，对任何 STEMI 患者，只要有可能就应给予 162～325mg 阿司匹林嚼服。STEMI 者在首日使用阿司匹林 162～325mg 后，如无禁忌证，次日开始给予 75～162mg，qd。②氯吡格雷：氯吡格雷可逆性抑制血小板腺苷二磷酸受体，通过不同于阿司匹林的机制，降低血小板凝集度。主要用于所有接受 PCI 和支架治疗的患者，这类患者应给予 600mg 的负荷剂量，并应在服药后的 90min 内进行 PCI。对 75 岁以下接受溶栓治疗者，给予氯吡格雷 + 阿司匹林也已证实有益。对年龄超过 75 岁的患者通常给予 75mg，因为此药有增加出血的风险。未接受再灌注治疗的 STEMI 患者，也应给予氯吡格雷（300mg 负荷量，继之 75mg/天），这是因为非 ST 段抬高 ACS 者未行血管成形术使用此药可使用患者受益。另外，少数阿司匹林禁忌者如过敏或严重胃肠道不适者，也可给予氯吡格雷。

糖蛋白Ⅱb/Ⅲa（GPⅡb/Ⅲa）抑制剂：在冠脉血管壁斑块破裂后，其中心处的组织因子暴露，并与活化Ⅶ因子（Ⅶa）因子形成复合物，由此产生血凝的瀑布效应，导致血小板活化，GPⅡb/Ⅲa 受体被认为是血小板凝集的最后共同通路。GPⅡb/Ⅲa 抑制剂介导这种受体的活化，可预防纤维蛋白原粘连，从而阻断血小板凝集。对高危分层的已联合使用阿司匹林、肝素、氯吡格雷和早期 PCI 策略的 UA/NSTEMI 患者，应尽可能使用 GPⅡb/Ⅲa 抑制剂（高危患者包括持续胸痛者、血流动力学或心律不稳定者、糖尿病者、急性或动态 ECG 变化者以及有助判断心脏损伤的肌钙蛋白升高者）。对 STEMI 患者行 PCI，无论放置或未放置支架者，如有条件，均应尽早开始给予 GPⅡb/Ⅲa 抑制剂。常用的有三种制剂：阿昔单抗（Abciximab）是一种单克隆抗体，依替巴肽（Eptifibatide）是一种环状肽，替罗非班（Tiroffban）是一种肽样抑制剂。用法：①阿昔单抗 0.25mg/kg，iv，继之 0.125μg/（kg·min）（最大 10μg/min）持续 12～24 小时。②依替巴肽 180μg/kg，iv（PCI 后 10min 应再给药一次），继之 2.0μg/（kg·min），持续 72～96 小时。③替罗非班 0.4μg/（kg·min），iv 30min，继之 0.1μg/（kg·min），持续 48～96 小时；或 2.5μg/kg，iv，继之 0.15μg/（kg·h）持续 18 小时。

（五）抗凝治疗

肝素是一种凝血酶的直接抑制剂，它被广泛地用作 ACS 溶栓治疗的辅助药物，在 UA 和 NSTEMI 患者治疗时，它与阿司匹林和其他血小板抑制剂联合作用。普通肝素（UFH）是不同肽链的硫酸黏多糖的异种混合物。其不足之处在于，对不同患者有不同的抗凝反应，需要静脉用药，需要反复监测部分凝血活酶时间（APTT）。肝素也能刺激血小板活化，导致血小板减少症。由于肝素的局限性，已研究出更新的制剂低分子肝素（LMWH）。LMWH 比 UFH 有更好的抗 Xa：Ⅱa 比，活化血小板作用更小，抗凝作用更为稳定和可靠，无须做凝血功能监测，它还可降低溶栓后再堵塞和再梗死率，减少出血风险，依诺肝素（LMWH）还可减少 von Willebrand 因子的释放。未行再灌注治疗的 STEMI 且无抗凝禁忌证者，可静脉或皮下注射 UFH 或 LMWH 至少 48 小时，如患者临床必须卧床或限制活动，可持续使用 UFH 或

LMWH 直至患者可活动为止。对活动受限者可使用 UFH 或 LMWH 预防深静脉血栓。对急诊且年龄 75 岁以下溶栓患者的辅助治疗，如果没有明显肾功能损害（血肌酐：男性＞2.5mg/dl，女性＞2.0mg/dl），LMWH 可作为 UFH 的替代药物；对 75 岁以上的溶栓患者的辅助治疗，主张使用 UFH，UFH 也用于任何接受血管成形术的 STEMI 患者。在急诊，对未接受溶栓或血管成形术的 STEMI 患者，可选用 LMWH（特别是依诺肝素）可作为 UFH 的替代药物。给药方法：肝素 60U/kg（最大 4 000U），iv，继之 12U/（kg·h）×48 小时（最大 1 000U/h）。维持 APTT 50～70s，或 INR 2～3。或依诺肝素 1mg/kg，皮下注射，q12 小时，首次给药前可静脉推注 30mg。

（六）β 受体阻滞剂

院内使用 β 受体阻滞剂降低了未溶栓患者的心肌梗死面积、心脏破裂发生率和病死率，也降低室性异位心律和室颤的发生率。对接受了溶栓治疗的患者，静脉注射 β 受体阻断剂降低梗死后缺血和非致命性心梗。梗死后不久加用 β 受体阻断剂的患者发现，其病死率和非致命性梗死有轻度降低，且差异显著。β 受体阻断剂静脉注射对 NSTEMI 的 ACS 患者也有益处。

对急诊的各种 ACS 患者均应加用口服 β 受体阻滞剂，除非有禁忌证，即便行 PCI 者也应使用。静脉使用 β 受体阻滞剂适于治疗快速型心律失常和高血压患者。没有禁忌证的所有 STEMI 患者应在 24 小时内开始给予 β 受体阻滞剂，并持续用药，如 24 小时内有禁忌证者，应在禁忌证消除后重新尽早评估给药。早期静脉给予心脏选择性的药物如美托洛尔或阿替洛尔。用法：①静脉给予美托洛尔按 5mg 增量使用，缓慢静脉注射（5mg 超过 1～2min），每 5min 可重复给药，起始时的总剂量为 15mg；能耐受此法的患者应在最后一次静脉给药后 15min 开始口服治疗（25～50mg，q6 小时×48 小时），继之 100mg bid 维持。②静脉给予阿替洛尔 5mg，5min 后可重复 5mg；能够耐受此法的患者，应在最后一次静脉用药后的 1～2 小时开始口服给药（50～100mg/天）。③如果需要超短效 β 受体阻滞剂，可给予艾司洛尔 50μg/（kg·min）逐步增加直至最大剂量 200～300μg/（kg·min）。禁忌证包括：中～重度的左心室功能衰竭和肺水肿、心动过缓（＜60 次/min）、低血压（SBP＜100mmHg）、周围循环灌注不良征象、Ⅱ度或Ⅲ度心脏传导阻滞或气道反应性疾病。有中度或重度心力衰竭的患者，可口吸服 β 受体阻滞剂，在患者稳定后应给予滴注小剂量 β 受体阻断剂。严重 COPD 和支气管哮喘者慎用或禁用。

（七）硝酸甘油

如果无禁忌证（如使用抗勃起功能障碍药物或右心室梗死），前 48 小时内持续缺血性疼痛、充血性心衰或高血压的 STEMI 患者应给予硝酸甘油静脉治疗，但使用此药并不排除使用其他降低死亡率的药物如 β 阻滞剂或 ACEI。48 小时后复发性心绞痛或持续充血性心衰者，可静脉、口含或局部用药。静脉使用硝酸甘油适用于进行性缺血性胸痛或胸部不适者、高血压的治疗、肺瘀血的治疗。24～48 小时后无持续或复发性心绞痛或充血性心衰患者，使用硝酸盐仍有效。硝酸盐类不宜用于收缩压≤90mmHg 或收缩压比基础血压下降≥30mmHg 者，也不适于严重心动过缓（HR＜50 次/min）或心动过速（HR＞100 次/min）或右心室梗死者。硝酸甘油的治疗目标是使血压正常者的收缩压降低 10% 左右，或使高血压者的血压下降约 30%。硝酸甘油片（NTG）0.4mg，舌下给药，q5min×3 次。NTG 气雾剂，1 喷；静脉给药法，NTG10～20μg/min iv，可渐增。注意，如 SBP＜90mmHg 减速或停用。

（八）钙通道阻滞剂

钙通道阻滞剂可作为 β 阻滞剂有禁忌或 β 阻滞剂达最大剂量时的替代治疗药物或附加药物，但钙通道阻滞剂并未显示能够降低心肌梗死的病死率，有资料表明对某些有心血管病的患者尚存在害处。值得注意的是，这些药物对 AMI 患者使用仍过于频繁，β 阻滞剂用于无禁忌的心肌梗死患者是更为合理的选择。通常，钙通道阻滞剂仅用于有 β 阻滞剂禁忌或 β 阻滞剂达到最大临床剂量无效的患者。

（九）血管紧张素转换酶抑制剂（ACEI）或血管紧张素受体抑制剂（ARB）

ACEI 可改善 AMI 患者的存活率，特别是在早期开始治疗时。大量研究表明，无论 AMI 做或不做再灌注治疗，在医院给予口服 ACEI，能持续改善病死率，对前壁心肌梗死、肺瘀血或 LV（左室）射血分数（EF）< 40% 者获益最大。但它并不适于有低血压（SBF < 100mmHg 或低于基础血压 30mmHg 以上）的患者。对有肺瘀血、LVEF < 40%、无低血压的症状发作 < 24 小时的 STEMI 患者，主张使用口服 ACEI。口服 ACEI 也适用于其他所有 AMI 患者，无论是否做了早期再灌注治疗，但最初 24 小时禁止经静脉使用 ACEI，因为有低血压的风险。

所有诊断 STEMI 的患者 24 小时内启用口服 ACEI，并应持续使用，但双肾动脉狭窄，既往治疗出现血管性水肿者禁用。无法耐受 ACEI 但有心衰的临床或放射学表现或左心室射血分数（LVEF）< 0.40 者可使用 ARB。能耐受 ACEI 者，也可使用 ARB，作为 ACEI 的替代药物，缬沙坦和坎地沙坦均有效。STEMI 后无明显肾功能障碍（Cr < 2.0 ~ 2.5mg/dl）或高钾血症（血钾最好 < 5mmol/L）、已接受 ACEI、LVEF < 0.40、有心衰症状或糖尿病者，应长期给予醛固酮阻断剂治疗。

ACEI 类如卡普利 6.25mg，bid，渐增至 100mg/天；或赖诺普利 2.5 ~ 5mg，qd，渐增到 20mg，qd，维持 SBF > 100mg；或 ARB 类如缬沙坦 40mg，bid，渐增到 160mg，bid。

（十）羟甲戊二酸（HMG）还原酶抑制剂（他汀类）

大量研究表明，在 ACS 症状发作的几天内使用他汀类药，可持续降低炎症因子水平及并发症如再梗死、复发性心绞痛和心律失常。少有证据建议这类药物在急诊时开始使用，但对 ACS 或 AMI 患者早期（就诊 24 小时内）使用他汀类药是安全、可行的。如果患者原先就在用他汀类药物，应继续使用。

（十一）维持水电解质平衡

在进行再灌注、抗凝、改善心功能等治疗的基础上，维持正常的水、电解质和酸碱平衡是 ACS 治疗的基本措施，美国心脏病学会特别推荐维持 STEMI 患者的血清钾最好不低于 4mEq/L 的较高水平，同时维持血清镁水平于 2mEq/L 以上。不过，最近的临床研究发现，葡萄糖 – 胰岛素 – 钾溶液（GIK 溶液）对 STEMI 患者没有任何益处。

（十二）维持血流动力学平衡

与其他危重病一样，维持 STEMI 患者的血流动力学平衡是最重要的治疗方法之一。有创血压或血流动力学监测是维持血流动力学平衡的可靠保证。以下情况应考虑给予肺动脉导管监测：①进行性低血压，对液体复苏无反应，或不宜进行液体复苏者。②疑为 STEMI 发生结构性并发症未行心脏超声者，如室间隔破裂、乳头肌断裂或游离壁破裂伴心包填塞者。③无肺瘀血对液体复苏试验无反应的低血压者。④心源性休克者。⑤严重或进行性充血性心衰或肺水肿，对治疗无反应者。⑥无低血压或肺瘀血但有持续低灌注征象者。⑦使用缩血管药或正性肌力药者。但无血流动力学不稳定或呼吸功能障碍者，不必做肺动脉导管监测。

以下情况应考虑给予有创动脉血压监测：①严重低血压（收缩压 < 80mmHg）者。②使用缩血管药或正性肌力药者。③心源性休克者。④静脉使用硝普钠或其他血管扩张剂者也可作有创动脉血压监测。但无肺瘀血且组织灌注充分、又未做循环支持措施者，不必行有创动脉血压监测。

（十三）右心室梗死

下壁梗死患者出现 RV 梗死或缺血者超过 50%。对有下壁心梗的患者，临床医生应考虑并发 RV 梗死、低血压的可能性，并拍摄胸片明确肺野情况。下壁 STEMI 且血流动力学受影响者，应做右侧胸前导联的 ECG，特别是 V_4R 导联 ST 段抬高（> 1mm）对 RV 梗死很敏感（敏感性 88%，特异性 78%，诊断准确率 83%），这也强烈预示发生院内并发症和病死率增加。对有 RV 功能障碍的患者，院内病死率为 25% ~ 30%，这些患者应常规考虑再灌注治疗，溶栓治疗降低了 RV 功能障碍的发生率。同样对 RV 梗死进行 PCI 治疗是一种选择，对并发休克的患者也是一种选择。对 RV 衰竭引起休克的患者，其病死率与 LV 衰竭伴休克者相当。对 RV 功能障碍及 AMI 患者，有赖于 RV 充盈压（RV 舒张末期压）来维持心输出量。因此，应避免使用硝酸盐制剂、利尿剂和其他血管扩张剂（如 ACEI 抑制剂），因为这会导致严重的低血压，但这种低血压通过静脉输液是很容易治疗的。

右心室缺血/梗死的处理主要是维持右心室前负荷、降低右心室后负荷、使用血正性肌力药支持右心室功能障碍、早期再灌注和维持房室同步。确切地说，STEMI 和右心室梗死和缺血性功能障碍者，应行以下处理：①如有指征应行早期再灌注治疗，包括溶栓和 PCI。②维持房室同步，并应纠正心动过缓。③维持充分的前负荷，通常需要进行液体复苏治疗。④右室后负荷同样须要处理，通常应治疗伴行的左室功能障碍。⑤对液体复苏反应不佳的血流动力学不稳定患者，应给予正性肌力药。⑥梗死导致右心室功能障碍者，必要时应考虑行延期冠状动脉旁路移植术（CABG）。

（十四）心律失常

心肌梗死后会出现各种类型的心律失常，冠心病监护单元统计发现，AMI 后心律失常发生率达 72%～100%。有人统计 AMI 后各种心律失常频率分别是缓慢型和快速型心律失常。

（1）缓慢型心律失常：①窦性心动过缓 15%～40%。②Ⅰ度房室传导阻滞（AVB）4%～14%。③Ⅱ度Ⅰ型 AVB 4%～10%。④Ⅱ度Ⅱ型 AVB <1%。⑤Ⅲ度 ABV 5%～8%。⑥心脏停搏 1%～14%。

（2）快速型心律失常：①窦性心动过速 33%。②房性期前收缩 50%。③室上性心动过速 2%～11%。④心房颤动 10%～15%。⑤心房扑动 1%～3%。⑥室性期前收缩 >90%。⑦加速性心室自主节律 8%～20%。⑧室性心动过速 10%～40%。⑨心室颤动 4%～18%。

各种心律失常中，最关键的是及时发现并处理严重影响血流动力学的心律失常，如室性心动过速和室颤、Ⅱ度Ⅱ型或Ⅲ度房室传导阻滞。①对 VF 或无脉 VT 患者，应立即行非同步除颤，可用双相波 150～200J，单项波 360J，并行胸外心脏按压等复苏治疗，必要时给予胺碘酮 300mg 或 5mg/kg（用葡萄糖稀释后静脉注射）。②多形性室速者也应行非同步电除颤治疗。③单形性室速与心绞痛、肺水肿或低血压相关者行同步电除颤（100J 开始，无效者增加能量水平）。④单形性室速如不是由于心绞痛、肺水肿或低血压所致者，可给予胺碘酮 150mg，iv，≥10min，必要时 10～15min 重复 150mg；而后持续静脉滴注或泵注，1mg/min 共 6 小时，再按 0.5mg/min×18 小时，24 小时总量≤2.2g。⑤难治性多形性室速者，应考虑给予 β 阻滞剂、主动脉球囊反搏（IABP）、紧急 PCI/CABG，维持血钾≥4.0mmol/L 和血镁≥2.0mmol/L；如心室率 <60 次/min，或有 QT 间期延长者，应考虑临时起搏治疗。⑥Ⅱ度Ⅱ型或Ⅲ度房室传导阻滞者应考虑临时起搏治疗。

（十五）STEMI 严重并发症的治疗

图 6-5 为 STEMI 严重并发症处理程序图。

（十六）非 ST 段抬高 ACS（NSTEACS）

有冠脉缺血但 ECG 不表现为 ST 段抬高的患者，应考虑为不稳定性心绞痛（UA）或非 ST 段抬高心肌梗死（NSTEMI）。UA 和 NSTEMI 是 ACS 的组成部分。如果有以下三种中的任何一种情况，考虑为不稳定型心绞痛：①静息性心绞痛，持续超过 20min。②新发心绞痛，体力活动有明显限制，2 个月内至少发作一次相当于加拿大心脏病学会心绞痛分级中的Ⅲ级心绞痛。③心绞痛发作频率越来越高，持续时间越来越长，或用力比以前更容易引起心绞痛发作。

NSTEMI 与 UA 的不同之处在于它有血清标志物的升高。UA 和 NSTEMI 二者均没有 ST 段抬高和 Q 波。UA 与 NSTEMI 在发病初期常很难鉴别，因为在 MI 发病初期的 4～6 小时内可能无法检测到血清标志物的升高，有时至少需要 12 小时才检测到其升高。

NSTEMI 分层及处理：①高危患者：如果连续两个或以上导联的 ST 段压低 [≥0.05mV（0.5mm）] 和/或 TIMI 危险评分≥5，这种高危患者有很高的 ACS 风险。要根据其症状持续情况和血流动力学变化情况而定，并应收入 ICU、CCU 或心脏监护单元。持续胸痛或血流动力学变化的患者应进行急诊冠脉造影和血管成形术。另外，对那些患者的症状和血流动力学不稳定的处理，经典的方法是早期进行选择性血管造影术和血管成形术。如果没有 ST 段抬高或压低或新的 LBBB，不管有无 Q 波。确定或可疑 ACS 的患者仍应收入监护单元做进一步评估。有高危表现的患者要么即刻，要么他们在急诊室时便应考虑行早期 PCI。②中危患者：如情况允许，没有 ECG 改变且是 ACS 中危的患者可收入胸痛观察单元，以作进一步评估，因为仍有小部分患者（2%～4%）是 ACS。③低危患者：没有 ECG 改变，TIMI 危险积分低于 3 分，也没有其他相关表现存在的患者，可考虑做早期激发试验或可考虑离院并门诊随访。极低危的没有明确客观证据的非缺血引起的胸痛患者，可离院做门诊随访。

再灌注治疗：UA 或 NSTEMI 患者无须溶栓治疗，除非后来的 ECG 监护资料发现 ST 段持续抬高。对 TIMI 危险积分≥5 分或有其他高危表现的患者，最适合做的积极再灌注措施是 PCI。

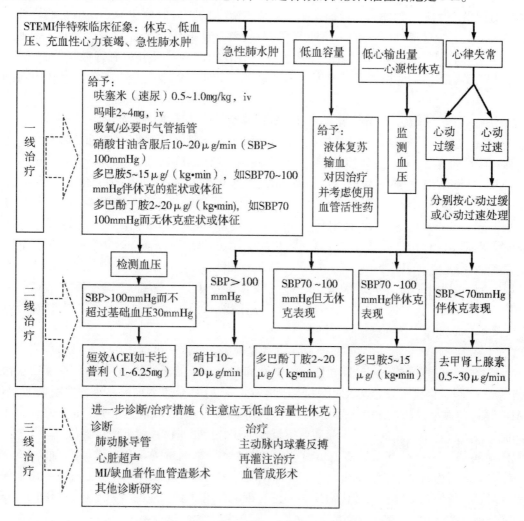

图 6-5　STEMI 严重并发症处理程序图

非 CS 段抬高 ACS 的治疗其他主要分为四大类，即：抗缺血治疗、抗凝治疗、抗血小板治疗和冠脉成形术。

1. 抗缺血治疗（包括 β 阻滞剂、硝酸甘油、钙通道阻滞剂等）　如下所述。

（1）β 阻滞剂：β 阻滞剂治疗 UA 主要是基础于随机临床试验资料、病理生理学效应及稳定性心绞痛和 STEMI 的治疗经验外推而来。β 阻滞剂竞争性抑制循环儿茶酚胺对心肌的作用，对 NSTEACS 的主要益处是 $β_1$ 受体的降低心肌氧耗效应。有研究发现它可使 NSTEACS 进展为 STEMI 的风险降低 13%，主要用于无禁忌证、可耐受的 NSTEACS 患者，特别是伴高血压或心动过速者，大多数病例口服即可，目标是控制心率于 50~60 次/min，但房室传导阻滞、哮喘或急性左室功能障碍者禁用。

（2）硝酸盐制剂：硝酸盐制剂用于 UA 主要是基于病理生理学效应和临床经验，其主要益处是扩张静脉降低心肌前负荷和左室舒张容量，引起心肌氧耗量降低，另外，它还会扩张正常和粥样硬化的冠状动脉，增加冠脉的侧支血流量。对无禁忌证且需要住院的 NSTEACS 患者，应考虑使用硝酸盐制剂，它是缓解心绞痛症状的有效药物，应从小剂量开始逐渐增加，如无头痛或低血压等不良反应，可增量至症状［心绞痛和（或）呼吸困难］缓解。耐受现象限制了其临床持续使用，耐受现象与剂量和持续时间均有关，此时可用有类硝酸盐样作用的非硝酸酯类药如钾通道阻滞剂。磷酸二酯酶抑制剂如西地那非（Sildenafil）、伐他那非（Vardenafil）、他达那非（Tadalafil），因为它们会引起血管扩张产生低血压。

（3）钙通道阻滞剂：是一类血管扩张剂，并有房室传导和心率效应，主要有三大类化学结构和效应不同的钙阻滞剂：二氢吡啶类如硝苯地平、地尔硫䓬（苯并噻氮䓬类）、维拉帕米（苯烷胺类），三类药的扩血管、降低心肌收缩力和延迟房室传导作用不一，非二氢吡啶类可产生房室传导阻滞效应，硝苯地平和氨氯地平产生强大的外周血管扩张作用，地尔硫䓬的扩血管效应最小，但它们均会产生冠状血管扩张效应。仅有少量随机试验治疗 NSTEACS，其缓解症状的效应与 β 阻滞剂相当。钙通道阻滞剂适用于已用硝酸盐类制剂和 β 阻滞剂者的症状缓解，对 β 阻滞剂禁忌者和血管痉挛性心绞痛很有效，尤其是二氢吡啶类钙阻滞剂，但通常情况下，硝苯地平或其他二氢吡啶类药应在使用 β 阻滞剂后才考虑使用。

2. 抗凝治疗（包括肝素、低分子肝素、凝血酶抑制剂、维生素 K 拮抗剂等）　抗凝药治疗适于所有 NSTEACS 者，主要是抑制凝血酶的产生和（或）活化，从而降低凝血相关性事件的发生，但应根据缺血和出血风险综合考虑。紧急有创策略者，应立即肝素或依诺肝素或比伐卢定（Bivalirudin，即水蛭素，是一种 65 个氨基酸残基的肽）。Fondaparinux 最为有效和安全；依诺肝素安全性和有效性比 Fondaparinux 略差，应用于出血风险较低者。PCI 操作时应使用抗凝药，无论肝素、依诺肝素还是比伐卢定，使用 Fondaparinux 时还应另外使用肝素 50～100IU/kg，iv。有创操作停止后 24 小时应停用抗凝治疗，也有人主张持续使用低分子肝素直至患者出院。用法：①Fondaparinux 2.5mg，皮下注射（SC）。②依诺肝素 1mg/kg，SC，q12 小时。③达肝素（Dalteparin）120IU/kg，q12 小时。④那屈肝素（Nadroparin）86IU/kg，q12 小时。⑤肝素 60～70U/kg（最大 5 000U），iv，继之 12～15U/（k·h）（最大 1 000U/h），维持 APTT 于正常高限的 1.5～2.5 倍。⑥比伐卢定 0.1mg/kg，iv，继之 0.25mg/（kg·h），PCI 前应口服 0.5mg/kg，1.75mg/（kg·h）。

3. 抗血小板治疗　血小板活化在 NSTEACS 患者起着关键的病理生理作用，急性事件发作后即应开始抗血小板治疗，并一直维持用药。阿司匹林可逆性抑制血小板的环氧化酶 -1（COX-1），限制血栓素 A_2 的形成，抑制血小板骤集。噻氯匹啶和氯吡格雷均是 ADP 受体拮抗剂，通过抑制 P_2Y_{12} ADP 受体而阻断 ADP 诱导的血小板活化，噻氯匹啶可降低 6 个月的死亡和 MI 风险达 46%，但其产生严重的不良反应，特别是胃肠道、中性粒细胞减少症和血小板减少症，近年来已被氯吡格雷替代。

（1）阿司匹林：适于所有无禁忌的 NSTEACS 患者，起始剂量为 160～325mg，而后 75～100mg，qd，长期使用；所有患者初始给予氯吡格雷 300mg，而后 75mg，qd，维持 12 个月或发生出血风险。如阿司匹林有禁忌，应使用氯吡格雷替代治疗。考虑有创治疗 PCI 者，应给予氯吡格雷 600mg 负荷剂量。氯吡格雷可与他汀类合用。

（2）GPⅡb/Ⅲa 抑制剂：通过与纤维蛋白原结合阻断血小板活化的最后共同通路，在高切应力情况下，阻断活化血小板的桥接作用，达到抗血小板作用。适应证：①中高危患者，特别是肌钙蛋白升高、ST 压低或糖尿病者，在口服抗血小板的同时加用依替巴肽或替罗非班；对缺血风险和出血事件者风险者，联合抗血小板药和抗凝药。②血管成形术前已经使用依替巴肽或替罗非班者，PCI 期间和之后仍应维持使用。③未用 GPⅡb/Ⅲa 抑制剂的高危患者，PCI 后立即给予阿昔单抗治疗。④GPⅡb/Ⅲa 抑制剂应与抗凝药联合使用，比伐卢定可作为 GPⅡb/Ⅲa 抑制剂和肝素/LMWH 的替代药。⑤对解剖部位明确并计划在 24 小时内行 PCI 者，如要选用 GPⅡb/Ⅲa 抑制剂，首选阿昔单抗最为可靠。用法：阿昔单抗 0.25mg/kg，iv，继之 0.12μg/（kg·min）（最大 10μg/min）持续 12～24 小时；依替巴肽 180μg/kg，iv（PCI 后 10min 应再给药一次），继之 2.0μg/（kg·min），持续 72～96 小时；替罗非班 0.4μg/（kg·min），iv 30min，继之 0.1μg/（kg·min），持续 48～96 小时；或 2.5μg/kg，iv，继之 0.15μg/（kg·h）持续 18 小时。

（3）抗血小板药的停药：初次缺血事件发作后，经 12 个月抗血小板（阿司匹林和氯吡格雷），未再发作者，可暂时停药观察；产生严重或致命性出血或需行外科手术并有引起严重出血后果者（如脑或脊柱外科），应暂停抗血小板药；不宜持续或永久停用阿司匹林、氯吡格雷或两者同时持续或永久停用，除非有临床指征不必再用药者。

4. 冠脉成形术　NSTEACS 者作血管成形术主要是缓解心绞痛和进行性心肌缺血，预防进展为心肌梗死或死亡。有创评估和血管成形术主要适于以下情况：①难治性或复发性心绞痛伴有动态 ST 段变化、心力衰竭、致命性心律失常或血流动力学不稳定者，应紧急冠脉造影。②有中高度危险表现者应早期（<72 小时）行冠脉造影和血管成形术。③无中度高危险的患者不必常规有创评估，但可行无创的缺血性诱发试验。④无明显损害者不必行 PCI。⑤在严格的风险益处比评估后，依据已知的并发症和可能需要短/中期非心脏手术（如介入），需要暂停两种抗血小板治疗者，应考虑给予支架植入。

5. 长期管理　如下所述。

（1）生活方式：包括戒烟、规律的运动、低盐饮食、减少饱和脂肪摄入、多摄入水果和蔬菜、中度饮酒。

（2）控制体重：理想目标值是控制体重指数（BMI）<25kg/m^2，男性腰围 <102cm，女性腰围 <88cm。第一步是使体重降低 10%，而后再考虑第二步目标。

（3）血压控制：非糖尿病者的目标血压是 <140/90mmHg，糖尿病或慢性肾功能障碍者目标血压是 <130/80mmHg。生活方式改变对控制血压极有意义，特别是物理锻炼和减轻体重。

（4）控制血脂：对低密度脂蛋白（LDL）、高密度脂蛋白（HDL）和三酰甘油的调节，是 NSTEACS 的重要长期管理方式。他汀类适于所有 NSTEACS 患者，无论胆固醇水平如何均要使用，而且应在入院后的早期开始（1～4 天），目标是使用 LDL <100mg/dl（<2.6mmol/L）；建议入院前 10 天内应严格控制血脂，目标 LDL <70mg/dl（<1.8mmol/L）。

（5）抗血小板和抗凝治疗同前。

（6）β 阻滞剂：β 阻滞剂使用所有左室功能降低的 NSTEACS 患者。

（7）血管紧张素酶抑制剂（ACEI）：所有 EF≤40% 和糖尿病、高血压或慢性肾病患者均应长期使用 ACEI，除非有禁忌证。其他 NSTEACS 患者可考虑使用 ACEI 预防缺血事件复发。

（8）血管紧张素 β 受体拮抗剂（ARB）：ARB 适于所有 ACEI 不耐受者和（或）有心力衰竭或 MI 伴左室 EF <40% 者。

（9）醛固酮受体拮抗剂：应考虑 MI 后已使用 ACEI 和 β 阻滞剂且左室 EF <40%、伴有糖尿病或心力衰竭且无严重肾功能不全或高血钾者。

6. 并发症和处理　如下所述。

（1）出血并发症：NSTEACS 治疗后出血并发症是最常见的非缺血性并发症，包括临床出血如局部出血或影响血流动力学的出血，甚至严重出血导致血红蛋白下降需要输血治疗者。根据 TIMI 和全面应用多种策略以开放阻塞性冠状动脉研究（Global Use of Strategies To open Occluded coronary arteries，GUSTO 试验）对出血进行危险分层，分为严重、致命性、大出血或轻度出血。

评估出血风险是治疗决策的重要组成，以下情况出血风险增加：过度或大剂量的抗凝剂者、治疗疗程长、联合多种抗凝药、不同抗凝剂快速更换；也与老年、肾功能减退者、低体重者、女性、基础 Hb、有创操作等有关。应高度重视出血风险：①高危出血风险者应选择药物、联合用药、非药物操作（血管通路建立）等出血风险不大的措施。②轻度出血可不必停用积极治疗措施。③严重出血需中断抗凝和抗血小板治疗，并给予拮抗剂。④输血对预后是有害措施，因此应按个体化考虑，血流动力学稳定的患者，如红细胞压积 >25% 或 Hb >80g/L，可停止输血。

（2）血小板减少症：①如在 GP Ⅱb/Ⅲa 抑制剂和（或）肝素（UFH 或 LMWH）治疗时出现明显血小板减少（较基础血小板降低 50% 或 PLT <100×10^9/L）者，应立即停用该药。②GP Ⅱb/Ⅲa 抑制剂诱发的严重血小板减少（PLT <10×10^9/L），应输注血小板，出血者应同时输注新鲜冷冻血浆或冷沉淀物，可同时输纤维蛋白原。③疑似肝素诱导性血小板减少者应停用肝素，如有血栓形成并发症，可选择直接凝血酶抑制剂（比伐卢定）作为抗凝。

（于鹏艳）

第三节　严重心律失常

心律失常（Cardiac arrhythmia）临床极为常见，其临床意义依其发生原因、伴随临床情况、有无器质性心脏病和血流动力学障碍等因素而异。严重心律失常通常指可引起严重血流动力学障碍、短暂意识丧失或猝死等危急状态的心律失常。因此，如何早期识别和及时处理则有十分重要的临床意义。

标准 12 导联心电图及持续心电监测（Holter monitoring）是诊断心律失常最重要的方法。通过确定有无 P 波，分析 P 波和 QRS 波的形态、频率、节律、振幅，以及 P－R 间期或 R－P 间期和 P 波和 QRS 波的互相关系做出相应诊断。

梯形图是表示心脏除极与传导顺序的模式图，可以显示起搏点的位置和传导情况，临床常用来检验和解释复杂心律失常的诊断是否正确、合理。其表示方法是在心电图的下方以横线分隔成 3～5 区以代表窦房结、心房、房室交界区和心室，以直线和斜线代表各种心脏结构中发生的电活动，始于 P 波和 QRS 波的直线分别表示心房与心室的除极，斜线表示传导，连接 A、V 的斜线代表房室传导时间，斜线的角度代表传导的速度，与斜线垂直的短线表示传导阻滞（图 6－6），其中窦房结除极和窦房传导时间以及房室交界区或心室起搏点逆行传导的时间仅仅是假设。

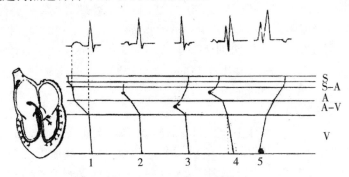

图 6－6 梯形图示起搏点及传导情况

S：窦房结；S－A：窦房传导；A：心房除极；A－V：房室传导；V：心室除极；梯形图解释；1. 正常心电图；2. 房性期前收缩；3. 交界性期前收缩；4. 房性期前收缩伴室内差异性传导；5. 室性期前收缩

一、快速型心律失常

快速型心律失常按其起源可分为室上性和室性两类，前者包括室上性期前收缩、室上性心动过速、心房扑动、心房纤颤；后者包括室性期前收缩、室性心动过速、心室扑动和心室纤颤。

（一）阵发性室上性心动过速

阵发性室上性心动过速（paroxysmal superventricular tachycardia，PSVT）简称室上速，系指希氏束分叉以上的心脏组织参与和由不同机理引起的一组心动过速。通常包括窦房结折返性心动过速（sinus node reentrant tachycardia，SNRT）、房内折返性心动过速（intra－atrial reentrant tachycardia，IART）、房室结折返性心动过速（atrial－ventricular node reentrant tachycardia，AVNRT）、房室折返性心动过速（atrial－ventricular reentrant tachycardia，AVRT），其中房室结折返性心动过速和房室折返性心动过速约占全部室上速的 90% 以上。自律性房性心动过速（automatic atrial tachycardia，AAT）、紊乱性房性心动过速（chaoticatrial tarchvcardia，CAT）以及房内折返性心动过速。

1. 临床表现　器质性心脏病和全身性疾病均可发生室上速，但大多数患者无肯定的器质性心脏病。表现为心动过速突然发作、突然终止，持续时间长短不一，短则数秒钟，长则数小时，甚至数天。发作时患者有心悸、焦虑、恐惧、乏力、眩晕、甚至昏厥，并可诱发心绞痛、心功能不全或休克等。症状的轻重与发作时患者的心室率、持续时间和是否有器质性心脏病等有关。

2. 心电图特点　如下所述。

（1）连续 3 个以上快速 QRS 波，频率 150～250 次/min，节律规则。

（2）QRS 波形态和时限正常，当伴室内差异性传导时，QRS 波增宽。

（3）若可见 P′波，P′波呈逆传型（Ⅱ Ⅲ aVF 导联倒置），可位于 QRS 波前，QRS 波中或 QRS 波后，

P'波与 QRS 波有恒定关系。AVNRT 时 R - P'间期 < 60 ~ 70ms，AVRT 时 R - P'间期 > 110 ~ 120ms。由于心室率极快，P'波常重叠于 QRS - T 波群中而不易被识别。

（4）ST - T 有继发性改变：心电生理检查证实有房室结双径路或房室旁路，心房、心室程序刺激可诱发或终止心动过速。

3. 治疗 如下所述。

（1）迷走神经刺激法适用于无明显血流动力学障碍的年轻患者，可作为室上速急诊治疗的第一步，常用的方法有颈动脉窦按摩（患者仰卧位，先按摩右侧，无效时再按摩左侧，切莫双侧同时按摩）、Valsalva 动作（深吸气后屏息，再用力作呼气动作）、刺激咽喉部诱导恶心等，刺激过程中应监测心音或脉搏，一旦心动过速终止即停止刺激。

（2）药物治疗：减慢房室结和旁路传导和延长不应期的药物因能阻断折返激动通常都能终止室上速。其中洋地黄类、钙通道阻滞剂、β 受体阻滞剂和腺苷主要抑制房室结慢通道的前向传导，而 I A 和 I C 类药物可抑制快通道的逆向传导（表 6 - 3）。

表 6 - 3　减慢房室结及旁道的传导和延长其不应期的药物

影响部位	药物
旁道	I A 类（普鲁卡因胺）
	II 类（艾司洛尔，普萘洛尔）
房室结	IV 类（维拉帕米，地尔硫草）
	腺苷类
	洋地黄类
旁道和房室结	I C 类（普罗帕酮）
	III 类（胺碘酮）

维拉帕米（Verapamil）：适用于无严重血流动力学障碍和无窦房结功能不全者，对正常 QRS 波型室上速效果较好。首剂 5mg，稀释后缓慢静脉注射，15 分钟后仍未转复者可重复 5mg。静注剂量过大或速度过快时可引起血压骤降、心搏骤停等严重后果。

三磷酸腺苷（ATP）：为强迷走神经激动剂，对窦房结、房室结均有明显的抑制作用，起效快，半衰期短。首剂 10 ~ 20mg，在 3 ~ 5s 内快速静脉注射，3 ~ 5min 后未能转复者可重复 20 ~ 30mg。注射时，患者一般都有一过性胸闷、脸红、头昏等反应，偶可有较长时间的窦性停搏、房室传导阻滞、室性心律失常等。故应在心电图监视下用药，并保留静脉通道。禁用于冠心病、病窦综合征、传导系统病变、支气管哮喘或老年患者。

普罗帕酮（Propafenone）：可抑制房室结及房室旁道的传导，故对室上速有较好的转复作用。首剂 70mg，缓慢（5 ~ 10min）静脉推注，如无效，30min 后再给 35 ~ 70mg。心功能不全和室内传导障碍者相对禁忌或慎用。

毛花苷丙（西地兰）：仅用于房室结折返性心动过速合并心功能不全者，首剂 0.4 ~ 0.8mg，稀释后静脉注射，无效者 2 ~ 4 小时可再给 0.2 ~ 0.4mg，24 小时总量可达 1.2 ~ 1.4mg。但起效慢，转复有效率仅 50% 左右。

逆向型房室折返性心动过速其折返环路经旁道顺传，经房室结逆传，故呈宽 QRS 波型心动过速，部分患者易演变为经旁道前传的房颤。洋地黄、维拉帕米因缩短房室旁道不应期、加快旁道前传而加快心室率，从而导致严重血流动力学障碍和诱发致命性心律失常，故应禁用。而宜选用延长旁道不应期的药物如普罗帕酮、普鲁卡因胺或胺碘酮等。

（3）电复律：药物治疗无效或有严重血流动力学障碍（合并心绞痛、低血压、心力衰竭）表现者应立即电复律治疗，能量 50 ~ 100J。由洋地黄中毒引起的室上速或已用洋地黄者，则不宜电复律治疗。可选用经食管心房调搏或体外无创起搏或经静脉心腔起搏。

（4）经导管射频消融（radiofrequency catheter ablation，RFCA）：对反复发作或药物难以奏效或不能长期服药的房室结折返性心动过速或房室折返性心动过速宜作射频消融术，以期根治。

（二）房性心动过速

房性心动过速（atrial tachycardia）简称房速。按发生机制分为自律性房速（automatic atrial tachy-cardia，AAT）、房内折返性心动过速（intra - atrial reentrant tachycardia，IART）、紊乱性房性心动过速（chaotic atrial tachycardia，CAT）三种。

1. 临床表现　常发生于有明显器质性心脏病的患者，如冠心病（伴或不伴心肌梗死）、心肌病、慢性阻塞性肺病、心脏瓣膜性病变、急性感染、饮酒过度、低血钾、低氧血症及洋地黄中毒。主要症状是心悸不适和相应的心脏病症状，可呈阵发性或持续性发作。无休止发作者可致心动过速性心肌病。

2. 心电图特点　如下所述。

（1）自律性房性心动过速：①P′波电轴和形态与窦性 P 波不同。②P′波频率 100～180 次/min，发作起始时 P′波频率逐渐加速（温醒现象）。③P′- R 间期受心动过速频率的影响，发生房室传导阻滞时不能终止发作。④心动过速不能被房性期前刺激诱发或终止。

（2）房内折返性心动过速：①P′波电轴和形态与窦性 P 波不同。②P′波频率 100～240 次/min，节律匀齐。③P′- R 间期受心动过速频率的影响，发生房室传导阻滞时不能终止发作。④心动过速能被房性期前刺激诱发或终止。

（3）紊乱性房性心动过速：①3 种或 3 种以上不同形态的 P 波，P′- P′间期和 P′- R 间期不规则。②P′波频率 100～130 次/min。③P′- P′之间有等电位线，大部分 P′波能下传心室，部分 P′波有下传受阻。

3. 治疗　房性心动过速的治疗主要是针对基础疾病和诱发因素的治疗，短阵房速通常不引起严重血流动力学障碍，如患者有不能耐受的症状时则需治疗。正在接受洋地黄治疗的患者如发生房性心动过速，首先应排除洋地黄中毒。非洋地黄引起者，则可选用洋地黄、β 受体阻滞剂、维拉帕米、胺碘酮、普罗帕酮等治疗。

（三）心房扑动

心房扑动（atrial flutter）简称房扑，是一种快速而规则的心房电活动引起快而协调的心房收缩，并以不同比例传入心室。阵发性房扑可发生于无器质性心脏病者，持续性房扑几乎均发生于器质性心脏病者。

1. 临床表现　症状与患者的基础心脏病和心室率有关，心室率不快者可无症状，伴极快心室率时可有黑蒙、昏厥、低血压并可诱发心绞痛或充血性心力衰竭。体格检查时可见快速的颈静脉扑动，心尖冲动规则或不规则，第一心音强度随房室传导比例不同而改变。

2. 心电图特点　以房扑的房率和扑动波方向分为两型。Ⅰ型较常见，约占 95%。

（1）Ⅰ型房扑：①P 波消失，代之以 250～350 次/min 波形和振幅相同、间隔匀齐的锯齿样心房扑动波（F 波），F 波间无等电位线。②F 波在 Ⅱ、Ⅲ、aVF 导联呈负向，V₁ 导联呈正向。③房室传导比例（2～4）：1，以 2：1 传导最常见，心室率 150 次/min 左右。④QRS 波形态与窦性相同，如发生室内差异性传导时，QRS 波增宽。

（2）Ⅱ型房扑：①F 波频率 340～430 次/min，F 波间无等电位线。②Ⅱ、Ⅲ、aVF 导联 F 波正向，V₁ 导联 F 波负向。③QRS 波呈室上性。

3. 治疗　心房扑动的急诊治疗包括减慢心室率和复律治疗，Ⅱ型房扑的治疗同心房纤颤。房扑伴血流动力学障碍者宜选择低电能（10～50J）同步电复律或快速心房起搏。药物治疗用于血流动力学尚稳定的患者。钙通道阻滞剂和 β 受体阻滞剂能有效减慢心室率，快作用洋地黄制剂则用于心功能不全者，但房扑患者对洋地黄的耐量较大，可能需要较大剂量才能达到减慢心室率目的。

Ⅰ A 类、Ⅰ C 类和Ⅲ类抗心律失常药物有恢复窦性心律和预防复发的作用。但需在洋地黄、β 受体阻滞剂、钙通道阻滞剂减慢心室率的基础上应用。因 Ⅰ 类药物能减慢房扑波的频率，使房室传导加快，可造成扑动波 1：1 下传心室的严重后果。

（四）心房纤颤

心房纤颤（atrial fibrillation）简称房颤，是临床常见的心律失常。阵发性房颤可见于正常人，持续性房颤多见于器质性心脏病患者。

1. **临床表现** 房颤的主要危害是：①引起心悸不适。②引起或加重心功能不全。③血栓栓塞。房颤初始，患者恐惧不安、心悸不适，心室率极快时可出现心绞痛、昏厥或心功能不全的表现。慢性持续性房颤的症状因心室率、有无器质性心脏病和血栓栓塞并发症而异，心音强弱不等，心律极不规则和脉搏短绌是房颤的主要体征。

2. **心电图特点** ①P波消失，代之以形态、振幅、间距不规则的心房颤动波（f波），频率350～600次/min。②QRS波形态与窦性相同，R－R间期绝对不匀齐，心室率一般为100～160次/min。心房纤颤合并有房室旁道前传、束支阻滞、室内差异性传导时QRS波增宽，应与室性心动过速鉴别。

3. **治疗** 心房纤颤的急诊治疗包括治疗基础心脏病和纠正诱发因素、控制心室率、恢复窦性心律和预防血栓栓塞。各类房颤的治疗选择略有不同（表6－4）。

表6－4 心房纤颤的分类和治疗

类型	临床特点	治疗
阵发性房颤	持续通常<48h（2～7d）能自行转回窦性心律＞2～7天，不能自行转回	应用Ic类或Ⅲ类抗心律失常药转复和（或）在发作期采用控制心室率的方法
持续性房颤	窦性心律，药物或其他复律术能转回窦性心律	抗心律失常药＋电复律术＋华法林
永久性房颤	不能转复为窦性心律	控制心室率＋华法林或阿司匹林

阵发性房颤发作时常有心室率过快而致血流动力学不稳定，每需紧急处理，因房颤持续时间越长，越容易导致心房电重构而致不易转复为窦性节律。如房颤伴快速心室率引起低血压、心功能不全、心绞痛或预激综合征经旁道前传的房颤，宜紧急施行电复律。

药物转复常用ⅠA、ⅠC及Ⅲ抗心律失常药，有器质性心脏病、心功能不全的患者首选胺碘酮（Amiodarone），无器质性心脏病者可首选Ⅰ类抗心律失常药。依布利特（Ibutilide）、多非利特（Dofetilide）及阿米利特（Ayimilide）终止持续性房颤也有一定效果，必要时可供选用。

控制房颤的心室率常用洋地黄、钙通道阻滞剂及β受体阻滞剂静脉注射。其中洋地黄主要用于慢性房颤。具有预激综合征的房颤患者则禁用洋地黄和钙通道阻滞剂。

慢性持续性房颤有较高的栓塞并发症，故超过48小时未自行复律的持续性房颤，应使用华法林（Warfarine）等抗凝药物，并使凝血酶原时间国际标准化比值（international normal ratio，INR）维持在2.0～3.0。不适宜用华法林或属血栓栓塞事件的极低危人群如较为年轻、无高血压、糖尿病、脑血管疾病、瓣膜病或充血性心力衰竭病史者，则选用阿可匹林。

（五）室性心动过速

室性心动过速（ventricular tachycardia，VT）简称室速，是指发生于希氏束分叉以下的快速连续性室性异位激动。可由自律性异常、折返激动或触发活动等不同机制所引起。按心动过速持续时间分为持续性（＞30s）和非持续性（30s内自行终止）。按心电图表现分为单形性、多形性、双向性、并行心律性、分支阻滞性、自主性和尖端扭转性室速等，其中以单形性室速最为常见。

90%以上室性心动过速患者有器质性心脏病或明确诱因。主要见于冠心病、心肌病，其他原因包括电解质紊乱、二尖瓣脱垂、药物中毒、Q－T间期延长。少数室速无器质性心脏病证据，称为特发性室性心动过速。

1. **临床表现** 室性心动过速因发作时心脏基础病变、心功能状态、室速的频率和持续时间不同，其临床表现和预后迥异。非持续性室速患者症状轻微，持续性室速者则常有血流动力学障碍的表现，常见的有心慌、胸闷、气促、眩晕和低血压等，严重者可出现昏厥、休克、急性左心衰竭或心室纤颤而猝死。

室性心动过速时由于房室分离，第一心音强弱不等，有时可闻及大炮音，颈静脉搏动强弱不一，间歇出现较强的颈静脉搏动波 – a 波。

2. 心电图特点　如下所述。

（1）连续出现 3 个或 3 个以上宽大畸形 QRS 波，频率≥100 次/min，节律基本规则，T 波与 QRS 主波方向相反（图 6 – 7）。

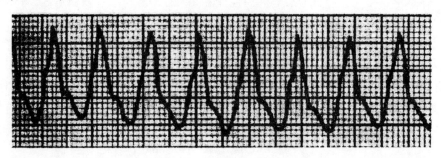

图 6 – 7　室性心动过速

（2）P 波与宽大畸形的 QRS 波无固定关系，形成房室分离，房率小于室率。但因 P 波常融于畸形的 QRS 波中，故难以辨认。

（3）完全或部分心室夺获：室性心动过速时，有时窦性激动可下传完全夺获心脏，表现为窄 QRS 波，其前有 P 波，P – R 间期 >0.12s。窦性激动与异位激动同时兴奋心肌时表现为部分夺获，图形介于窦性和室性之间，称为室性融合波。室性心动过速与室上性心动过速伴室内差异性传导的心电图表现十分相似，两者的临床意义和处理完全不同，故需注意鉴别（表 6 – 5）。

表 6 – 5　室速和室上速伴室内差异性传导的心电图鉴别

鉴别要点	室速	室上速
发作时有提前的 P 波	（ – ）	（ ＋ ）
心室夺获	（ ＋ ）	（ – ）
室性融合波	（ ＋ ）	（ – ）
房室分离	（ ＋ ）	（ – ）
QRS 波时限	>140ms	<140ms
QRS 波电轴	左偏（RBBB 型右偏）	正常
胸前导联主波同一性	（ ＋ ）（正向同向性更有意义）	不定
QRS 波形态		
RBBB 型		
V₁ 导联：三相波（r<R'）	（ – ）	（ ＋ ）
三相波（R>r'）	（ ＋ ）	（ – ）
单相 R 波	（ ＋ ）	（ – ）
双相 qR 波	（ ＋ ）	（ – ）
V₆ 导联：R<S 型	（ ＋ ）	（ – ）
R 或 Rs 型	（ – ）	（ ＋ ）
LBBB 型		
V₁ 或 V₂ 导联：r 波 >30ms	（ ＋ ）	（ – ）
S 波顿挫或切迹	（ ＋ ）	（ – ）
R 波至 S 波谷时间 >60ms（＋）	（ – ）	（ – ）
V₆ 导联：qR 或 QR	（ ＋ ）	（ – ）

续 表

鉴别要点	室速	室上速
单相 R 波	(−)	(+)
迷走刺激可减慢或终止心动过速	(−)	(+)
长－短周期顺序现象	(−)	(+)

3. 治疗 大多数室性心动过速发作时症状较重，持续性室性心动过速，特别是心室率极快的无脉性室速，临床表现凶险，常可转为心室纤颤而发生猝死，故必须及时有效地终止。室性心动过速的急诊治疗包括：立即中止室速发作；寻找和消除诱发因素；积极治疗原发病；预防室速复发和心脏性猝死。

直流电复律是终止室性心动过速安全和有效的治疗措施。持续性室速伴严重的血流动力学障碍而出现低血压、休克、心绞痛、心力衰竭，脑血流灌注不足等症状时，电复律可作为首选的治疗措施。复律电能 50～100J。洋地黄中毒引起的室性心动过速则不宜电复律。

室性心动过速如无显著血流动力学障碍或伴有昏厥的非持续性室性心动过速可选药物治疗。常用利多卡因、普罗帕酮、普罗卡因胺，无效可选用胺碘酮。

利多卡因（Lidocaine）：首剂 50～100mg，静脉注射，必要时 5～10min 后可重复静注 50～100mg，但 1 小时总量不超过 300mg，有效后可用 1～3mg/min 静脉滴注维持。

普罗帕酮（Propafenone）：一般用 1.0～1.5mg/kg（多用 35～70mg），稀释后缓慢静脉注射，无效时可在 10～20min 后重复一次；必要时以 0.5～1.0mg/min 静滴维持，总量不超过 280mg。

普鲁卡因胺（Procainamide）：稀释后静脉滴注，每 5min 静注 100mg，直至有效或总量达 1 000mg。有效后继以 1～4mg/min 静脉维持。

胺碘酮（Amiodarone）：负荷量 2.5～5mg/kg，常用 150mg 稀释于 5% 葡萄糖液 100mL 中缓慢静脉注射 10min，或以 15mg/min 由输液泵注入，有效后 0.5～1mg/min 静脉滴注维持 24 小时，总量不宜超过 1 000mg。

对各种抗心律失常治疗无效的持续性单形性室性心动过速，可采用导管射频消融治疗或植入心律复律除颤器（ICD）。

（六）心室扑动和心室纤颤

心室扑动（Ventricular flutter）和心室纤颤（Ventricular fibrillation），简称室扑和室颤。心室扑动时，心室率极快但收缩无效；室颤，心室律更快且不规则。因此，室扑、室颤时，心脏已丧失了射血功能，体内血液循环已中断。各种严重器质性心脏病及其他全身性疾病的晚期都可以出现室扑和室颤，也可见于心脏手术、麻醉、触电、雷击及药物中毒时。

1. 临床表现 室扑和室颤时，患者意识丧失、抽搐、呼吸缓慢不规则或停止，心音和大血管搏动消失、血压无法测出以及瞳孔散大、对光反射消失。如不及时抢救，迅即死亡。

2. 心电图特点 如下所述。

（1）心室扑动：P 波消失，出现连续宽大和比较规则的正弦波状的心室扑动波，QRS 波与 T 波难以分辨；心室扑动波频率 150～300 次/分，通常为 200 次/分。

（2）心室纤颤：P－QRS－T 波消失，代之以形态、振幅和间隔完全不规则的小波、波幅常 < 0.2mV；纤颤波频率 250～500 次/分。

3. 治疗 室扑和室颤的诊断一旦确立，应立即按心肺脑复苏的原则建立有效呼吸和人工循环，并尽快非同步直流电除颤，必要时可连续 3 次，依次电能为 200J、300J、360J。无效者可在持续胸外按压和人工通气的同时静脉推注肾上腺素 1mg，每 3～5min 一次，每次给药后 30～60s 内再次电除颤（360J），必要时辅以利多卡因，溴苄胺等。

二、缓慢型心律失常

缓慢性心律失常主要发生部位是窦房结、房室结和心室内。发生于窦房结的缓慢型心律失常包括窦性心动过缓、窦性停搏和窦房传导阻滞。发生于房室结者则为房室传导阻滞；室内传导阻滞包括右束支、左束支、左前分支和左后分支阻滞。

（一）窦性心动过缓

窦性心动过缓（Sinus bradycardia）简称窦缓。常见于健康人睡眠状态或训练有素的运动员。病理性见于病态窦房结综合征、颅内压增高、阻塞性黄疸、甲状腺功能减退及药物影响，如 β 受体阻滞剂、钙通道阻滞剂、洋地黄、胺碘酮、奎尼丁、利血平等。显著窦缓者有头晕、乏力，严重者可有晕厥、低血压、心绞痛和心功能不全等。

1. 心电图特点　如下所述。

（1）窦性 P 波，频率 <60 次/min。

（2）P 波与 QRS 波关系恒定，P–R 间期 0.12~0.20s。

（3）常有窦性心律不齐。

2. 治疗　无症状者不需治疗，病理状态发生的窦缓主要针对病因治疗，必要时适当应用阿托品、麻黄碱等，严重而持久的窦性心动过缓则需要起搏治疗。

（二）窦性停搏

窦房结在一段时间内不发放冲动被称为窦性停搏（Sinus arrest），又称窦性静止（Sinus standstill）。

1. 临床表现　窦性停搏可见于迷走神经张力突然升高，如按摩颈动脉窦、按压眼球、刺激咽喉引起呕吐时，但多数系由病态窦房结综合征、冠心病及抗心律失常药如奎尼丁、胺碘酮等引起。停搏时间较长者可致眩晕、黑蒙或短暂意识丧失，严重者甚至抽搐。

2. 心电图特点　如下所述。

（1）在正常窦性心律，突然出现显著的长间歇。

（2）长间歇中无 P–QRS–T 波。

（3）长间歇与基本的 P–P 间期无倍数关系。

（4）长间歇中可见房室交界性或室性逸搏。

3. 治疗　有症状的窦性停搏，治疗主要针对病因，如纠正高钾血症、停用可能引起窦性停搏相关药物。症状明显者在病因治疗的同时可短时应用阿托品、异丙肾上腺素等药物治疗。有昏厥发作者，则应予心脏起搏治疗。

（三）窦房阻滞

窦房阻滞（Sinuatrial block）指窦房结的冲动向心房传导时发生延缓或阻滞。

1. 临床表现　正常人迷走神经张力过高或颈动脉窦过敏者，可发生窦房阻滞，但多为累及窦房结或窦房结周围组织的病变所致，如冠心病、心肌病、心肌炎及退行性病变等，高钾血症和药物影响如奎尼丁、洋地黄等亦可致窦房阻滞。临床症状依窦房阻滞程度而异，轻者有心悸、停搏感，若有长间歇者，可出现头晕、黑蒙或昏厥等症状。

2. 心电图特点　如下所述。

（1）一度窦房阻滞：由于常规心电图无法记录到窦房结的电活动，因此常规心电图难以诊断。

（2）二度Ⅰ型窦房阻滞：①P–P 间期逐渐缩短，直至 P 波"脱落"，出现长 P–P 间期。②P 波脱落前的 P–P 间期最短。③P 波脱落后的 P–P 间期大于脱落前的 P–P 间期。④有 P 波脱落的长 P–P 间期小于基本 P–P 间期的两倍。

（3）二度Ⅱ型窦房阻滞：①P–P 间期规则。②突然出现长 P–P 间期。③长 P–P 间期是基本 P–P 周期的倍数。④长 P–P 间期内无 P–QRS–T 波。

（4）三度窦房传导阻滞很难与窦性停搏鉴别。

3. 治疗　由短暂的迷走神经张力增高引起的窦房阻滞，通常不需处理。由心脏病变引起者则应针对原发病治疗，阿托品和异丙肾上腺素可短期改善症状，若为病态窦房结综合征患者则应考虑心脏起搏治疗。

（四）房室传导阻滞

房室传导阻滞（atnoventricular block，AVB）是指激动从心房传至心室过程中发生传导延迟或阻断。按阻滞程度，可分为一度、二度和三度房室传导阻滞。

1. 临床表现　房室传导阻滞多由器质性心脏病引起，如冠心病、心肌病、心肌炎、结缔组织病和原发性传导束纤维化或退行性变等，也可由风湿热、电解质紊乱和药物中毒引起。一度或二度Ⅰ型房室传导阻滞偶见于迷走神经张力增高的健康人。临床症状和严重度因房室传导阻滞的程度和原发病而异。一度房室传导阻滞常无症状；二度房室传导阻滞常有心悸、疲乏；二度Ⅱ型、高度或三度房室传导阻滞心室率缓慢者则常有眩晕、黑蒙、昏厥、心绞痛、甚至发生阿－斯综合征（Adams－Stokes syndrome）或猝死。第一心音减弱常是一度房室传导阻滞的体征；二度房室传导阻滞则有间歇性心搏脱漏；三度房室传导阻滞时，第一心音强弱不等，可闻及"大炮音"，并见颈静脉间歇性巨大搏动波。

2. 心电图特点　如下所述。

（1）一度房室传导阻滞：P－R间期 >0.20s，无QRS波脱落。

（2）二度Ⅰ型房室传导阻滞：又称莫氏Ⅰ型（Mobitz type Ⅰ AV block）或文氏型（Wenckebach block）：①P－R间期逐渐延长，直至P波后脱落QRS波。②R－R间期逐渐缩短，直至P波受阻。③包含受阻P波在内的长R－R间期小于正常窦性P－P间期的两倍。

（3）二度Ⅱ型房宣传导阻滞：又称莫氏Ⅱ型房室阻滞（Mobitz type Ⅱ AV block）。①P－R间期恒定（可正常也可延长）。②间断或周期性出现P波后QRS波脱落，可呈2：1、3：1脱落。③含未下传P波的长R－R间期为短R－R间期的两倍。④发生在希氏束内的Ⅱ型阻滞QRS波大多正常，发生于希氏束远端和束支的Ⅱ型阻滞，则ORS波宽大、畸形，呈束支传导阻滞型。

（4）三度房室传导阻滞：又称完全性房室传导阻滞，即心房的激动完全不能下传至心室，心室由阻滞部位以下的逸搏点控制。心电图表现为：①房室分离：P－P间期和R－R间期有各自规律，P波与QRS波无关。②P波频率 > QRS波频率。③QRS波缓慢：若阻滞水平高，心室起搏点位于希氏束分叉以上，QRS波不增宽，频率40～60次/min；若心室起搏点位于希氏束分叉以下，则QRS波宽大、频率 <40次/min。

3. 治疗　如下所述。

（1）病因治疗：急性发生的房室传导阻滞，最常见于急性心肌梗死、心肌炎、药物（β受体阻滞剂、钙通道阻滞剂、洋地黄和抗心律失常药）、电解质紊乱（高钾血症和高钙血症）等，应针对原发病作相应治疗。

（2）增快心室律，促进房室传导：一度房室传导阻滞和二度Ⅰ型房室传导阻滞心室率不太慢和无症状者，通常无须应用抗心律失常药物，必要时可选用阿托品口服或肌内注射。二度Ⅱ型以上房室传导阻滞心室率缓慢，可选用异丙肾上腺素1～2mg加入5%葡萄糖液500mL中缓慢静滴，或1～2μg/min由输液泵注入，依治疗反应调整剂量，以使心室率提高至50～60次/min，剂量过大可诱发室性心动过速，甚至室颤。

阿托品适用于阻滞部位在房室结的房室传导阻滞，能增加高部位心室起搏点的自律性，从而增加心室传导阻滞的心室率，常用0.5mg～2.0mg静脉注射，若能终止传导阻滞或将心室率提高至50次/min，可继续给药，但不宜超过48小时，以免发生阿托品毒性反应。二度Ⅱ型房室传导阻滞伴QRS波增宽者，则不宜用阿托品。

肾上腺皮质激素通过减轻传导系统的炎症和水肿常用于治疗手术、急性心肌炎和其他感染所引起的急性三度房室传导阻滞，临床常用氢化可的松100～200mg或地塞米松10～20mg加入葡萄糖液中短期静脉滴注。

（3）心脏起搏：三度房室传导阻滞或二度Ⅱ型房室传导阻滞药物治疗无效或有血流动力障碍及晕厥者应立即临时性或永久性心脏起搏治疗。

（高　明）

第四节　高血压及急症

高血压（hypertension）是常见症状之一，我国成人高血压患病率为 18.8%，全国有高血压患者约 1.6 亿；美国有 0.65 亿人有不同程度的高血压，约占全国人口的近 1/3；加拿大 35～64 岁成人中约 27% 有高血压。高血压仍然是全球心血管病最常见的可逆性危险因素。高血压患病率一般随年龄而增加，女性更年期前患病率低于男性，更年期后高于男性。

一、识别

高血压是指在未用抗高血压药的情况下，收缩压≥140mmHg 和（或）舒张压≥90mmHg。收缩压≥140mmHg 及舒张压<90mmHg 单列为单纯性收缩期高血压。既往有高血压史，目前正在用抗高血压药，虽然血压<140/90mmHg，亦应诊断为高血压。

表 6-6 为高血压的具体定义和分类表。

表 6-6　血压水平的定义和分类

高血压类别	收缩压（mmHg）		舒张压（mmHg）
理想血压	<120	和	<80
正常血压	120～129	和（或）	80～84
正常高值	130～139	和（或）	85～89
1 级高血压	140～159	和（或）	90～99
2 级高血压	160～179	和（或）	100～109
3 级高血压	≥180	和（或）	≥110
单纯收缩期高血压	≥140	和	<90

注：若患者的收缩压与舒张压分属不同的级别时，则以较高的分级为准。单纯收缩期高血压也可按照收缩压水平分为 1、2、3 级。

（一）高血压发病的危险因素和靶器官损害

超重、中度以上饮酒、钠盐摄入是高血压的危险因素，而血压升高是心血管如冠心病发病、心力衰竭、肾脏疾病的危险因素，也是我国人群脑卒中发病的最重要危险因素。

（二）临床表现

高血压临床表现差异较大，大多数高血压患者无明显症状，只是在体检时发现血压升高，而出现症状可能与三类原因相关：血压升高、高血压性血管病变、其他基础病引起继发性高血压。常见表现为头痛、头晕、头胀，头痛以晨起为多见，位于前额、枕部或颞部，血压下降后可缓解或减轻；头晕多为暂时性，也可是持续性，少数患者伴有眩晕，部分患者出现乏力、失眠、工作能力下降等。如果并发心脑肾血管等并发症，可出现相关疾病表现。

高血压急症可表现为头痛、呕吐、呼吸困难、烦躁不安、嗜睡、意识模糊、失明、血尿、少尿、抽搐甚至昏迷等症状。体格检查可发现视盘水肿、渗出、出血，血压明显升高，血尿、蛋白尿等。

体格检查应全身性认真地进行，特别注意测量四肢血压，测量计算体重指数（BMI）、腰围及臀围、眼底，有无 Cushing 面容、神经纤维瘤性皮肤斑、甲状腺功能亢进性突眼征、下肢水肿，听诊颈动脉、胸主动脉、腹部动脉及股动脉有无杂音，甲状腺触诊，全面的心肺检查，检查腹部有无血管杂音、肾脏扩大、肿块，四肢动脉搏动，神经系统检查等。全面仔细的体格检查有助于发现并鉴别继发性高血压的线索及靶器官损害情况或其他并发症。

1. 提示继发性高血压和器官损害的征象　Cushing 综合征表现；多发性神经纤维瘤（嗜铬细胞瘤）皮肤损害；触诊肾增大（多囊肾）；听到腹部血管杂音（肾血管性高血压）；听到心前区或胸部杂音（主动脉缩窄或主动脉疾病）；股动脉搏动减弱或延迟，股动脉血压减低（主动脉缩窄、主动脉疾病）。

2. 提示器官损害的征象 如下所述。

（1）脑：颈动脉杂音，运动或感觉功能障碍。

（2）视网膜：眼底镜检查发现异常。

（3）心脏：注意心脏有无扩大、心律异常、心室奔马律、肺部啰音、周围性水肿等情况。

（4）周围动脉：脉搏无、减弱或不对称，肢端变冷，缺血性皮损。

（5）颈动脉：收缩期杂音。

3. 内脏性肥胖的证据 如下所述。

（1）体重增加。

（2）立位腰围增加：男性腰围 >85cm，女性腰围 >80cm。

（3）体重指数 BMI = 体重（kg）/身高（m^2）升高：超重者 BMI ≥ 24kg/m^2，肥胖者 BMI ≥ 28kg/m^2。

4. 亚临床器官损害证据 如下所述。

（1）心脏：ECG 发现左心室肥厚或劳损、缺血、心律失常；超声心动图进一步诊断左心室肥厚；多普勒超声心动图可评估心脏舒张功能异常。

（2）血管：颈动脉超声扫描可评估动脉壁肥厚或不对称性动脉硬化；脉搏波速率可检测大动脉僵硬度（导致老年单纯收缩期高血压）；踝 – 臂血压指数降低预示外周动脉疾病。

（3）肾：高血压相关性肾损害主要基于肾功能降低或尿白蛋白分泌增加；常规检查血清肌酐估算肾小球滤过率或肌酐清除率；所有高血压患者均应用浸渍法检查尿蛋白。

（4）眼底：只有严重高血压患者才检查眼底，年轻患者轻度视网膜变化多为非特异性，仅严重高血压者才发生出血、渗出和视盘水肿，这些变化与心血管病风险增加有相关性。

（5）脑：高血压患者合并静息性脑梗死、腔隙性脑梗死、微量出血和白质病变并非少见，这些可经 MRI 或 CT 检查发现；老年高血压者，认知功能检查有助于检查初始脑功能损害。

（三）辅助检查

（1）常规检查：空腹血糖，血清总胆固醇、血清低密度脂蛋白和高密度脂蛋白胆固醇、三酰甘油，血钾、血尿酸、血肌酐，计算肌酐清除率或肾小球滤过率，血红蛋白和红细胞压积，尿液分析（包括常规和微量白蛋白），ECG 等。

（2）推荐检查：超声心动图，颈动脉超声，24 小时尿蛋白定量，踝 – 臂血压指数，眼底镜检查，糖耐量试验，家庭和 24 小时动态血压监测等。

（3）特殊检查：寻找脑、心、肾和血管损害证据，有并发症者应强制性检查；病史、体格检查或尿常规提示疑有继发性高血压者，应寻找继发性高血压的证据，包括：血浆和（或）尿肾素、醛固酮、皮质激素、儿茶酚胺，动脉造影，肾和肾上腺超声，CT，MRI 等。

（四）危险分层和预后预测

高血压的危险分层：根据其心血管病的危险性，可将高血压分为四组，即：低危组、中危组、高危组和极高危组。

低危组：男性年龄 55 岁以下、女性年龄 65 岁以下，高血压 1 级、无其他危险因素者，属低危组。

中危组：高血压 2 级或 1~2 级同时有 1~2 个危险因素，患者应否给予药物治疗，开始药物治疗前应经多长时间的观察，医生需予十分缜密的判断。

高危组：高血压水平属 1 级或 2 级，兼有 3 种或更多危险因素、兼患糖尿病或靶器官损害或高血压水平属 3 级但无其他危险因素。

极高危组：高血压 3 级同时有 1 种以上危险因素或兼患糖尿病或靶器官损害，或高血压 1~3 级并有临床相关疾病。

预后预测：表 6 – 7 是根据危险因素预测高血压预后比较。

表6-7 根据危险因素预测高血压预后

其他危险因素，OD 或疾病	正常血压 SBP120~129 或 DBP80~84	血压高值 SBP130~139 或 DBP85~89	1 级高血压 SBP140~159 或 DBP90~99	2 级高血压 SBP160~179 或 DBP100~109	3 级高血压 SBP≥180 或 DBP≥110
无其他危险因素	平均危险度	平均危险度	低危	中危	高危
1~2 危险因素	低危	低危	中危	中危	极高危
≥3 个危险因素，MS 或 OD	中危	中危	高危	高危	极高危
糖尿病	中危	高危	高危	高危	极高危
确定有心血管或肾病	极高危	极高危	极高危	极高危	极高危

（五）诊断与鉴别诊断

高血压诊断应结合病史和临床表现综合确定，包括家族史、临床症状和体格检查。家族史应着重询问患者的直系亲属中有无高血压、糖尿病、血脂异常、冠心病、脑卒中或肾脏病等。同时应注意发现血压升高的持续时间、自觉症状和既往疾病史，了解生活方式如膳食中的脂肪、盐，酒摄入量，吸烟支数，体力活动量，体重增加情况，用药史，社会心理因素等。值得注意的是，焦虑或疼痛等应急时高血压诊断应极为慎重，特别是急诊就诊者。

表6-8 为不同血压检查方式的高血压界定阈，超过此阈值者可诊为高血压。常见的继发性高血压包括肾实质性高血压、肾血管性高血压、嗜铬细胞瘤、原发性醛固酮增多症、库欣综合征（Cushing's syndrome）、药物诱发的高血压。

表6-8 不同地点血压临界高值

	办公室或诊所 BP	24h 动态 BP	日间 BP	夜间 BP	家庭 BP
收缩压（mmHg）	140	125~130	130~135	120	130~135
舒张压（mmHg）	90	80	85	70	85

（1）白大衣高血压：15%~20%的工期高血压，血压仅在医务人员在场的情况下持续升高，在其他地方包括工作时，血压并不升高，这种未服降压药的高血压现象，称为白大衣高血压（white coat hypertension，WCH），又称诊所高血压。老年人和妇女多见。

（2）假性高血压：外周动脉较严重的硬化（通常是钙化）时，袖带需用更大的气压方可压迫血管并测出血压，这时测得的血压值比实际血压高，称为假性高血压。如果给予降压药，可能导致体位性低血压，但这些人中有 1/3 的确实是高血压患者。

（六）高血压并发症或靶器官损害

中风、短暂性脑缺血（TIA）、痴呆、颈动脉杂音；左室肥厚或左室劳损（ECG）；心力衰竭；心肌梗死、心绞痛、冠状动脉狭窄；外周血管病；眼底出血或渗出、视神经盘水肿；蛋白尿；肾损害（血肌酐升高）。

二、处置

（1）治疗目标：是最大限度地降低心血管发病和死亡的总危险。

（2）降压目标：普通高血压患者血压降至 <140/90mmHg，年轻人或糖尿病及肾病患者降至 <130/80mmHg，老年人收缩压降至 <150mmHg，如能耐受，还可进一步降低。

（3）治疗策略：对高危和极高危患者，无论经济条件如何，必须立即开始对高血压及并存的危险因素和临床情况进行干预；对中危患者，先观察患者的血压及其他危险因素数周，进一步了解情况，然后决定是否开始药物治疗；对低危患者，观察患者相当一段时间，然后决定是否开始药物治疗。所有患者，包括需予药物治疗的患者均应改善生活方式。药物治疗目的在于降低血压，控制其他危险因素和临床情况。

（一）非药物治疗

高血压的非药物治疗包括提倡健康生活方式，消除不利于心理和身体健康的行为和习惯，达到减少高血压以及其他心血管病的发病危险，生活方式改变主要包括：控制体重，合理膳食，减少膳食饱和脂肪和总脂肪摄入量，补充适量优质蛋白质（动物蛋白质量依次为奶 > 蛋 > 鱼 > 虾 > 鸡肉 > 鸭肉 > 猪肉 > 牛肉 > 羊肉，植物蛋白豆类最好），注意补充钾和钙如绿叶菜、鲜奶、豆类制品等，素食为主、适当肉量最理想，禁烟限酒，适当体力活动，减少食盐摄入量，减轻精神压力和保持心理平衡。

（二）药物治疗

（1）治疗目标：主要治疗目标是最大限度降低长期心血管病的发生率和死亡率。

（2）选药原则：联合用药、量少、效高、不良反应少、防止靶器官损害、24 小时平稳降压。

（3）治疗决策：所有具有可逆性危险因素的高血压患者均需给予降压治疗，而且血压应控制在 140/90mmHg 以下，如能耐受，应降至更低的水平；糖尿病、高危或极高危组患者，有相关临床状况者如中风、心肌梗死、肾功能不全、蛋白尿，其目标血压是 < 130/80mmHg；尽管联合治疗降低血压至 < 140mmHg 较为困难而降至 130mmHg 以下更为困难，特别是老年人、糖尿病和有心血管损害者，为了更容易达到目标血压，在无明显心血管损害前便应开始抗高血压治疗。

（4）降压药使用原则：最好用长效制剂（作用 24 小时），每日一次给药，减少血压的波动、降低主要心血管事件的发生危险和防治靶器官损害，并提高用药的依从性。强调长期规律治疗，达到有效、平稳、长期控制。单药治疗者，低剂量开始，渐增用药，直至常规治疗量，如足量或换用低剂量的另一种药物仍不能使血压达标，则将后一种药物用至足量，或改用联合药物治疗。联合用药者，开始即联合用药，小剂量开始，用量渐增或添加低剂量第三种药物。目的是增加协同作用，减少不良反应，提高依从性。

（5）常用降压药：主要有 5 大类，即噻嗪类利尿剂、β 阻滞剂（BB）、血管紧张素转换酶抑制剂（ACEI）、血管紧张素 Ⅱ 受体阻滞剂（ARB）、钙拮抗剂（CCB）。

（三）根据器官损害选择抗高血压药

1. 亚临床器官损害　如下所述。

（1）左心室肥大：ACEI、CCB、ARB。

（2）无症状性动脉硬化：CCB、ACEI。

（3）微量白蛋白尿：ACEI、ARB。

（4）肾功能不全：ACEI、ARB。

2. 临床事件　如下所述。

（1）既往中风：任何降压药。

（2）既往心肌梗死：BB、ACEI、ARB。

（3）心绞痛：BB、CCB。

（4）心力衰竭：利尿剂、BB、ACEI、ARB、醛固酮拮抗剂。

（5）心房颤动：①阵发性：ARB、ACEI；②持续性：BB、非二氢吡啶类钙拮抗剂。

（6）晚期肾病/蛋白尿：ACEI、ARB、袢利尿剂。

（7）外周动脉疾病：CCB。

3. 其他状况　如下所述。

（1）单纯收缩期高血压（老年人）：利尿剂、CCB。

（2）代谢综合征：ACEI、ARB、CCB。

（3）糖尿病：ACEI、ARB。

（4）妊娠：CCB、BB、甲基多巴。

（5）黑种人：利尿剂、CCB。

（6）卒中预防，ARB 优于 β 阻滞剂，钙拮抗剂优于利尿剂；预防心力衰竭，利尿药优于其他类；

延缓糖尿病和非糖尿病肾病的肾功能不全，ACEI 或 ARB 优于其他类；改善左心室肥厚，ARB 优于 β 阻滞剂；延缓颈动脉粥样硬化，钙拮抗剂优于利尿药或 β 阻滞剂；可乐定对于戒烟有效，大剂量用于戒除药物成瘾性。但这些相对优势仍有争议。

4. 减药原则　高血压患者多须终身治疗，在达到有效治疗目标后，可考虑采用缓慢、逐步减药的原则，严密监测血压，直至较小剂量维持用药，确保血压平衡地维持在目标水平。

三、特殊情况高血压的识别与处置

（一）高血压危象的识别与处置

高血压危象（Hypertensive crisis）包括高血压急症（Hypertensive emergencies）和高血压亚急症（或高血压重症，Hypertensive urgencies）。临床上高血压危象可表现为剧烈头痛、呕吐、烦躁不安、嗜睡、意识模糊、视力障碍或失明、失语、少尿、抽搐等症状，体检可发现视盘水肿、渗出、出血、脉搏缓慢有力、甚至偏瘫、昏迷等。高血压亚急症是指血压严重升高但不伴靶器官损害。

高血压急症是指血压升高（BP > 180/120mmHg）伴有急性靶器官损害，血压显著升高可加重靶器官损害。发生高血压急症时应迅速给予降压等治疗，直至血压达到安全水平。常见高血压急症包括：高血压脑病，高血压左心衰竭，高血压伴心肌梗死，高血压伴不稳定性心绞痛，高血压主动脉夹层，严重高血压与蛛网膜下腔出血或脑血管事件相关，嗜铬细胞瘤危象，使用苯异丙胺、麦角胺、可卡因或致幻剂，围手术期高血压，严重先兆子痫或子痫。

1. 高血压危象的处置　高血压危象患者均应严重监测生命体征变化，高血压急症患者应进入 ICU，持续监测血压和尽快给予合适的降压药。高血压急症一旦确立，应在数分钟至数小时内降低血压至合适水平，通常使平均动脉压下降 20% ~ 25% 或舒张压降至 100 ~ 110mmHg，此时应静脉输注降压药，1 小时使平均动脉血压下降 ≤25%，在以后的 2 ~ 6 小时内血压降至约 160/100 ~ 110mmHg。血压降低过快可能加重靶器官损害，如引起肾、脑或冠脉缺血加重。如果此血压水平可耐受且临床情况稳定，在以后 24 ~ 48 小时逐步降低血压达到正常水平。下列情况应除外：急性缺血性卒中者没有明确临床试验证据要求立即抗高血压治疗。

2. 急性主动脉夹层　一旦怀疑主动脉夹层，应立即静脉给予抗高血压药物迅速降压，在 15 ~ 30min 内收缩压降至 170 ~ 180/100mmHg。首选药物为硝普钠或钙通道阻滞剂 + β 受体阻滞剂或乌拉地尔 + 拉贝洛尔，备用药物为利舍平，加用强效利尿剂，应避免采用增加心肌排血量的药物，如二氮嗪、肼苯哒嗪。降压过程中应同时监测并发症表现如血压、尿量、意识、精神状态和神经系统体征，并请心血管外科会诊，必要时实施紧急手术。主动脉夹层应将 SBP 迅速降至 100mmHg 左右（如能耐受）。

3. 急性左心衰和肺水肿　立即降压治疗，减轻心脏前后负荷，同时给予血管扩张剂。首选药物为硝普钠或非诺多泮 + 硝酸甘油，加用强效髓袢利尿剂。备用药物为依那普利等其他降压药。有些高血压急症患者用口服短效降压药可能有益，如卡托普利、拉贝洛尔、可乐宁。

高血压急症常用降压药有硝普钠（静脉），尼卡地平、乌拉地尔、二氮嗪，肼苯达嗪、拉贝洛尔、艾司洛尔、酚妥拉明等。β 受体拮抗剂适于除嗜铬细胞瘤外的各种高血压危象患者，尤其适合合并主动脉夹层和心肌梗死患者，可以单用或与硝普钠合用。

静脉使用降压药者，需严密观察生命体征变化，尤其监测血压变化，以防骤降，及时发现新发的靶器官损害表现。

硝酸甘油：5μg/min，每 3 ~ 5min 增加 5μg/min，直至 20μg/min，如此量仍无效，可每次增加 10μg/min，最大量是 200μg/min。可缓解冠状动脉痉挛，增加冠脉血流，扩张血管，降低心脏负荷。

硝普钠：直接扩张微动脉和静脉平滑肌，降低外周血管阻力。0.3 ~ 0.5μg/（kg·min），iv，逐渐增加，平均用量 1 ~ 6μg/（kg·min）；>10μg/（kg·min）会诱发氰化物中毒。

拉贝洛尔：20mg（或 0.25mg/kg），iv，>2min，10min 后可重复 40 ~ 80mg，总量 300mg；或 2mg/min 开始，根据反应调节滴速，总量 300mg；儿童 0.4 ~ 1mg/kg，最大 3mg/（kg·h）。α、β₁ 和 β₂ 受体拮抗剂，对严重高血压伴主动脉夹层患者最佳，降低心肌梗死发病率和死亡率。

艾司洛尔：250μg/（kg·min），iv，1~3min，继之50μg/（kg·min），iv，>4min，5min后无效者可重复，共4次。主要适于左室功能障碍或外周血管病的严重高血压者。

酚妥拉明（立其丁）：5~20mg，iv，q5min，或0.2~0.5mg/min。α_1 和 α_2 受体拮抗剂，最适合嗜铬细胞瘤和高儿茶酚胺诱发的严重高血压者。肼苯哒嗪：通过直接扩张全身微动脉降压，主要用于高血压伴子痫患者。10~20mg，po，q4~6小时，最大可增加到40mg/次。

（二）难治性高血压识别与处置

难治性高血压又称顽固性高血压（resistant/refractory hypertension，RH），是指在应用改善生活方式和至少3种抗高血压药（包括利尿药）治疗持续3个月以上，血压仍≥140/90mmHg，或糖尿病或肾病者血压≥130/80mmHg，称为难治性高血压。对于单纯收缩性高血压者，难治性高血压是指上述规范用药后血压仍持续≥160mmHg。约34%~40%或更多患者不易达到治疗目标，60岁以上老年人收缩压更难控制，真正难治性高血压仅占高血压的2%~5%，但有靶器官损害者更多些。难治性高血压增加中风、心肌梗死、充血性心衰和肾功能衰竭的风险。难治性高血压的评估应做24小时动态血压监测及家庭血压测量。

难治性高血压的原因有药物相关性原因（依从性差、剂量不足、不当联合用药），药物作用（使用升血压药如同化激素类、拟交感胺类、乙醇过量、皮质类固醇激素、环孢素、促红细胞生成素、口服避孕药、甘草、可卡因、安非他命或其他违禁药品等）。继发性原因、血压测量不正确、容量负荷过度（肾病液体潴留、利尿不足、摄钠过多）、存在拮抗药物、肥胖、吸烟；假性难治性高血压、单纯性白大衣高血压、患者自我血压作假、主动脉缩窄、嗜铬细胞瘤、Cushing综合征、甲状腺和甲状旁腺疾病；少见原因有右肾动脉分叉处动脉瘤、腹主动脉血栓形成、左肾动脉阻塞、高血钙、类癌综合征、中枢神经系统肿瘤、月经前期综合征、阻塞性睡眠呼吸停止综合征、胰岛素抵抗、吸烟等。

除前述的一般性治疗外，如患者已有3种抗高血压药（包括利尿药），应限钠，调整利尿药（血肌酐＜1.5mg/dl者使用噻嗪类利尿药，血肌酐＞1.5mg/dl者使用袢利尿药），如仍持续高血压，加用不同类的其他血管扩张药（ACEI、ARBs和二氢吡啶类钙阻滞剂）、减慢心率药（β阻滞剂和非二氢吡啶类钙拮抗剂如地尔硫草和维拉帕米），如仍持续高血压，应请高血压专科会诊治疗。其他治疗方案有：联合使用α和β受体拮抗剂（地尔硫草、拉贝洛尔）；联用2种钙阻滞剂（地尔硫草或维拉帕米加二氢吡啶类药）；联用ACEI和ARBs（治疗过程中注意血钾和肌酐）；加用中枢作用药如可乐定；开始直接血管扩张药如肼苯哒嗪或长压定（米诺地尔）加β受体拮抗剂和袢利尿剂，以改善心率和液体滞留。

（三）老年人高血压的处置特点

随机试验表明，60岁以上老年人收缩-舒张性高血压或单纯收缩期高血压者，给予抗高血压治疗后，心血管事件发病率和死亡率明显降低。老年人更可能有白大衣高血压、纯收缩性高血压和假性高血压。每次就诊应测量血压至少2次，逐步降压，防治体位性低血压，最好联合用药。五大类主要降压药均有益，开始治疗药物可用噻嗪类利尿剂、钙阻滞剂、ARB、ACEI、β阻滞剂任何一种或联合用药。单纯收缩期高血压使用噻嗪类和钙阻滞剂、ARB均有益。治疗药物应从小剂量开始，逐渐缓慢增量，目标血压与年轻人相同，使血压控制在＜140/90mmHg，如可耐受，可降至更低水平。多数老年人需要两种或多种抗高血压药才能控制血压于140mmHg以下，但有时仍很困难。80岁以上高龄老人血压控制益处仍不确定，但已用抗高血压治疗者应继续控制血压在可耐受水平，而舒张压＜70mmHg可能不利。合并前列腺肥大者，优先使用α阻滞剂。降压治疗可使脑卒中事件下降33%，冠心病事件下降23%。为了提高老年人服药依从性，尽量选择长效降压药，每日1次，平稳降压。

（四）高血压合并冠心病的处置特点

高血压合并稳定性心绞痛者首选β-阻滞剂，或长效钙拮抗剂或ACEI；合并急性冠脉综合征者首选β-阻滞剂和ACEI；心肌梗死后高血压患者首选ACEI或ARB、β-阻滞剂，它们可降低复发性心肌梗死和死亡率；充血性心衰患者可用噻嗪类和袢利尿剂，也可使用β阻滞剂、ACEI、ARB和醛固酮拮抗剂，一般避免使用钙阻滞剂，除非为了控制血压或心绞痛症状。对舒张性心衰，各种抗高血压药疗效孰优孰劣尚无定论。

（五）高血压合并心力衰竭的处置特点

高血压合并心力衰竭的患者应注意症状变化，酌情选药，症状较轻者优选 ACEI 和 β – 阻滞剂；症状重者将 ACEI、β – 阻滞剂、ARB 和醛固酮受体拮抗剂与祥利尿剂合用。

（六）慢性肾脏疾病高血压处置特点

肾功能不全和衰竭是心血管事件的高危因素，慢性肾脏疾病（包括糖尿病肾病）应严格控制血压（ < 130/80mmHg），当尿蛋白 > 1g/天时，血压目标应 < 125/75mmHg；并尽可能将尿蛋白降至正常。一般需用一种以上，甚至三种药物方能使血压控制达标，有蛋白尿者应首选 ACEI/ARB，可与钙拮抗剂、小剂量利尿剂、β 受体阻滞剂联合应用。当血肌酐 > 2mg/dl 时，推荐用祥利尿剂。应逐渐增加用药品种和剂量，避免使血压过急地下降，同时注意观察在血压下降时肾功能的变化。在同等降低血压的前提下各种不同降压药物对延缓肾脏病变的进展影响可能完全一致；但有一些研究提示使用 ACEI 和（或）ARB 对蛋白尿的减少以及延缓肾脏病变的进展有利。

（高　明）

第七章

消化系统急症

第一节 上消化道大出血

一、基本概念

上消化道出血（upper gastrointestinal hemorrhage，UGIH）是指屈氏韧带以上的消化道（食管、胃、十二指肠、胰腺、胆道）疾病引起的出血，也包括胃－空肠吻合术后的上段空肠等部位的病变引起的出血。上消化道出血分为食管胃静脉曲张出血与急性非静脉曲张性上消化道出血。上消化道大出血一般指在数小时内失血量超过1 000mL或循环血量的20%以上；或一次出血量500mL以上，出现直立性头晕，心率>120次/分，收缩压<90mmHg，或比原来基础血压低25%以上；或24小时内需输血2 000mL以上；或1~2天内血红蛋白（Hb）<70g/L，红细胞计数（RBC）<3×10^{12}/L，红细胞比容<0.25L。上消化道大出血的临床表现主要是呕血和黑便，常伴血容量减少引起的急性周围循环衰竭。上消化道大出血是上消化道及全身疾病常见的严重并发症之一，如不及时诊治，尤其是高龄、有严重伴随病的患者易致死亡，病死率约为10%。因此，迅速确定病因、出血部位，准确估计出血量和及时处理，对预后有重要意义。

二、常见病因

1. 上消化道疾病　①食管疾病：如食管癌、食管炎、食管贲门黏膜撕裂综合征（Mallory－Weiss综合征）、食管裂孔疝、食管器械损伤、食管化学损伤等；②胃、十二指肠疾病：如消化性溃疡、急性糜烂出血性胃炎或十二指肠炎、胃癌、胃血管异常、胃手术后病变、胃黏膜脱垂、胃黏膜平滑肌瘤、淋巴瘤、壶腹周围癌等。

2. 上消化道邻近器官与组织的病变　①胆道疾病：如胆道感染、胆囊或胆管癌、胆道受压坏死等；②肝脏疾病：如肝硬化、肝癌、肝脓肿或肝血管瘤、肝外伤等；③胰腺疾病：如急性胰腺炎、胰腺癌等；④其他：如主动脉瘤破入食管、胃或十二指肠、纵隔肿瘤或脓肿破入食管等。

3. 全身性疾病　①血液病：如血友病、血小板减少性紫癜、白血病、弥散性血管内凝血；②血管性疾病：如过敏性紫癜、动脉粥样硬化、多种原因引起的血管炎等；③其他：如急性胃黏膜损伤（多因酒精、非甾体类抗炎药以及严重创伤、烧伤、大手术后、休克等各种应激引起）、尿毒症、结节性多动脉炎、流行性出血热、钩端螺旋体病等。

按照发病率高低，常见急性UGIH的病因依次为：消化性溃疡、食管胃底静脉曲张破裂、应激性胃黏膜病变（如糜烂性出血性胃炎）和消化道肿瘤，其中消化性溃疡大约占所有急性UGIH的50%。

三、发病机制

UGIH的基本病理改变是消化道黏膜、基层，甚或浆膜层的血管因糜烂、坏死、溃疡或破裂而出血。由于病因不同，其出血机制也不尽相同。①消化性溃疡出血，多为十二指肠球后溃疡或胃小弯穿透性溃疡侵蚀较大血管所致；②肝硬化引起的 UGIH，主要是食管胃底静脉曲张破裂出血，其次为门脉高压性胃病及肝源性溃疡，均与门脉高压有关。此外，因肝脏合成凝血因子减少或脾功能亢进时血小板减少以及毛细血管脆性增加所致的凝血机制异常，直接或间接促进了 UGIH；③急性胃黏膜病变引起的 UGIH，主要是因药物及各种应激因素破坏了胃黏膜屏障功能，氢离子逆弥散，侵袭血管，产生多发性糜烂和表浅溃疡所致；④上消化道肿瘤发生缺血性坏死、表面糜烂或溃疡、侵袭血管而出血；⑤其他原因引起的 UGIH 也是因病变侵袭血管或血管破裂或血管功能受损、血小板减少、凝血因子减少而致的出、凝血功能障碍引起。

四、临床特征

（一）症状与体征

上消化道大出血的临床表现主要取决于病变的性质、部位、出血量和速度。

1. 呕血与黑便　呕血与黑便是 UGIH 的特征性表现。不管出血部位在幽门上或下，只要出血量大，就可出现呕血与黑便。大出血时呕出的血液呈鲜红或暗红色，或兼有血块。如在胃内停留时间长，多为棕褐色或咖啡色，系血液经胃酸作用而形成正铁血红素所致。黑便可呈柏油样，黏稠而发亮，系血红蛋白中的铁经肠内硫化物作用而形成硫化铁所致。出血量很大时，粪便可呈暗红色甚至鲜红色，酷似下消化道出血，大便性状为血量多、粪质少、血与粪便均匀混合。食管胃底静脉曲张破裂出血具有突然起病，出血量大，易反复，难以控制的特点。

2. 其他表现　可有上腹部不适、急性上腹疼痛、反酸、饱胀、恶心、肠鸣音亢进等表现。在休克控制后常伴有低热，一般 <38.5℃，可持续 3～5 天。发热可能是失血性周围循环衰竭后引起丘脑下部体温调节中枢功能不稳定所致，但其确切发热机理尚不清楚。

（二）并发症

1. 急性周围循环衰竭　出血量较大，若在短时间内出血量超过 1 000mL 以上时，患者常出现周围循环衰竭的症状，除头晕、乏力、心悸外，常伴冷汗、四肢厥冷、脉搏细弱、心跳加速、心音低钝、呼吸气促、血压下降等失血性休克表现。少数患者在出血后有一过性晕厥或意识障碍（系暂时性或一过性脑缺血所致）。部分患者，尤其是老年患者可有烦躁不安的表现，系脑缺氧所致。应特别注意，老年患者因动脉硬化，即使出血量不大，也可出现意识障碍。

2. 失血性贫血　大量出血后，因血管及脾脏代偿性收缩，红细胞比容及血红蛋白可暂时无明显改变。随后，组织液渗入血管内，使血液稀释，一般经 3～4 小时可出现贫血。

3. 其他　肝硬化引起的大出血极易引起水、电解质紊乱、肝性脑病等并发症。

五、辅助检查

1. 血常规　血红蛋白、红细胞计数、红细胞比容降低，呈正细胞、正色素性贫血，可出现晚幼红细胞。出血 24 小时内网织红细胞增高，至出血后 4～7 天可高达 5%～15%，止血后逐渐降至正常。UGIH 后 2～5 小时，白细胞增高，止血后 2～3 天恢复正常，若伴有脾功能亢进者，白细胞计数可不增高。

2. 血尿素氮　UGIH 后，血液中蛋白分解产物在肠道吸收，致血尿素氮升高，一般在大出血后数小时开始上升，约 24～48 小时达高峰，大多 >14.3mmol/L，若无明显脱水或肾功能不全的证据，仅血尿素氮升高或持续超过 3～4 天，提示上消化道仍有出血。此外，因血容量不足，肾血流减少，肾小球滤过率下降，氮质潴留，亦可使血尿素氮增高。如无活动性出血的证据，血容量已补足，但尿量少，血尿素氮持续增高，提示肾性氮质血症、肾衰竭。

3. 内镜检查　内镜检查是病因诊断、确定出血部位和性质的关键，诊断准确率为80%～94%。还可预测再出血的危险性，并能进行镜下止血治疗。一般主张在出血后 24～48 小时内进行急诊胃镜检查。检查前先建立静脉通道，纠正休克，充分补充血容量，改善贫血（Hb 上升至70g/L），在备血、监护及相应止血措施下进行。食管胃静脉曲张并非内镜检查禁忌。

4. 选择性动脉造影检查 对内镜检查无阳性发现，或有活动性出血又不适宜进行内镜检查者，可选择血管造影，还可同时做栓塞止血治疗。可行选择肠系膜上动脉插管造影检查。多主张在出血的情况下立即行造影检查，其出血的部位或病变的性质多数可获得诊断，例如发现造影剂从某破裂的血管处溢出，则该血管处即是出血的部位。当发现异常的病变血管时，可根据该异常血管影做出是否有血管畸形的病因诊断。血管造影属侵袭性检查，有发生严重并发症风险，对严重动脉硬化、碘过敏和老年患者禁用。

5. B 型超声波检查 如发现肝硬化、门静脉高压的特征性改变，即有利于肝硬化的诊断；如发现局部胃黏膜显著增厚则有利于胃癌的诊断。

6. CT 或 MRI 检查 对诊断肝硬化、胆道病变及胰腺病变有较大的帮助，也有利于中、晚期胃癌的诊断。

7. X 线钡餐检查 一般而言，在大出血时不宜行 X 线钡餐检查，因有可能加重出血或再出血，故多主张钡餐检查在出血停止、病情稍稳定后进行。但此时钡餐检查的诊断阳性率明显降低，例如对急性胃黏膜病变、应激性溃疡等的诊断会发生困难，因为这些病变可在短期内恢复正常，但是钡餐检查对于食管静脉曲张、消化性溃疡或胃癌等病变，仍有重要的诊断价值。

六、诊断思路

首先要判断是否有上消化道出血，再判断出血的严重程度，最后作病因诊断。

1. UGIH 的诊断 根据有引起 UGIH 的原发病史，出现呕血、黑便等症状、体征以及相关辅助检查，可作出 UGIH 的诊断。诊断时注意，有时患者已发生 UGIH，但并无呕血与黑便，此时早期诊断常有困难，必须密切观察病情，测量血压、脉搏以及时进行胃镜或直肠指检，有助于尽早做出诊断。

2. 出血量的估计 ①粪便隐血试验阳性，提示每日出血量 >5mL。②黑便提示每日出血量 >60mL，柏油便提示每日出血量在 500 ~ 1 000mL；短时间内 UGIH 超过 1 000mL 的患者也会出现血便，同时常会伴有血容量不足的临床表现。③胃内储积血量在 250 ~ 300mL，可引起呕血。④一次出血量不超过 400 ~ 500mL 时，因轻度血容量减少可由组织液与脾贮血所补充，故并不引起全身症状。出血量少时呕吐物为咖啡色；出血量大时，可呈暗红色或鲜红色；贲门以上食管出血，即使量不大也可以呕血，且色较鲜红。一般而言，出血量的大小与破裂血管的大小、是动脉或静脉破裂有密切关系。较大静脉血管破裂，其出血量大；小动脉破裂的出血量也大；广泛的毛细血管渗血，其出血量一般也较大。

3. 病情严重程度分级 病情严重度与失血量呈正相关。如根据血容量减少导致周围循环的改变来判断失血量，休克指数（休克指数 = 心率/收缩压）是判断失血量的重要指标之一。根据出血程度临床分为 3 级：

轻度：失血量 <500mL，即占全身总血量的 10% ~ 15% 时，无明显的脉搏加快、血压降低等全身表现，部分患者可出现头晕、心慌。休克指数为 0.5。

中度：失血量 500 ~ 1 000mL，占全身总血量 20% 左右时，可出现血压下降，但收缩压仍在 80 ~ 90mmHg 以上；脉搏增快，每分钟达 100 次左右；血红蛋白降至 70 ~ 100g/L；可出现一时性晕厥、口渴、心烦、少尿以及短暂性休克。休克指数为 1。

重度：失血量 >1 500mL，占全身总血量的 30% 以上时，血压下降，收缩压 <80mmHg，或较基础血压下降 25% 以上；脉搏 >120 次/分，血红蛋白 <70g/L；可出现神志恍惚、面色苍白、四肢厥冷、冷汗、少尿或无尿等失血性休克的表现。休克指数 >1.5。

4. 判断出血是否停止 有下列迹象，应认为有继续出血或再出血，需及时处理。①反复呕血或黑粪次数增多，粪质稀薄，甚至呕血转为鲜红色，黑便变成暗红色，伴有肠鸣音亢进；②周围循环衰竭的表现经补液、输血而血容量未见明显改善，或虽暂时好转而又恶化；经快速补液、输血，中心静脉压仍有波动或稍有稳定继之又下降；③红细胞计数、血红蛋白测定与红细胞比容继续下降，网织红细胞计数持续增高；④在补液和尿量足够的情况下，血尿素氮持续或再次增高；⑤胃管内抽出新鲜血。

5. 出血病因和部位的诊断 如下所述。

（1）若有慢性周期性、节律性上腹疼痛，特别是出血前疼痛加重，出血后疼痛减轻或缓解，考虑消化性溃疡，必要时紧急做胃镜检查，可对食管、胃、十二指肠等病变的性质和出血情况明确诊断。

（2）若有服用阿司匹林等药物史、酗酒史或应激状态者，可能为急性胃黏膜损害。

（3）既往有病毒性肝炎、血吸虫病或慢性酒精中毒病史，并有肝病与门脉高压的临床表现者，可能是肝硬化所致出血。由于脾常在上消化道出血后暂时收缩，诊断时不应过分强调脾肿大的依据。

（4）对中年以上的患者，近期出现上腹痛，伴有食欲减退、消瘦者，应警惕胃癌的可能性。

（5）出血后短期内发现血清胆红素增高，应考虑胆道出血、肝硬化或壶腹肿瘤等。

七、救治方法

（一）一般治疗

患者应绝对卧床休息，保持安静，平卧并将下肢抬高。头偏向一侧、保持呼吸道通畅，避免将血液误吸入气管。吸氧，禁食，密切观察呕血、黑便、尿量、神志、皮肤与甲床色泽、肢体温度、周围静脉特别是颈静脉充盈情况。定时复查红细胞计数、血红蛋白、血细胞比容与血尿素氮，心电监护，尽可能进行中心静脉压测定，以指导液体输入量。必要时留置胃管，观察出血情况。

（二）补充血容量

1. 紧急输液 ①立即配血。②尽快建立静脉通道，最好经锁骨下静脉插管。③输液速度：先快后慢。④液体种类及选择：可用生理盐水、平衡液、等渗葡萄糖液、血浆或其他血浆代用品、浓缩红细胞、全血。失血后因血液浓缩，应首先静脉快速滴注平衡液或胶体液，最好维持血红蛋白浓度在100g/L、红细胞比容在30%；若失血量较大，Hb浓度<70g/L时，可输浓缩红细胞；严重活动性大出血（急性失血量超过总量的30%）时，应尽早输入足量新鲜全血。⑤输液量：输入液体或血的量应根据病因、尿量、血压，心肺病史。有条件的最好结合中心静脉压调整输液、输血的量及速度。

2. 输血指征 ①收缩压<90mmHg，或较基础收缩压降低幅度>30mmHg；②血红蛋白<70g/L，红细胞比容<25%；③心率>120次/分。血容量已补足的指征有：四肢末端由湿冷青紫转为温暖、红润；脉搏由快、弱转为正常、有力；收缩压接近正常，脉压大于30mmHg；肛温与皮温差从大于3℃转为小于1℃；中心静脉压（5~13cmH$_2$O）。UGIH的死亡很大程度上与年龄和严重并发症的临床表现有关。

（三）止血

1. 内镜下止血 对于急性非静脉曲张性上消化道大出血内镜下止血为首选，可对出血灶喷洒凝血酶或0.1%肾上腺素、巴曲酶等，适用于胃黏膜糜烂、渗血、活检后出血、溃疡出血等，对出血量大者效果较差。还可热探头、电凝、激光、微波止血或上止血夹。对于食管胃静脉曲张出血，内镜下止血是控制活动性出血和预防再出血的主要措施，可局部注射硬化剂、套扎疗法，胃底静脉曲张可局部注射组织黏合剂，为手术创造条件。

2. 药物止血 适用于无法内镜治疗或止血失败者，或与内镜治疗联合运用。

（1）抑酸药：抑制胃酸分泌的药物可提高胃内pH，促进血小板聚集和纤维蛋白凝块的形成，避免血块过早溶解，有利于止血和预防再出血，又可治疗消化性溃疡。常用质子泵抑制剂（PPI）有埃索美拉唑、奥美拉唑、泮托拉唑、兰索拉唑、雷贝拉唑。用法：奥美拉唑80mg静脉推注，继以8mg/h的速度滴注72小时，也可用泮托拉唑等。根据2010年急性非静脉曲张性UGIH国际共识认为：内镜治疗前PPI治疗并不能降低再出血率、手术率和死亡率，但可有效减少干预措施、降低成本、提高安全性，尤其对高风险征象者，因此可考虑内镜检查前行PPI治疗以降低病灶级别、减少内镜干预，但不应延迟内镜检查。2012年美国消化性溃疡出血诊治指南指出，内镜检查前使用PPI可降低病灶级别，尤其是在不能早期行内镜检查或内镜医师技术有限的情况下对内镜治疗前PPI的治疗提出了有条件的推荐：内镜治疗后，基本药物治疗是用抑酸药，PPI为目前推荐药物，疗效较为确切，要尽早应用。此外，还可用H$_2$受体拮抗剂（H$_2$RA），如雷尼替丁、法莫替丁等。

（2）止血药：止血药物的疗效尚未证实，不推荐作为一线药物使用。可口服凝血酶、云南白药等；也可静脉注射维生素 K_1；或用去甲肾上腺素 8mg 加入 100～200mL 冰生理盐水口服或鼻胃管灌注；或肌内注射或皮下注射巴曲酶 1U，严重出血时同时静注 1U 的巴曲酶。

（3）生长抑素及其衍生物：该药主要作用机理是：减少内脏血流、降低门静脉阻力；抑制胃酸和胃蛋白酶分泌；抑制胃肠道及胰腺肽类激素分泌。是肝硬化急性食管胃底静脉曲张出血的首选药物之一，亦可用于急性非静脉曲张出血的治疗。其特点：可迅速有效控制急性上消化道出血；预防早期再出血的发生；有效预防内镜治疗后的肝静脉压力梯度（HVPG）升高，从而提高内镜治疗的成功率；可显著降低消化性溃疡出血患者的手术率；对于高危患者，选用高剂量生长抑素在改善患者内脏血流动力学、出血控制率和存活率方面均优于常规剂量。因不伴全身血流动力学的改变，该类药物可安全应用于消化道出血患者，止血率为 80%～90%，无明显不良反应。目前推荐：14 肽的天然（或人工合成）生长抑素（somatostatin，ST）和人工合成的 8 肽生长抑素奥曲肽（octreotide，OT）。生长抑素的用法：静脉给予 250μg 的负荷剂量后，继之以 250μg/h 持续静滴，维持 5 天，注意该药在滴注过程中不能中断，如中断超过 5 分钟要重新给予负荷剂量？对高危患者可高剂量（500μg/h）输注，这个剂量在改善患者内脏血流动力学、出血控制率和存活率方面均优于常规剂量，可根据患者病情多次重复 250μg 冲击剂量快速静脉滴注，最多可达 3 次。奥曲肽的负荷用量为 100μg，继之以 25～50μg/h 持续静滴，维持 5 天。尽管生长抑素对非食管胃底曲张静脉出血疗效不确切，由于生长抑素无明显不良反应，美国学者对等待内窥镜检查不明病因 UGIH 患者仍推荐使用。

（4）血管加压素及其衍生物：该类药物通过收缩内脏血管，减少门脉血流量，降低门脉压，达到止血目的。常用的药物包括垂体后叶素、血管加压素、特利加压素。一般推荐血管加压素 10U 缓慢静脉推注，之后以 0.2～0.4U/min 持续静脉滴注 72 小时，根据血压调整剂量。常见不良反应有腹痛、血压升高、心律失常、心绞痛、甚至心肌梗死等（高血压、冠心病者忌用）。但由于其较重不良反应，限制临床应用，尽管其衍生物特立加压素已被证实可以提高 UGIH 生存率，在欧洲已广泛应用到临床，但在美国并未被批准应用于治疗上消化道出血。常联用硝酸甘油 10～15μg/min 静脉点滴，或舌下含服硝酸甘油 0.6mg，每 30 分钟一次，以减少血管加压素的不良反应及协同降低门静脉压。国内仍可用垂体后叶素替代血管加压素。

（5）抗生素：应当指出的是，美国肝病协会将抗生素应用 7 天作为预防再发食管胃底静脉曲张出血重要手段，可见肝硬化合并出血的患者预防性使用抗菌药物的重要性。肝硬化合并静脉曲张出血的患者（35%～66%）出现细菌感染的症状与非肝硬化住院患者（5%～7%）相比更为常见。在此类的患者中，预防细菌感染可降低静脉曲张再出血的风险，并可改善生存率。肝硬化合并静脉曲张出血的患者细菌感染的最主要的起因包括自发性腹膜炎、尿道感染和肺炎，常见革兰阴性菌感染。因此，对于肝硬化合并静脉曲张出血的患者应当给予 7 天的抗菌药物。选用喹诺酮类抗生素，对喹诺酮类耐药者可使用头孢类抗生素。

3. 三腔二囊管压迫止血 气囊压迫止血适用于食管静脉及近贲门部的胃底静脉破裂出血，有确切的近期止血效果。由于患者痛苦大，并发症多（如吸入性肺炎、窒息、食管炎、食管黏膜坏死、心律失常等），且近年来药物治疗和内镜治疗的进步，目前已不推荐气囊压迫止血作为首选措施，其应用限于药物不能控制出血时，作为暂时止血用，以赢得时间去准备更好的止血措施。三腔管压迫时间一般为24 小时，若出血不止可适当延长至 72 小时，但不宜过长。

4. 介入治疗 经药物和内镜治疗无效时，可选择介入治疗。

（1）持续动脉注射法和动脉栓塞疗法：上消化道动脉出血的介入治疗包括持续动脉注射法和动脉栓塞疗法。持续动脉注射法是经导管持续灌注血管收缩剂，而动脉栓塞疗法是用栓塞剂阻塞出血动脉。常用的栓塞剂有自体凝血块、吸收性明胶海绵、聚乙烯醇以及无水乙醇等。

（2）部分脾动脉栓塞术：目前普遍认为食管胃底静脉曲张与门静脉压力增高相关，而肝硬化患者门静脉血约 1/3 来自脾静脉，部分脾动脉栓塞术（PSE）通过栓塞脾动脉分支减少了脾脏到门静脉的血流量，继而降低门静脉压力。与脾切除相比，部分脾动脉栓塞更安全有效，主要表现在手术过程简单快捷，局麻下就可完成。由于保留了部分脾脏功能从而保存了脾脏。

（3）经皮经颈静脉肝内门 - 体分流术（TIPS）：对于反复出血且应用内窥镜治疗或者药物治疗无效，可以考虑 TIPS，但由于可以引起肝性脑病和置管阻塞，不推荐为食管胃底静脉曲张出血的首选。

5. 手术治疗　经上述治疗，上消化道大出血仍不能得到有效控制，脉率、血压不稳定，或诊断不明且无禁忌证者，可考虑手术治疗。对于食管胃静脉曲张出血仅在药物和内镜治疗无效，无法进行经颈静脉肝内门，体分流术情况下使用。

有关资料显示：首次大出血病死率为 28.7%，曲张静脉一旦发生出血，短时间内再出血概率很大，再出血死亡率明显增高，大出血后 24、48 小时内手术病死率分别为 20%、38%，48 小时以后手术者为 45%。因此，不失时机地对部分大出血患者果断施行手术治疗是抢救患者生命的重要措施。

手术指征是：大量出血并穿孔，幽门梗阻或疑有癌变者；年龄在 50 岁以上，有心肾疾病，经治疗 24 小时以上仍出血不止者；短时间内出血量很大，出现休克征象者；急性大出血，经积极应用各种止血方法仍出血不止，且血压难以维持正常者；近期反复出血，其溃疡长期不愈合；门静脉高压，反复大出血或出血不止者。

八、最新进展

内镜检查是目前上消化道出血进行病因诊断和判断出血部位的首选方法。除明确出血部位和病因诊断外，还可通过内镜进行止血治疗。内镜治疗主要适用于炎症、糜烂、溃疡、食管胃底静脉曲张、血管畸形、损伤、肿瘤等导致的渗血，上消化道手术治疗或内镜治疗出现的局部出血，局部食道等部位出现撕裂而出现的出血以及全身性疾病、血液病等发生的出血。而对于休克患者、不适于内镜插入的患者、内镜治疗无效的患者、经内镜治疗后出现再出血情况严重的患者，则不适于勉强进行内镜治疗。下面就上消化道出血患者的内镜治疗进行阐述。

（一）内镜应用的时机

大多数 UGIH 都应在 24 小时内行内镜治疗，但是高危和低危患者则推荐不同。对血流动力学稳定、无严重多病共存的低危患者是否应早期胃镜检查有不同意见。但是早期胃镜检查，能明显缩短住院时间和减少住院费用。而前面提到 Blatchford 评分为 0 者，不行内镜治疗对患者预后无影响。因此总体而言，对低危患者早期胃镜检查并不重要。而对高危患者，最近一项观察性研究发现，高危患者（Blatchford 评分≥12），12 小时后行胃镜检查，患者术后死亡率为 44%，若早期胃镜检查，患者术后死亡率则为 0%，显然 12 小时后的胃镜检查患者死亡率明显高于早期胃镜检查者。总之，急诊内镜检查一般在入院 12~24 小时以内进行，对急性大出血患者应尽快进行，急诊内镜检查有很高的诊断率，并可看到 90% 的出血病灶。此外，早期内镜检查还可预测复发出血的危险性和实施早期治疗。

（二）内镜检查前的药物治疗

美国胃肠内镜实践表示：在内镜治疗前，静脉给予红霉素可以改善黏膜的可见性。最近在《中华消化内镜杂志》上发表的 Meta 分析：在内镜治疗前给予红霉素和甲氧氯普胺，明显的降低重复内镜检查确认出血来源的需要，但在血制品的需要、住院时间和外科的需要方面没有不同，因此该方法并不是常规推荐的。上消化道出血紧急内镜检查处理同一般内镜检查，但此时插入内镜往往胃内有较多的血液或血凝块，视野欠清晰，检查前是否洗胃目前尚有不同意见，主张插胃管用冰生理盐水洗胃者认为可以去除血块，易于观察和治疗，且冰生理盐水具有收缩血管作用，利于止血，但是，洗胃时液体易反流入气管，插管时的机械刺激有时反而加重出血，因此也有人不主张洗胃。在促使胃排空方面，红霉素是众所周知的刺激因素，该药有较强的胃肠反应，可潜在地应用于内镜检查前视野的清除。内镜前使用促动力药物可促进胃内积血排空。

内镜检查前辅助质子泵抑制剂（PPI）疗法，可在强酸环境抑制血小板凝集和血浆凝结，并可导致已形成的血栓的溶解。PPI 可迅速中和壁细胞产生的胃酸，可稳定新形成的血栓。共识指南上支持在诊断性内镜检查前或者内镜治疗前 PPI 给药。一项综合了 6 项 RCT 的荟萃分析，共纳入 2 223 例患者，结果显示：内镜检查前质子泵抑制剂 PPI 治疗组与对照组的死亡率、再出血率及手术率无明显差别。但内镜检查前 PPI 治疗显著降低内镜治疗者的镜下高危征象及需要在内镜下治疗的比例。另一项发表在《新英格兰医学》杂志的研究也得出了相似结果，该研究是唯一的一项针对"在内镜实施前采用大剂量弹丸式注射 PPI，继之持续静脉维持的治疗方法的研究"。基于该证据，对于那些延迟内镜检查或不能及时完成内镜检查者，可以考虑预先使用 PPI，然而也不能因此就取消或过度推迟内镜检查。

（三）内镜下治疗

内镜检查可以迅速了解出血部位、程度、性质，还能及时进行直视下止血治疗，包括内镜下局部用药法、热凝固法、药物喷洒法、金属夹法等。

1. 局部用药法　在内镜直视下，经内镜注射针将某种止血或硬化药物注射于出血灶内，达到止血的目的。常用的药物有：无水乙醇、高渗钠 – 肾上腺素溶液、1∶10 000 肾上腺素注射液、5% 鱼肝油酸钠及 1% 乙氧硬化醇、1% 加四烃基硫酸钠、立止血等。药物可直接注射于出血血管内，也可在出血部位周围 3~4 处注射。这种方法适用于血管显露的活动性血。有效的数据显示最初有效率可达 95% 左右。新指南禁止单独注射肾上腺素，因为证据表明使用热凝止血效果明显好于单独注射肾上腺素；如要使用药物，则需联合一种热凝或机械止血方法，这样可以提高热凝或机械止血的效果。

2. 热凝固法　热凝固法可使局部产生高热，使蛋白凝固、组织水肿、血管收缩并激活血小板，血管内腔变小或闭塞，进而血栓形成而达到止血效果。现常用的有高频电凝法、Nd – YAG 激光照射法、微波法和热探头法。

（1）微波法：是指通过热能使组织蛋白、血管及组织发生凝固从而达到止血目的。一般采用电极与出血部位接触，反复凝固，拔出电极时为防止组织发生粘连，可采用解离电流通电后再拔出，其有效率可达 92% 左右，其优势在于手术时间短、操作简便、定位准确、不损伤肌层、对人体无害、不良反应小等。但术中患者可能会感到轻微灼烧感、大而深的溃疡易发生穿孔，且在操作上要求使用电极头、时间均要合适，以防止拔出电极后再次出血。

（2）激光法：是指利用激光的光凝固作用，使血管内膜发生血栓，从而达到止血的作用。用于内镜下止血的有氩激光（argonlaser）及石榴石激光（Nd – YAG），止血成功率在 80%~90%，但对治疗食管静脉曲张出血的疗效尚有争议。激光治疗出血的并发症不多，有报道曾有发生穿孔、气腹以及照射后形成溃疡，导致迟发性大出血的病例。但如患者胃积血多，血凝块可吸收激光，反而影响其止血效果，而且光速如不能达到出血源，也会对止血效果产生影响。激光法对技术要求及设备要求均较高，疗效与其他凝固法相近，因此没有在临床得到广泛推广。

（3）热探头法：利用热探头的电极达到蛋白质凝固、止血的作用，其止血率可达到 97% 左右，对操作技术要求较高，如血管喷血情况，热量易造成分散流失，较为严重的并发症为胃穿孔。热探头法较激光、电凝等方法安全，对组织的损伤少。

（4）高频电凝法：电凝止血必须确定出血的血管才能进行，决不能盲目操作。因此，要求病灶周围干净。如胃出血，电凝止血前先用冰水洗胃；对出血凶猛的食管静脉曲张出血，电凝并不适宜。操作方法是：用凝固电流在出血灶周围电凝，使黏膜下层或肌层的血管凝缩，最后电凝出血血管。单极电凝比双极电凝效果好，首次止血率为 88%，第 2 次应用止血率为 94%。这种方法如视野不清可能影响止血效果，且对操作技术要求较高，因而使用受到一定限制。

3. 药物喷洒法　主要适用于黏膜糜烂渗血、肿瘤破溃渗血、面积较大但出血量不大或球后溃疡不易注射的上消化道出血患者。选用止血疗效显著的药物。一般应首先清除凝血块，暴露出血病灶，再喷药。本法对溃疡病活动性出血或黏膜病变出血效果显著。常用的止血药物：8% 去甲肾上腺素、凝血酶、5%~10% 孟氏液（碱式硫酸铁溶液）、生物蛋白胶等。这种方法操作简便，可直接作用于出血部位，凝血时间短，无毒副作用。这种方法仅适用于少量出血，且止血效果不稳定，血块易脱落，有发生再次出血的可能。

4. 机械压迫法　如下所述。

（1）金属夹法：其原理是将特制的金属钛小夹子经内镜活检孔送入消化管腔，对准出血部位，直接将出血的血管或撕裂的黏膜夹住，起到机械压迫止血及"缝合"作用，伤口愈合后金属夹子会自行脱落，夹子一般在 1~3 周后自行脱落，随粪便排出体外。该法适用于直径 <3mm 的血管破裂出血及局灶性出血，尤其适用于消化道溃疡出血，对小动脉出血的治疗效果更好，也可用于曲张静脉破裂出血。操作时应注意深浅度。这种方法成功率可达 100%，且无并发症发生，是一种安全、经济实用的治疗方法。

（2）食管曲张静脉套扎术：近年来，皮圈结扎法的应用范围在逐渐扩大，除治疗静脉曲张出血外，已成为内镜治疗消化道非静脉曲张出血的一种新方法。本法对杜氏病出血尤其适用。1986 年 Stiegmann 等首先报道其原理如同内痔吸引套孔法，于内镜前端安置一套叠硬塑圈，内套圈内联结一尼龙线经活检孔送出，外侧部套一橡皮圈，内镜负压吸住曲张静脉，拉紧套圈时即将橡皮圈推出套住曲张静脉，如此反复可全部结扎粗大的曲张静脉，止血率达 90%。其优点是不引起注射部位出血，无系统性并发症，近年来受到推崇。缺点是细小突出不显著的曲张静脉无法结扎。

（3）缝合止血法：主要适用于胃肠小动脉出血，如息肉及黏膜下肿瘤摘除术后基底部中央小动脉出血。对溃疡渗血及弥漫性出血不宜应用。

5. 冷冻止血法　采用液氮或液体二氧化碳作为冷冻液，用冷冻杆接触和喷射冷冻气体的方法，能够迅速极度地降温，从而使局部组织坏死、凝固达到止血目的。但因操作比较复杂，需要特制的仪器，所以应用并不十分广泛。

6. 超声探头法　是通过内镜活检孔利用超声探头成像指示内镜治疗的一种方法。多普勒超声探头可清楚地发现黏膜下的出血血管，利用控头可进行硬化剂注射，以达到快速、准确止血的目的。

7. 内镜下不同方法联合治疗　为了提高上消化道出血的内镜治疗效果，国内外不少学者采取不同方法联合治疗，取得了比单一方法治疗更好的效果。主要有局部喷洒药物加注射药物治疗，高频电凝加局部药物注射等。

（四）应用内镜治疗后的药物治疗

1. 内镜治疗后 PPI 的维持治疗　高级别证据推荐高危患者（即喷射性出血、活动性渗血、血管显露或附着血凝块）成功行内镜治疗后，可以大剂量使用 PPI（静脉弹丸式注射 80mg，继之 8mg/h 静脉滴注维持 72 小时）降低再出血率及死亡率。最近一项对患者内镜治疗后用以上方法与安慰剂对照的亚组分析研究显示：对活动性渗血者即使仅用安慰剂，患者再出血率也低（4.9%），提示对于活动性渗血患者也许不需要使用大剂量 PPI 进行内镜后维持治疗。

2. 幽门螺杆菌根除治疗　对消化性溃疡出血的所有患者都应该进行幽门螺杆菌检测研究发现：快速尿素酶试验存在 79% 的假阴性率，快速尿素酶试验联合活检组织检测的灵敏度只有 86%。因此在上消化道出血的情况下，快速尿素酶试验阴性的所有患者过段时间再检测的推荐是有意义的。随机试验 Meta 分析幽门螺杆菌根除治疗和持续的抗内分泌治疗对于预防再出血的疗效评估中显示：根除治疗组明显降低再出血的风险。因此，凡有幽门螺杆菌感染的消化溃疡，无论初发或复发、活动或静止、有无并发症，均应予以根除幽门螺杆菌治疗，目前推荐 PPI 或胶体铋为基础加上两种抗生素的三联治疗方法。治疗失败后的再治疗比较困难，可换用另外两种抗生素，或采用 PPI、胶体铋合用两种抗生素的四联疗法。

（五）再次内镜检查

内镜检查后 24 小时内无须常规复查内镜，对于临床证实存在再出血的患者，可以再次行内镜下止血，对部分患者可以考虑手术或介入治疗。最近一项病例回顾性分析研究显示，对内镜和药物治疗失败的患者，行动脉栓塞治疗成功率可达 90%，以上，栓塞治疗成功后的再出血率为 33%。

（周潘宇）

第二节　胃、十二指肠溃疡急性穿孔

胃、十二指肠溃疡急性穿孔是溃疡病的常见并发症之一，占溃疡病住院人数的 20%~30%。穿孔多发生在30~60岁，男性多于女性，十二指肠溃疡穿孔比胃溃疡穿孔多见。十二指肠溃疡穿孔多见于十二指肠球部前壁，胃溃疡穿孔大多发生在近幽门的胃前壁偏小弯侧，胃溃疡穿孔直径一般比十二指肠穿孔者略大。位于胃、十二指肠后壁的溃疡多与周围组织形成粘连而表现为慢性穿透性溃疡，不易发生穿孔。

一、病因和病理

胃、十二指肠溃疡多见于活动期，近期有溃疡症状加重的表现，但也有少数患者是在溃疡非活动期发生穿孔，偶尔也有无溃疡病史的患者发生溃疡急性穿孔。溃疡的穿孔诱因：①精神过于紧张或过于劳累，引起迷走神经兴奋。②过度饱食，引起胃内压增加致溃疡穿孔。③服用非类固醇抗炎药（NSAIDs）。④其他因素如创伤、大面积烧伤和多脏器功能衰竭等发生的应激性溃疡穿孔。

消化性溃疡穿孔的特点有：男性为女性的6~15倍，多见于30~50岁成人。胃、十二指肠前壁溃疡穿孔多于后壁穿孔。十二指肠穿孔是胃穿孔的3~10倍。溃疡穿孔大小70%~80%多在5mm以内。

溃疡穿孔常分以下几种类型：

（1）急性穿孔：较常见的类型，溃疡突然穿孔，致使胃或十二指肠内容物流入腹腔，引起急性弥漫性腹膜炎。

（2）亚急性穿孔：一般为较小的穿孔、空腹的溃疡穿孔，穿孔后被大网膜或周围组织脏器包裹，只有少量的胃或十二指肠内容物溢出而污染腹腔，范围较小，程度较轻。

（3）慢性穿孔：多为胃与十二指肠后壁的溃疡穿孔，紧贴邻近脏器（如胰腺），穿透过程缓慢，与周围形成粘连包裹，不易形成腹膜炎。

急性穿孔后，胃、十二指肠消化液及食物流入腹腔，引起腹膜的炎性反应。胃、十二指肠内具有高度酸性或碱性的内容物流入腹腔，常引起剧烈的化学性刺激症状。6~8h后，由于消化液分泌的减少、胃内容物的减少、腹膜渗出液的增加，使化学性刺激症状得以减轻，但随着病原菌的繁殖，将逐渐出现细菌性腹膜炎。

二、临床表现与检查

1. 病史特点　与患者以往多有溃疡病症状或溃疡病史，而且近期常有溃疡病活动的症状，仅少数（约10%）在穿孔前无明显症状。发作可在饮食不当后或在清晨空腹时。溃疡穿孔后，临床表现的轻重与穿孔的大小，穿孔时胃内容物的多少（空腹或饱餐后），以及孔洞是否很快被邻近器官或组织粘连堵塞等因素有关。穿孔小或漏出的胃肠内容物少或孔洞很快即被堵塞，则漏出的胃肠液可限于上腹，或顺小肠系膜根部及升结肠旁沟流至右下腹，腹痛程度可以较轻，腹膜刺激征也限于上腹及右侧腹部。胃、十二指肠后壁的穿孔易与胰腺表面的腹膜粘连而被封闭，漏出的胃肠液限于小网膜囊，范围较局限，故临床表现较轻。

2. 典型表现　典型的溃疡急性穿孔表现为突发腹痛，较剧烈，疼痛为持续性，很快会波及全腹，但仍以上腹部为主，可引起肩背部牵涉性疼痛。患者常仰卧不动以减轻疼痛。有的患者可出现右下腹剧烈疼痛，是因为消化液沿升结肠旁沟流至右下腹所致，易误诊为阑尾炎。部分患者可出现恶心、呕吐等消化道症状。严重时可出现休克症状，苍白、口干、出冷汗、四肢发凉、脉速、血压下降等。早期休克系化学性腹膜炎所致的神经性休克。出现细菌性腹膜炎之后还有可能引起感染中毒性休克。

3. 体格检查　体温升高，患者呈急性痛苦面容，呼吸浅促，心跳加快。腹肌紧张，呈板状腹，全腹压痛、反跳痛，肠鸣音减弱或消失。叩诊肝浊音界可消失，移动性浊音阳性。

4. 右下腹穿刺　可有含胃肠内容物的腹腔渗液，镜检满视野白细胞。

5. 辅助检查　白细胞计数及中性粒细胞增加，核左移。

6. X线检查　溃疡穿孔后，胃、十二指肠腔内的空气进入腹膜腔，X线平片可见膈下新月形游离气体，是诊断溃疡穿孔的有力证据。约75%的患者有此发现。但部分患者，如穿孔较小、气体自胃肠腔溢出不多，或穿孔前膈肌与肝脏间粘连，则X线检查无游离气体发现。超声可发现腹膜腔内气体回声，腹腔积液，肝下间隙、肝肾间隙和盲肠周围积液。

7. CT 检查 可发现小量气腹，占 60%，CT 没有呈现气腹也不能排除穿孔。CT 只能直接或间接地发现部分穿孔患者的穿孔部位。一般不会对腹膜炎患者在术前选择 CT 检查。腹膜炎的 CT 表现为：发现弥漫性腹水，少数为局限型腹水，腹膜增厚，肠系膜大网膜内软组织炎性改变。小肠壁可增厚。腹腔镜检查可发现溃疡穿孔的部位及腹腔污染状况。

三、诊断和鉴别诊断

（一）诊断

胃、十二指肠溃疡急性穿孔是急腹症的重要病因之一，多数患者以往有溃疡症状或溃疡病史，而且近期内又有溃疡病活动症状，穿孔后表现为急剧腹痛和显著的腹膜刺激征。根据这些特点，诊断一般不困难。立位或左侧卧位 X 线腹部平片检查有气腹时，诊断可更明确。但 X 线检查未发现气腹并不能排除溃疡穿孔的可能，因约有 20% 患者穿孔后可以无气腹表现。

（二）鉴别诊断

1. 急性胰腺炎 溃疡急性穿孔和急性胰腺炎都是上腹部突然受到强烈化学性刺激而引起的急腹症，在临床表现上有很多相似之处。急性胰腺炎的腹痛发作比较突然，但多不如溃疡穿孔者急骤，腹痛开始时有由轻而重的过程，疼痛部位多上腹偏左及背部，腹肌紧张程度也略轻。血清及腹腔渗液的淀粉酶含量在溃疡穿孔时可以有所增高，但其增高的数值尚没有急性胰腺炎明显。X 线腹部平片检查急性胰腺炎无膈下游离气体，CT 检查可帮助诊断胰腺炎。

2. 急性胆囊炎 胆绞痛发作以阵发性为主，压痛较局限于右上腹，而且压痛程度也较轻，腹肌紧张远不如溃疡穿孔者显著。X 线检查无膈下游离气体，B 超可帮助诊断急性胆囊炎。

3. 急性阑尾炎 溃疡穿孔后胃十二指肠内容物可顺升结肠旁沟或小肠系膜根部流至右下腹，引起右下腹腹膜炎症状和体征，易误诊为急性阑尾炎穿孔。询问病史即能发现，急性阑尾炎开始发病时的上腹痛一般不十分剧烈，体征以右下腹（麦氏点）压痛、反跳痛明显。阑尾穿孔时腹痛的加重也不以上腹为主，右下腹腹膜炎体征较上腹部明显。

四、治疗

治疗原则：首先是中止胃肠内容物流入腹腔，使急性腹膜炎好转以挽救患者生命。在此基础上当病情需要而又有条件时，可以进一步考虑溃疡病的根治问题。

（一）非手术治疗

1. 指征 ①患者为空腹、小穿孔，临床表现较轻者。②后壁的慢性穿孔已局限者。③穿孔超过 24h，症状较轻且腹膜炎已局限者。④有较重的心肺等重要脏器并存病，不能耐受手术者。

2. 治疗措施 禁食和胃肠减压以减少胃肠内容物的漏出。镇痛，吸氧，补充水、电解质维持内环境平衡，应用抗生素控制感染，也可用中医药治疗。在非手术治疗过程中，必须密切观察腹膜炎的变化，如情况无好转或有所加重，及时改用手术治疗。

（二）手术治疗

1. 指征 ①出现急性弥漫性腹膜炎，全身感染症状明显。②出现休克。③明确伴有幽门梗阻存在。④合并有溃疡出血。⑤明确为胃溃疡穿孔。⑥非手术治疗中病情恶化。

2. 手术方法 如下所述。

（1）单纯穿孔缝合术：适用于穿孔时间较长（超过 8h），腹腔内感染较重，有较多的渗出；既往未经过内科治疗，未发生过严重的溃疡并发症，特别是十二指肠溃疡；患者一般情况差，有其他脏器疾病不能耐受彻底的溃疡手术；不具备行彻底的溃疡手术技术及条件。开腹后查清穿孔部位和腹腔污染情况，决定行修补术式后，吸尽漏出液，在离开穿孔边缘的正常胃肠组织上间断缝合数针。为避免缝线切割撕脱较脆的组织，可预置缝线后一阵打结。较大的穿孔难以直接缝闭，也可将大网膜填塞封堵穿孔后缝合。

单纯溃疡缝合术后有 1/3 患者溃疡得以愈合，仍有 2/3 患者溃疡再发或需要再手术治疗。如有指征可行以下手术。

（2）胃大部切除术：适用于：①一般情况较好，穿孔时间短（不超过 8h），腹腔污染不重。②长期溃疡病史，反复发作，症状较重。③以前有过溃疡的严重并发症。④较大的胃溃疡，特别怀疑可能恶变者。

（3）迷走神经切断术。

（周潘宇）

第三节 急性肠梗阻

一、基本概念

肠梗阻（Intestinal obstruction）是由于多种原因引起的肠内容物不能正常运行的临床综合征，分急性和慢性两种，这里主要介绍急性肠梗阻，其病情发展快，常伴发水和电解质的丢失，如不及时处理，患者会因水电解质紊乱、酸碱平衡失调、肠穿孔、肠坏死、腹膜炎、休克导致死亡。

二、常见病因

由于急性肠梗阻可由很多不同原因引起，处理方法也不尽相同，故诊断时不能笼统称为肠梗阻，必须弄清病因和分型，并给予针对性治疗。

1. 根据发病的缓急　可分为急性和慢性肠梗阻。急性肠梗阻常合并较严重的水电解质紊乱、酸碱平衡失调等全身病理生理变化，慢性肠梗阻的全身变化则主要是营养不良。

2. 根据梗阻部位　可分为小肠和结肠梗阻。小肠梗阻又可分为高位小肠梗阻和低位小肠梗阻。

3. 根据梗阻肠管血供有无　肠管如无损害为单纯性肠梗阻，如肠系膜血管血供受阻则为绞窄性肠梗阻。单纯性和绞窄性的鉴别在临床上有重要意义，绞窄性肠梗阻若不及时解除，可很快导致肠壁坏死和穿孔，引起严重后果。

4. 根据梗阻程度　可分为完全性和不完全性肠梗阻。

5. 病因分类　肠梗阻可由不同的病因引起，按病因可分为以下 3 类。

（1）机械性肠梗阻：是临床上最常见的一类肠梗阻，是由于肠内、肠壁和肠外各种不同机械性因素引起肠腔变小、肠内容物通过受阻而产生的梗阻。

（2）动力性肠梗阻：肠道本身无器质性病变，无肠腔狭窄，但受全身或局部影响致肠壁肌肉运动功能失调，肠内容物通过受阻。动力性肠梗阻可分为麻痹性和痉挛性两种，前者是因交感神经反射性兴奋或毒素刺激肠管而失去蠕动能力，以致肠内容物不能运行，常见有低钾血症、腹膜炎或腹腔脓肿等；后者系肠管副交感神经过度兴奋，肠壁肌肉过度收缩所致，较少见，急性肠炎、肠道功能紊乱或铅中毒时可造成痉挛性肠梗阻。有时麻痹性和痉挛性可在同一患者不同肠段中并存，称为混合型动力性肠梗阻。

（3）血运性肠梗阻：当肠系膜动脉或静脉因栓塞或血栓形成而引起肠管血运障碍，可迅速地抑制肠管活动而导致肠内容物运行受阻，较少见，但病情凶险。

6. 闭袢性肠梗阻　如一段肠管的两端均被阻塞，肠内容物既不能向远端运行，也不能向上反流减压，称为闭袢性肠梗阻。结肠梗阻时回盲瓣阻挡住逆流时可形成闭袢性肠梗阻。闭袢段肠管内压力可逐渐增高，当肠壁压力过度扩张时可坏死穿孔，应及早手术治疗。

腹部手术后早期（1~2 周内），由于肠壁水肿和渗出可导致一种机械性和动力性因素同时存在的粘连性肠梗阻，称之为术后早期炎症性肠梗阻。腹部手术的次数增加会导致术后粘连概率增加。粘连性肠梗阻已成为肠梗阻病因的第一位。

肠梗阻的分类是从不同角度来考虑的，并不是绝对孤立的。如肠扭转既可是机械性、完全性，也可是绞窄性、闭袢性。不同类型的肠梗阻在一定条件下可以转化，如单纯性肠梗阻治疗不及时，可发展为绞窄性肠梗阻。机械性肠梗阻近端肠管扩张，最后也可发展为麻痹性肠梗阻。不完全性肠梗阻时，由于炎症、水肿或治疗不及时，也可发展成完全性肠梗阻。

三、发病机制

肠梗阻发生后，肠管局部和全身会出现一系列复杂的病理生理变化。不同类型的肠梗阻的病理生理变化各不相同。一般来说，急性肠梗阻可引起以下局部和全身的病理生理变化。

（一）局部病理生理变化

1. 肠动力紊乱　梗阻近端肠管为克服肠内容物的通过受阻，肠蠕动的频率和强度均有增加。但随着病程延长和病情进展，肠扩张逐渐加剧，最后导致肠平滑肌收缩力逐渐减弱到完全麻痹，而远端肠管仍保持正常的动力，所以在肠梗阻病程中排出少量气体或干粪便并不说明梗阻解除，只有当排出大量稀便并伴有临床症状的全面好转才是真正的梗阻缓解。

2. 肠腔胀气、积液　肠梗阻时肠内气体中68%是从吞咽而来，32%乃从血液中弥散入肠及肠内容物分解所产生。持续胃肠减压，保持胃空虚，就可能使肠胀气不再加剧。正常情况下，肠腔内液体和体内液体不断交换，肠梗阻时梗阻近端肠管不再自肠腔内吸收液体，而仍有液体自血液流向肠腔，可造成大量液体积聚在近端肠管。

3. 肠壁水肿、通透性增加　肠腔内压力增高导致肠壁静脉回流受阻，肠壁的毛细血管及小静脉瘀血，肠壁充血、水肿、增厚、呈暗红色。由于组织缺氧，毛细血管通透性增加，肠壁上有出血点，并有血性渗出液渗入肠腔和腹腔。

随着血运障碍的发展，继而出现动脉血运受阻，血栓形成，肠壁失去活力，肠管变成紫黑色。又由于肠壁变薄、缺血和通透性增加，腹腔内出现带有粪臭的渗出物。最终，肠管可缺血坏死而溃破穿孔。

（二）全身病理生理变化

1. 水和电解质的丢失　体液丧失及因此引起的水、电解质紊乱与酸碱失衡，是肠梗阻非常重要的病理生理改变。胃肠道的分泌液每日约为8 000mL，在正常情况下绝大部分被再吸收。急性肠梗阻患者由于不能进食及频繁呕吐，大量丢失胃肠道液，使水分及电解质大量丢失，尤以高位肠梗阻为甚。低位肠梗阻时，胃肠道液体不能被吸收而储留在肠腔内，等于丢失于体外。另外，肠管过度膨胀，影响肠壁静脉回流，使肠壁水肿和血浆向肠壁、肠腔和腹腔渗出。如有肠绞窄存在，更丢失大量血液。这些变化可以造成严重的缺水，导致血容量减少和血液浓缩，以及酸碱平衡失调。体液变化也因梗阻部位的不同而有差别，如十二指肠第一段梗阻，可因丢失大量氯离子和酸性胃液而产生碱中毒；小肠梗阻丧失的体液多为碱性或中性，钠、钾离子的丢失较氯离子为多，以及在低血容量和缺氧情况下酸性代谢物剧增，加之缺水、少尿可引起严重的代谢性酸中毒。严重的缺钾可加重肠膨胀，并可引起肌无力和心律失常。

2. 感染和中毒　在梗阻以上的肠腔内细菌数量显著增加，细菌大量繁殖而产生多种强烈的毒素。由于肠壁血运障碍或失去活力，通透性增加，细菌和毒素可渗透入腹腔，引起严重的腹膜炎和中毒。当肠坏死、穿孔，发生腹膜炎时，全身中毒尤为严重。

3. 休克　严重的缺水、血液浓缩、血容量减少、电解质紊乱、酸碱平衡失调、细菌感染、中毒等，可引起严重休克。

4. 多器官功能障碍　肠腔膨胀使腹压增高，膈肌上升，腹式呼吸减弱，影响肺内气体交换，同时妨碍下腔静脉血液回流，导致呼吸、循环功能障碍。最后可因多器官功能障碍乃至衰竭而死亡。

四、临床特征

尽管由于肠梗阻的原因、部位、病变程度、发病急慢的不同，可有不同的临床表现，但肠内容物不能顺利通过肠腔则是一致具有的，其共同表现是腹痛、呕吐、腹胀及肛门停止排气排便。

（一）四大特征

1. **腹痛**　单纯性机械性肠梗阻呈阵发性绞痛，有腹痛缓解间歇期，其时间长短因梗阻部位而异，高位梗阻间歇 3 ~ 5 分钟，低位梗阻间歇 10 ~ 20 分钟。腹痛部位可弥漫至全腹，也可偏于梗阻所在的部位。腹痛发作时可伴有肠鸣，自觉有"气块"在腹中窜动，并受阻于某一部位。有时能见到肠型和肠蠕动波。如果腹痛的间歇期不断缩短，以至成为剧烈的持续性腹痛，应该警惕可能是绞窄性肠梗阻。麻痹性肠梗阻呈持续性全腹胀痛，少有阵发性绞痛。

2. **呕吐**　在肠梗阻早期，呕吐呈反射性，吐出物为食物或胃液。此后，呕吐随梗阻部位高低而有所不同，一般是梗阻部位愈高，呕吐出现愈早、愈频繁。高位肠梗阻时呕吐物主要为胃及十二指肠内容物；低位肠梗阻时，呕吐出现迟而少，吐出物可呈粪样；结肠梗阻时，呕吐到晚期才出现；呕吐物如呈棕褐色或血性，是肠管血运障碍的表现；麻痹性肠梗阻呕吐多呈溢出性。

3. **腹胀**　一般在梗阻发生一段时间后出现，其程度与梗阻部位有关。高位肠梗阻腹胀不明显，但有时可见胃型；低位肠梗阻及麻痹性肠梗阻腹胀显著，遍及全腹；结肠梗阻时，如果同盲瓣关闭良好，梗阻以上结肠可成闭袢，则腹部四周膨胀显著；腹部隆起不均匀对称，是肠扭转等闭袢性肠梗阻的特点。

4. **停止排气排便**　完全性肠梗阻发生后，患者多不再排气排便；但梗阻早期，尤其是高位肠梗阻，可因梗阻以下肠内尚残存的粪便和气体，仍可自行或在灌肠后排出，不能因此而否定肠梗阻的存在。某些绞窄性肠梗阻，如肠套叠、肠系膜血管栓塞或血栓形成，则可排出血性黏液样粪便。

（二）腹部体征

腹部视诊可见腹胀、肠型和肠蠕动波。肠扭转时腹胀多不对称；麻痹性肠梗阻则腹胀均匀。腹部触诊：单纯性肠梗阻因肠管膨胀，可有轻度压痛，但无腹膜刺激征；绞窄性肠梗阻可有固定压痛和腹膜刺激征；压痛的包块，常为受绞窄的肠袢；肿瘤或蛔虫引起的肠梗阻有时可在腹部触及包块或条索状团块；麻痹性肠梗阻腹部可无明显压痛。叩诊：绞窄性肠梗阻时，腹腔有渗液，当渗液大于 1 000mL，移动性浊音可呈阳性。听诊：肠鸣音亢进，有气过水声或金属音，为机械性肠梗阻表现；麻痹性肠梗阻时，则肠鸣音减弱或消失。直肠指检如触及肿块，可能为直肠肿瘤、极度发展的肠套叠的套头或低位肠腔外肿瘤。

（三）全身表现

单纯性肠梗阻早期，患者全身情况多无明显改变。随着病情进展逐渐出现脱水，患者出现唇干舌燥、眼窝内陷、皮肤弹性消失，脉率增快，尿少或无尿等明显缺水征。绞窄性肠梗阻全身症状较严重，患者往往很快出现烦躁不安、发热、脉率加快、血压下降、休克等症状。

五、辅助检查

放射检查有助于肠梗阻的明确诊断及梗阻部位的确定。腹部卧位片上可显示肠管扩张的程度。扩张的小肠一般位于腹部中央，呈横向排列，空肠黏膜的皱襞呈鱼骨刺状，回肠影则无特征。扩张的结肠影多位于腹部四周或盆腔，具有袋影，可与小肠影相区别。立位片可见扩张的肠腔内多个液平。小肠梗阻时结肠在腹部平片上无或仅有少量气体。结肠梗阻时结肠内经常伴有大量气体使结肠明显扩张。如回盲瓣功能良好，小肠内气体极少，如回盲瓣功能不全，小肠亦有扩张、液平等小肠梗阻的表现。小肠梗阻时多个液平呈阶梯状排列，在立位或侧卧位上可表现为倒 U 形扩张肠曲影。有时小肠与结肠梗阻难以鉴别，可以作钡剂灌肠。

绞窄性肠梗阻的腹部平片表现有不因时间推移而改变的孤立胀大的肠袢，或肠间隙增宽，提示有腹腔积液，或有假性肿瘤影，或门静脉内有气体等，但这些征象仅见于少数患者。

如果肠梗阻的诊断仍无法明确，腹部 CT 检查有助于明确诊断及病因的判断。

六、诊断思路

在肠梗阻诊断过程中，必须辨明下列问题：

1. 是否肠梗阻　根据腹痛、呕吐、腹胀、肛门停止排气排便 4 大症状和腹部可见肠型或蠕动波、肠鸣音亢进等，一般可作出诊断。X 线检查对确定有否肠梗阻帮助较大。但需注意，有时可不完全具备这些典型表现，特别是某些绞窄性肠梗阻的早期，与输尿管结石、卵巢囊肿蒂扭转、急性坏死性胰腺炎等易混淆，甚至误诊为一般肠痉挛，尤应警惕。

2. 是机械性还是动力性梗阻　机械性肠梗阻具有上述典型临床表现，早期腹胀可不显著；麻痹性肠梗阻无阵发性绞痛等肠蠕动亢进的表现，相反肠蠕动减弱或消失，而腹胀显著，X 线检查可显示大、小肠全部充气扩张，而机械性肠梗阻胀气限于梗阻以上的部分肠管，即使晚期并发肠绞窄和麻痹，结肠也不会全部胀气。

3. 是单纯性还是绞窄性梗阻　这点极为重要，因为绞窄性肠梗阻预后严重，必须及早进行手术治疗。有下列表现者，应考虑绞窄性肠梗阻的可能：①腹痛发作急骤，起始即为持续性剧烈疼痛，或在阵发性加重之间仍有持续性疼痛；肠鸣音可不亢进；有时出现腰背部痛，呕吐出现早、剧烈而频繁。②病情发展迅速，早期出现休克，抗休克治疗改善不显著。③有明显腹膜刺激征，体温上升、脉率增快、白细胞计数增高。④腹胀不对称，腹部有局部隆起或触及有压痛的肿块。⑤呕吐物、胃肠减压抽出液或肛门排出物为血性，或腹腔穿刺抽出血性液体。⑥经积极非手术治疗而症状体征无明显改善。⑦腹部 X 线检查见孤立、突出、胀大的肠袢，不因时间而改变位置；或有假肿瘤状阴影；或肠间隙增宽，提示有腹腔积液。

4. 是高位还是低位梗阻　高位小肠梗阻的特点是呕吐发生早而频繁，腹胀不明显；低位小肠梗阻的特点是腹胀明显，呕吐出现晚而次数少，并可吐粪样物。结肠梗阻与低位小肠梗阻的临床表现很相似，鉴别较困难，X 线检查有助于鉴别：低位小肠梗阻，扩张的肠袢在腹中部，呈"阶梯状"排列，结肠内无积气；结肠梗阻时扩大的肠袢分布在腹部周围，可见结肠袋，胀气的结肠阴影在梗阻部位突然中断，盲肠胀气最显著，小肠内胀气可不明显。

5. 是完全性还是不完全性梗阻　完全性梗阻呕吐频繁，如为低位梗阻腹胀明显，完全停止排便排气。X 线腹部检查见梗阻以上肠袢明显充气和扩张，梗阻以下结肠内无气体。不完全梗阻呕吐与腹胀都较轻或无呕吐，X 线所见肠袢充气扩张都较不明显，而结肠内仍有气体存在。

6. 是什么原因引起梗阻　应根据年龄、病史、体征、X 线、CT 等几方面分析。在临床上粘连性肠梗阻最为常见，多发生在以往有过腹部手术、损伤或炎症史的患者。嵌顿性或绞窄性腹外病是常见的肠梗阻原因，因此机械性肠梗阻的患者应仔细检查各可能发生外疝的部位，如腹股沟部、脐部等。结肠梗阻多系肿瘤所致，需特别提高警惕。新生婴儿以肠道先天性畸形为多见。2 岁以内小儿，则肠套叠多见。蛔虫团所致的肠梗阻常发生于儿童。老年人则以肿瘤及粪块堵塞为常见。

七、救治方法

肠梗阻治疗方法的选择取决于肠梗阻的部位、原因、类型以及有无水、电解质紊乱、低血容量和重要脏器功能障碍等全身情况，主要有非手术治疗和手术治疗两大类。动力性肠梗阻以处理原发病为主；绞窄性肠梗阻则需要紧急手术；完全性肠梗阻应及时手术；部分性肠梗阻可先进行非手术治疗，48～72 小时无效或恶化则改为手术治疗。

（一）非手术治疗

非手术治疗主要适用于麻痹性或痉挛性肠梗阻、早期单纯性粘连性肠梗阻、早期肠套叠以及炎性肠病引起的不完全性肠梗阻。同时，非手术治疗可纠正水、电解质紊乱和酸碱失衡，改善患者的全身情况，为手术创造条件。

1. 禁食　是必需和重要的措施。

2. 生长抑素联合胃肠减压　是治疗肠梗阻的重要方法之一。通过胃肠减压，吸出胃肠道内的气体和液体，可以减轻腹胀，降低肠腔内压力，减少肠腔内的细菌和毒素的产生，改善肠壁血循环，有利于改善局部病变和全身情况。有效的胃肠减压是肠梗阻保守治疗成功的重要保证。生长抑素可抑制各种胃肠、胰腺激素如胃泌素、血管活性肠肽、胰岛素、胰高血糖素的分泌，减少消化液的分泌。在全胃肠外营养基础上应用生长抑素，可使消化液分泌减少，从而减少梗阻以上肠管内液体积聚，有利于肠壁血液循环的恢复，加速炎症消退。近年来，生长抑素治疗术后早期炎性肠梗阻和恶性肿瘤引起的肠梗阻取得了较好的疗效。由于内镜技术的发展，内镜下置管技术日趋成熟，经鼻肠梗阻导管的临床应用有复苏和增加的趋势。对于粘连性肠梗阻，生长抑素联合肠梗阻导管应用应成为非手术治疗的重要方法。

3. 纠正水、电解质紊乱和酸碱失衡　无论采用手术和非手术治疗，纠正水、电解质紊乱和酸碱失衡是极重要的。输液所需容量和种类须根据呕吐情况、缺水体征、血液浓缩程度、尿排出量和比重，并结合血清钾、钠、氯和血气分析监测结果而定。单纯性肠梗阻，特别是早期，上述生理紊乱较易纠正。单纯性肠梗阻晚期和绞窄性肠梗阻，尚须输给血浆、全血或血浆代用品，以补偿丧失至肠腔或腹腔内的血浆和血液。

4. 抗感染　肠梗阻时肠壁水肿，组织缺氧，毛细血管通透性增加，细菌及毒素渗入腹腔，以及菌群失调，菌群移位，应予抗生素抗感染治疗。选用抗生素应包括对需氧菌和厌氧菌有效的药物。

5. 营养支持治疗　由于炎性肠梗阻患者完全依赖肠外营养，同时还需使用生长抑素抑制消化液的分泌，容易出现胆汁淤积。一旦出现胆汁淤积，静脉营养无法实施，患者的营养状况和低蛋白血症得不到纠正，肠功能的恢复将被推迟，治疗陷于困境。应尽量避免淤胆的发生，包括避免过高的热卡摄入、制定合适的糖脂比、采用合理的氨基酸配方、采用"全合一"方式输注。

对非手术治疗的患者应严密观察病情变化，包括全身情况、腹部体征和临床症状等，每24小时可重复腹部X线检查。如有肠绞窄现象，应立即改用手术治疗。另外，如非手术疗法无效者亦应改作手术治疗。

（二）手术治疗

各种类型的绞窄性肠梗阻、肿瘤及先天性肠道畸形引起的肠梗阻，以及非手术治疗无效的患者，适用手术治疗。

对于绞窄性肠梗阻，应争取在肠坏死之前解除梗阻，恢复肠管血液循环，因此正确判断肠管的生机十分重要。如在解除梗阻原因后有下列表现，则说明肠管已无生机：①肠壁已呈黑色并塌陷；②肠壁已失去张力和蠕动能力，肠管麻痹、扩大、对刺激无收缩反应；③相应的肠系膜终末小动脉无搏动。如有可疑，可用等渗盐水浸纱布热敷，或用0.5%普鲁卡因溶液作肠系膜根部封闭等，倘若观察10～30min，仍无好转，说明肠管已坏死，应做肠切除术。若肠管生机一时难以肯定，特别当病变肠管过长，切除后会导致短肠综合征的危险，则可将其回纳入腹腔，缝合腹壁，于18～24小时后再次行剖腹探查术。但在此期间内必须严密观察，一旦病情恶化，即应随时行再次剖腹探查，加以处理。

由于急性肠梗阻患者的全身情况常较严重，因此手术的原则和目的是：在最短手术时间内，以最简单的方法解除梗阻或恢复肠腔的通畅。

（张秀春）

第四节　重症急性胰腺炎

一、基本概念

急性胰腺炎（acute pancreatitis，AP）是指多种病因引起的胰酶激活，以胰腺局部炎症反应为主要特征，伴或不伴有其他器官功能改变的疾病。临床上，大多数患者的病程呈自限性，20%～30%患者病情凶险。总体病死率为5%～10%。

重症急性胰腺炎（severe acute pancreatitis，SAP）是指急性胰腺炎伴有脏器功能障碍，或出现坏死、脓肿或假性囊肿等局部并发症者，或两者兼有。腹部体征：上腹部明显的压痛、反跳痛、肌紧张、腹胀、肠鸣音减弱或消失等，腹部包块，偶见腰肋部皮下瘀斑征（Grey‐Turner 征）和脐周皮下瘀斑征（Cullen 征）。可以并发一个或多个脏器功能障碍，也可伴有严重的代谢功能紊乱，包括低钙血症（血钙 <1.87mmoL/L）。增强 CT 为诊断胰腺坏死的最有效方法，B 超及腹腔穿刺对诊断有一定帮助。A‐PACHE Ⅱ评分≥8 分。Balthaza CT 分级系统≥Ⅱ级。死亡率为 20%，伴有严重并发症的患者死亡率可高达 50%。

暴发性急性胰腺炎是重症急性胰腺炎的一个特殊类型，是指凡在起病 72 小时内经正规非手术治疗（包括充分液体复苏）仍出现脏器功能障碍，常继发腹腔间隔室综合征者。

二、常见病因

重症急性胰腺炎的病因较多，且存在地区差异。在确诊急性胰腺炎基础上，应尽可能明确其病因，并努力去除病因，以防复发。

1. 胆道结石　近年来的研究表明，重症急性胰腺炎中有 70% 是由胆道微小结石引起的，这种微小结石的成分主要是胆红素颗粒，其形成与肝硬化、胆汁淤积、溶血、酗酒、老龄等因素有关。微小结石的特点是：①大小不超过 3~4mm，不易被 B 超发现；②胆红素颗粒的表面很不规则，一旦进入胰管，容易损伤胰管而引起炎症和感染；③胆石的大小与急性胰腺炎的危险性呈反比，微小胆石引起的急性胰腺炎比大结石引起的急性胰腺炎更为严重。若临床上怀疑此病，可做急诊内镜逆行胰胆管造影（ERCP）或十二指肠引流，将收集到的胆总管内的胆汁进行显微镜检查，即可明确诊断。

2. 高脂血症　近年来高脂血症引起胰腺炎明显增多，尤其是体型肥胖伴有高血脂、脂肪肝和家族性高血脂病史的患者。目前认为高脂血症胰腺炎的发生与血胆固醇无关，而与血三酰甘油（TG）密切相关。血三酰甘油在 5.65~11.30mmol/L，且血清呈乳状的胰腺炎称为高三酰甘油血症性胰腺炎。脂蛋白酶（LPL）是内、外源性脂肪代谢的关键酶，可将乳糜微粒和极低密度脂蛋白中的三酰甘油水解成甘油和脂肪酸，对血三酰甘油的清除起着重要作用。家族性 LPL 缺乏或家族性脂蛋白 CⅡ（ApoCⅡ）缺乏可导致机体脂代谢障碍，引起血三酰甘油水平的增高。

3. 酗酒或暴饮暴食　患者以男性青壮年为主，暴饮暴食和酗酒后，可因大量食糜进入十二指肠、酒精刺激促胰液素和胆囊收缩素释放而使胰液分泌增加，进而引起乳头水肿和肝胰壶腹括约肌痉挛，最终导致重症急性胰腺炎发病。

4. 其他病因　如壶腹乳头括约肌功能不良、药物和毒物、逆行性胰胆管造影（ERCP）后、十二指肠乳头旁憩室、外伤、高钙血症、腹部手术后、胰腺分裂、壶腹周围癌、胰腺癌、血管炎、感染（柯萨奇病毒、腮腺炎病毒、获得性免疫缺陷病毒、蛔虫症）、自身免疫（系统性红斑狼疮、干燥综合征）、α_1‐抗胰蛋白酶缺乏症等。

三、发病机制

1. 胰腺的自身消化　重症急性胰腺炎的发病机制主要是胰液对胰腺及其周围组织自身消化的结果。正常人胰液在体内不发生自身消化，是因为有几种防御机制：①胰管上皮有黏多糖保护层；②胰腺腺泡有特异的代谢功能，可阻止胰酶侵入细胞内；③进入胰腺的血流中有中和胰酶的物质等。此外，胰蛋白酶等大部分胰酶在分泌时以不激活的状态存在，即以酶原的形式存在，此时无自身消化作用。上述的正常防御功能遭到破坏，如胰管阻塞、刺激胰酶分泌的作用突然增加、感染的胆汁或十二指肠液侵入腺泡等因素，均可导致胰管内压增加、腺泡破裂，暴发性地释放出所有胰酶，包括蛋白酶、脂肪酶和淀粉酶等，从而造成了胰酶的自身消化。

此外，在急性胰腺炎时许多酶系统也被激活：①胶原酶可使炎症扩散；②弹性硬蛋白酶可损害血管壁，引起出血；③蛋白水解酶复合体可使组织坏死进一步蔓延、扩散；④脂肪酶可以使胰周脂肪组织（如肠系膜根部、小网膜囊、腹膜后间隙、肾床、主动脉两侧、盆腔等）形成脂肪坏死区，钙离子和坏死的脂肪结合形成皂化斑，这是血钙下降的原因之一。同时，胰腺本身的坏死组织分解溶化后可产生血管活性物质，如血管舒缓素、激肽及前列腺素等，使周围血管张力降低，加上胰周大量液体渗出、血容量锐减、血压下降均可进一步造成循环功能紊乱以及肾脏损害。此外，坏死毒素中尚有心肌抑制因子和休克肺因子，可以引起心、肺功能的损害。各器官功能障碍还可涉及肝脏和中枢神经系统等，所有这些病变统称为"酶性休克"。

2. 细胞因子在致病中的作用　炎性细胞因子在急性胰腺炎导致的全身性炎症中起重要作用。在急性胰腺炎中炎性细胞因子互相关联和累积，可导致血管渗漏、低血容量、多系统器官衰竭等危象的发生。研究证明，急性胰腺炎受损的胰腺组织作为抗原或炎症刺激物，激活了巨噬细胞而释放出炎症介质，造成细胞因子网络和免疫功能紊乱，很可能就是急性胰腺炎易于从局部病变迅速发展为全身炎症综合征（SIRS）以及多系统器官衰竭的重要原因。2008 年 Perejaslov 报道重症急性胰腺炎并发脓毒败血症的患者，其免疫功能及激素水平均发生变化，54.3% 的患者因血中胰岛素和 C 肽减少而发生高血糖；47.3% 的患者早期皮质醇含量增高，当并发脓毒败血症时，其中的 67.3% 患者出现皮质醇及 T 淋巴细胞活性下降，免疫应答细胞减少。脓毒败血症时补体系统的连锁反应可激活产生 C3a、C4a、C5a 等过敏毒素，这些毒素均使血管渗透性增加，促进细胞因子释放，TNF、IL-1、IL-6、IL-8 和 PAF 等增多。因而认为检测血液中此类细胞因子的浓度，有助于判断胰腺病变的严重程度、病情的发展和预后等。与此同时，急性胰腺炎患者也存在一些保护性细胞因子和内生性细胞因子拮抗剂，主要有：IL-2、IL-10、可溶性 TNF 受体（STNFR）和 IL-1 受体拮抗剂（IL-1ra），这些因子可用于治疗重症急性胰腺炎，减轻胰腺和其他脏器的损伤，缓解病情，改善预后，降低死亡率。

近年来人们注意到白细胞及其代谢产物，如细胞质、弹性蛋白酶等酶类物质和氮氧化合物等在加重胰腺的炎症反应中可能起一定作用，可导致多系统并发症的发生，同时还注意到微循环障碍可能是引起胰腺坏死的重要因素。

四、临床特征

1. 腹痛　腹痛是重症急性胰腺炎的主要临床表现之一，持续时间较长，如有渗出液扩散入腹腔内可致全腹痛。少数患者，尤其是年老体弱者可无腹痛或仅有轻微腹痛，对于这种无痛性重症急性胰腺炎应特别警惕，很容易漏诊。

2. 黄疸　如黄疸呈进行性加重，又不能以急性胆管炎等胆道疾病来解释时，应考虑有重症急性胰腺炎的可能。

3. 休克　常有不同程度的低血压或休克，休克既可逐渐出现，也可突然发生，甚至在夜间发生胰源性猝死，或突然发生休克而死亡。部分患者可有心律不齐、心肌损害、心力衰竭等。

4. 高热　在急性胰腺炎感染期，由于胰腺组织坏死，加之并发感染或形成胰腺脓肿，患者多有寒战、高热，进而演变为败血症或真菌感染。

5. 呼吸异常　早期可有呼吸加快，但无明显痛苦，胸部体征不多，易被忽视。如治疗不及时，可发展为急性呼吸窘迫综合征。

6. 神志改变　可并发胰性脑病，表现为反应迟钝、谵妄，甚至昏迷。

7. 消化道出血　可并发呕血或便血。上消化道出血多由于急性胃黏膜病变或胃黏膜下多发性脓肿所致；下消化道出血多为胰腺坏死穿透横结肠所致。

8. 腹水　合并腹水者几乎都为重症急性胰腺炎。腹水呈血性或脓性，腹水中的淀粉酶常升高。

9. 皮肤黏膜出血　患者的血液可呈高凝状态，皮肤黏膜有出血倾向，常有血栓形成和局部循环障碍，严重者可出现弥散性血管内凝血（DIC）。

10. 脐周及腰部皮肤表现　部分患者的脐周或腰部皮肤可出现蓝紫色斑，提示腹腔内有出血、坏死以及血性腹水。脐周出现蓝紫色斑者称为 Cullen 征，腰部皮肤出现蓝紫色斑则称为 Grey-Turner 征。

五、辅助检查

1. 血、尿淀粉酶　一般急性胰腺炎患者的血、尿淀粉酶均呈 3 倍以上的升高，若在升高的基础上又突然明显降低，则提示预后不良。

2. 血清正铁血红蛋白（MHA）、C 反应蛋白（CRP）　当腹腔内有游离血液存在时，MHA 可呈现阳性，有助于重症急性胰腺炎的诊断。坏死性出血性肠炎、肠系膜血管阻塞时也可以出现 MHA 阳性，应注意鉴别。发病 72 小时后 CRP >150mg/L，提示胰腺组织坏死。

3. 血常规、血气分析、生化指标　血常规 WBC > 12.0 × 10^9/L，血气 pH < 7.3，BE < −3，伴发 ARDS 时氧分压 <60mmHg，生化指标乳酸 >2.0mmol/L，低钙血症（血钙 <1.87mmol/L），伴发急性肾衰竭时 Scr >176.8μmol/L，伴发凝血功能障碍时 PT、APTT 时间均延长。

4. 腹部 X 线平片　如有十二指肠或小肠节段性扩张或右侧横结肠段充气梗阻，常提示有腹膜炎及肠麻痹的存在。前者称为警哨肠曲征，后者称为结肠切割征，多与重症急性胰腺炎有关。

5. B 超　可发现胰腺明显肿大、边缘模糊、不规则、回声增强、不均匀等异常，胰腺中还可有小片状低回声区或无回声区。

6. CT　是诊断重症急性胰腺炎的重要手段，准确率可达 70% ~ 80%。可显示胰腺和胰后的图像。重症急性胰腺炎可见肾周围区消失、网膜囊和网膜脂肪变性、密度增厚、胸腔积液、腹水等病变。根据炎症的严重程度分级为 A ~ E 级。A 级：正常胰腺。B 级：胰腺实质改变，包括局部或弥漫的腺体增大。C 级：胰腺实质及周围炎症改变，胰周轻度渗出。D 级：除 C 级外，胰周渗出显著，胰腺实质内或胰周单个液体积聚。E 级：广泛的胰腺内、外积液，包括胰腺和脂肪坏死、胰腺脓肿。D ~ E 级：临床上为重症急性胰腺炎。

六、诊断思路

（一）诊断

具备急性胰腺炎的临床表现和生化改变，且具下列之一者：局部并发症（胰腺坏死，假性囊肿，胰腺脓肿）；器官衰竭；Ranson ≥3；APACHE Ⅱ 评分 ≥8；CT 分级为 D、E。

有助于重症急性胰腺炎的诊断：①有暴饮、暴食、外伤、手术、肾衰竭等诱导因素；②原有胆道疾患，突然发生持续性上腹部剧痛，并且血象和尿素氮明显升高，血钙低于正常；③凡病情危重、有黄疸和休克的急腹症患者，或原因不明的急腹症患者，都应做血、尿淀粉酶检查；④对诊断不明的可疑病例，除常规进行 B 超检查外，尚须进一步做诊断性腹腔穿刺检查，如发现腹水为血性、无臭味，镜检主要成分为红细胞、正铁血红蛋白升高、多核细胞增多、涂片无细菌，腹水中的淀粉酶升高，则应考虑为重症急性胰腺炎；⑤病情复杂、诊断不能明确的急腹症患者，经内科治疗后病情仍无好转，甚至恶化，则应在 12 ~ 24 小时内行急诊手术，通过剖腹探查明确诊断。

（二）并发症

1. 全身并发症　包括 ARDS、急性肾衰竭、心肌损伤、凝血功能障碍、胰性脑病、肠梗阻、消化道出血等。

2. 局部并发症　如下所述。

（1）急性液体积聚：发生于病程早期，胰腺内或胰周或胰腺远隔间隙液体积聚，并缺乏完整包膜。

（2）胰腺坏死：增强 CT 检查提示无生命力的胰腺组织或胰周脂肪组织。

（3）假性囊肿：有完整非上皮性包膜包裹的液体积聚，内含胰腺分泌物、肉芽组织、纤维组织等。多发生于急性胰腺炎起病 4 周以后。

（4）胰腺脓肿：胰腺内或胰周的脓液积聚，外周为纤维囊壁。

（三）鉴别诊断

1. 急性胆囊炎、胆石症　急性胆囊炎、胆石症与重症急性胰腺炎有相似之处，但两者还是有明显的区别。急性胆囊炎、胆石症的疼痛多位于右上腹，并向右肩部放射，常有反复发作史，多伴有畏寒、发热、寒战及黄疸；而重症急性胰腺炎的疼痛多位于上腹部，疼痛较急性胆囊炎或胆石症更为剧烈，且向左侧腰部放射，疼痛一般不能被镇痛解痉剂所缓解。重症急性胰腺炎的血、尿淀粉酶常升高，而急性胆囊炎、胆石症患者的血、尿淀粉酶多正常，若为胆源性胰腺炎，临床上则更难鉴别，常在手术中方能明确诊断。

2. 消化性溃疡急性穿孔　本病与急性胰腺炎的鉴别诊断比较困难，但典型的胃、十二指肠溃疡穿孔患者多有慢性溃疡病史，穿孔前有长短不一的消化性溃疡发作症状，并且有突然出现的全腹痛，体格检查可发现腹壁呈板状腹，肝浊音界缩小或消失，肠鸣音消失，X 线检查可见膈下游离气体，血、尿淀粉酶正常，腹腔穿刺的抽出液内偶可见有食物残渣。

3. 胆道蛔虫症　突然发病，多见于儿童及青壮年，上腹部剑突下的钻顶样疼痛，疼痛的发作与缓解无规律性。主要临床特点为症状严重，但体征轻微，血、尿淀粉酶正常，若合并有急性胰腺炎，则淀粉酶可升高。

4. 肠系膜血管栓塞　腹痛多位于中腹部，疼痛不如急性胰腺炎严重，但腹胀较急性胰腺炎明显，肠管坏死后腹痛可缓解或消失，有时伴有休克。

5. 急性肠梗阻　常有剧烈的腹痛，并伴有呕吐，淀粉酶可升高，特别是高位绞窄性肠梗阻。肠梗阻患者腹痛的阵发性加剧较重症急性胰腺炎更为明显，腹痛时伴有肠鸣音亢进，呕吐后腹痛即可缓解。腹部检查可见肠型，腹部 X 线检查可见肠腔有多个气液平面。

6. 急性肾绞痛　急性胰腺炎有时需与左肾及左输尿管结石相鉴别，由泌尿系统结石引起的肾绞痛多为阵发性绞痛，向会阴部放射，并合有血尿、尿频、尿急、尿痛等尿路刺激症状。

7. 心肌梗死　由于重症急性胰腺炎常有心血管系统的损害，心电图上也可出现心肌梗死样改变，故与冠状动脉粥样硬化性心脏病、心肌梗死的鉴别十分重要。心肌梗死多有冠心病史，胸前有压迫感和胸闷，心电图常有各种心肌梗死表现，肌酸磷酸激酶升高，多无急腹症表现。

七、救治方法

重症急性胰腺炎的诊治工作应尽可能在重症监护病房（ICU）中进行，并采取积极有效的措施，以阻止病情的进一步恶化，尽力挽救患者的生命。重症急性胰腺炎的治疗包括禁食，胃肠减压，止痛，补充水、电解质，纠正酸碱平衡失调，预防和控制感染，抑制胃液和胰液的分泌，器官功能维护等，必要时手术治疗。

1. 液体复苏　发病早期重症急性胰腺炎患者常存在液体不足。方法：①在血流动力学监测指导下，进行液体复苏，早期达到复苏目标；②中心静脉压（CVP）8～12mmHg；③平均动脉压 >65mmHg；④尿量 >0.5mL/（kg·h）；⑤中心静脉或混合静脉血氧饱和度（SvO_2）>0.70。若 CVP 达 8～12mmHg，SvO_2 <0.70，则根据血红蛋白浓度，输注浓缩红细胞比容到达 0.30 以上。若 SvO_7 仍然低于 0.70，则给予多巴酚丁胺以达到复苏目标；⑥血管活性药物应用的指征：如果出现严重威胁生命的低血压，在积极液体复苏的同时，早期开始应用升压药；或者经过积极的液体复苏，平均动脉压仍然低于60mmHg 时用升压药。升压药首选去甲肾上腺素。

2. 解痉镇痛　重症急性胰腺炎时的腹痛可使胰腺分泌增加，加重壶腹括约肌痉挛，使业已存在的胰管或胆管内压力进一步升高。剧烈的腹痛还可引起或加重休克状态，甚至导致胰-心反射而发生猝死，因此迅速而有效地缓解腹痛有着十分重要的意义。止痛的方法：麻醉剂或患者控制麻醉法（patient controlled anesthesia，PCA）、丁溴东莨菪碱（scopalamine bufybromide，bascopan）、硫酸镁等。

3. 胰酶抑制剂　加贝酯（gabexate，FOY）为目前临床应用比较广泛的一种人工合成胰酶抑制剂，是从大豆中提取的小分子胰酶拮抗剂。对胰蛋白酶、缓激肽、纤维蛋白溶酶、磷脂酶 C、凝血酶、磷脂酶 A_2 均有抑制作用，还有松弛壶腹括约肌、增加肝血流量、降低肺动脉压的作用，临床应用能缓解症状，降低死亡率。

4. 生长抑素　生长抑素已广泛用于重症急性胰腺炎的治疗，它能改善临床症状、减少并发症、降低死亡率，对胰瘘和肠瘘也有较好的疗效。

5. 预防和治疗感染　重症急性胰腺炎发生后感染率迅速上升，病情进一步加重，为此可常规使用有效的抗菌药物。对抗菌药物的选择应注意以下几点：①要能保持抗菌药物在血液、胰液和胰组织中的浓度，该浓度足以抑制引起胰腺感染的致病菌，也可预防和控制胰腺周围、肺、肝等处的感染；②要具有透过血-胰屏障的性能，一般来说，脂溶性高、亲水性小的抗生素比较容易透过血-胰屏障，能在胰液及胰腺组织内达到有效的高浓度，如头孢拉定、头孢噻肟，喹诺酮类的环丙沙星、氧氟沙星以及甲硝唑、泰能等均属此类药物；③抗生素与血清蛋白结合率越低，游离抗生素的浓度越高，胰腺中药物的浓度也就越高；④抗生素的 pH 值越高，其在胰腺组织中有效浓度就越高。

6. 腹腔灌洗　属于非手术疗法，是抢救重症急性胰腺炎患者生命的重要措施，对缓解症状、控制感染和治疗多系统器官衰竭等严重并发症有良好的疗效。在施行灌洗治疗时有几点需要注意：①宜早不宜晚，应在确诊后 48 小时内进行，施行过晚炎性渗出物已在胰周、肠袢之间形成了蜂窝样分隔，影响灌洗效果；②要充分，每次灌洗时患者须平卧，以便灌洗液充分流入腹腔各个部位，特别是胰周、膈下和结肠旁沟，可尽早、尽快地将含酶、含毒素的腹水及胰腺坏死碎屑冲洗干净，这对阻止病变发展、缓解病情十分重要；③根据血生化检测指标增减加入灌洗液中的电解质、抗生素、葡萄糖等，一般不加抗凝剂以免加重出血。

7. 持续血液净化治疗　适应证：①伴急性肾功能衰竭，或尿量 <0.5mL/（kg·h）；②早期伴 2 个或 2 个以上器官功能障碍者；③早期高热（39℃以上），伴心动过速、呼吸急促，经一般处理效果不明显者；④伴严重水、电解质紊乱者；⑤伴胰性脑病者，或毒性症状明显者。

8. 机械通气和氧疗　所有患者入院后，均应在血气检查后进行氧疗。呼吸次数 >35 次/分，并且氧分压 <70mmHg 或二氧化碳分压 >60mmHg 的患者可以考虑机械通气。

9. 中药治疗　早期应用通里攻下中药，如大承气汤等对多系统器官衰竭有一定的预防作用。通里攻下的中药如大黄等有恢复肠蠕动、保护肠黏膜屏障功能，能减少肠源性感染及肠源性内毒素血症的发生；大黄还具有减轻胰腺出血与坏死的程度、抑酶、抑菌、导泻、解除壶腹括约肌痉挛等作用。清热解毒及活血化瘀类中药则具有改善腹腔脏器的供血、减少炎性渗出、促进炎症消散及减少脓肿形成等作用。

10. CT 引导下经皮导管引流术　以往重症急性胰腺炎一旦发生感染，首选的治疗方法是手术治疗，但手术治疗的死亡率高，特别是在脓毒败血症并发多系统器官衰竭的情况下，手术的风险极大。因此，对此类患者行非手术治疗是一种重要的可供选择的方法，CT 引导下经皮导管引流术即为其中之一。患者发病后 24～48 小时内做增强 CT，以明确胰腺的坏死部位与面积；在 CT 引导下经腹腔放置 10～28F 的导管，导管放置后先抽尽腹腔内的液体，然后用生理盐水或甲硝唑冲洗，尽可能把坏死的碎屑和渗出物冲洗干净，以后每 8 小时冲洗 1 次，必要时更换不同型号的引流管。当 24 小时引流量 <10mL，CT 证实坏死腔已消失且无瘘管存在时即可拔管。本法治疗感染性重症急性胰腺炎安全有效，需患者与经治医师的耐心与信心。目前也采用 B 超引导下进行经皮穿刺引流，这种方法可能更为实用。

11. 营养支持　重症急性胰腺炎患者可出现严重的代谢功能障碍，同时处于高代谢状态，蛋白质和热量的需要明显增多。肠内营养能使肠黏膜维持正常细胞结构和细胞间连接以及绒毛高度，使肠黏膜的机械屏障不至受损，肠道固有菌群正常生长，维持了生物屏障作用；同时肠道菌丛正常生长，维持了肠道菌群的恒定，并有助于肠道细胞正常分泌 SIgA。近年来有学者主张行早期肠内营养支持，发现重症急性胰腺炎发病 48～72 小时内行肠内营养是安全、可行的，并能降低脓毒症的发生。因此在重症急性胰腺炎早期要努力恢复肠内功能，贯彻"如果肠内有功能，就应使用肠道"的原则。对于无法早期应用肠内营养的重症急性胰腺炎患者，早期行全胃肠外营养也是必要的。一般来说完全胃肠外营养可为患者提供全面的营养素，达到早期营养支持的目的，在患者的水、电解质紊乱和酸碱平衡失调得到纠正后即可使用。静脉输注脂肪乳剂是安全的，但高脂血症（特别是高三酰甘油血症）者忌用。待患者胃肠蠕动功能恢复、腹胀消失后即可进行完全胃肠内营养。

12. 胰腺假性囊肿的处理　急性胰腺炎后并发胰腺假性囊肿的患者中，有 25%～50% 的囊肿可自行消失。但直径超过 5cm、存在的时间在 6 周以上的假性囊肿可能会发生感染、出血、破裂等并发症，因此应进行减压治疗。可在 B 超、CT 引导下进行穿刺引流，也可使用内镜进行囊肿-胃吻合术或囊肿-十二指肠吻合术，通过在假性囊肿和胃之间插入双面猪尾巴导管进行引流。3～4 周后复查 CT，如囊肿已闭合，即可拔除引流导管。如果 ERCP 中发现造影剂能进入假性囊肿内，说明囊肿与胰管是相通的，此时可通过主胰管把导丝插入囊肿内进行减压治疗，但此法有一定的难度和风险，可造成胰腺的继发感染与坏死等不良后果，须慎重使用。

13. 手术治疗　早期采取以维护器官功能为目的的非手术治疗，无菌性坏死采用非手术治疗，胰腺和（或）胰周坏死并发感染宜行手术治疗。术中有限制地清除坏死组织，术后在胰周和腹膜后用双套管持续冲洗引流，尽量去除腹膜后坏死组织和渗出物。

八、最新进展

1. 糖皮质激素　重症急性胰腺炎的发生与多种炎性介质有关，而核因子 – κB（NF – κB）在调控炎性介质基因表达方面起着重要作用。NF – κB 的活化可能是重症急性胰腺炎重要的细胞内早期事件，糖皮质激素（地塞米松）抑制 NF – κB 活化，增加抑制蛋白 IκB 表达，继而可抑制炎症细胞因子的转录、合成，限制炎症反应。临床上大剂量激素作为非特异性治疗方法，在减轻全身炎性反应方面起到良好的效果。

2. 高渗盐水　7.5% 高渗盐水（HS）能提高机体血容量，改善微循环，增强心脏功能，改善血流动力学，减轻血管内皮细胞肿胀及肺泡内皮细胞肿胀，减少组织器官瘀血和水肿，减轻全身炎症反应。

3. 细胞因子和血管活化因子拮抗剂——昔帕泛　可有效减轻症状，减少器官衰竭的发生，降低死亡率。

4. 乌司他丁　对胰蛋白酶、α_2 – 糜蛋白酶、透明质酸酶等有抑制作用；能抑制炎性介质、溶酶体酶的释放，具有稳定溶酶体膜、清除氧自由基等作用，对轻型和重型胰腺炎均有较好的疗效，不良反应少。

5. 钙通道阻断剂　维拉帕米、心痛定等具有扩张血管、改善胰腺血供、防止胰腺腺泡细胞钙超载而起保护作用。可阻止胰腺炎由轻型向重型的发展，限制胰腺坏死，改善急性胰腺炎的预后。

（张秀春）

第八章

神经系统急症

第一节　短暂性脑缺血发作

短暂性脑缺血发作（transient ischemic attack，TIA）指急性发作的短暂性、局灶性的神经功能障碍或缺损，病因是供应该处脑组织（或视网膜）的血流暂时中断所致。TIA 预示患者处于发生脑梗死、心肌梗死等其他致死性血管性疾病的高度危险中。TIA 症状持续时间越长，24h 内完全恢复的概率就越低，脑梗死的发生率随之升高。大于 1~2h 的 TIA 比多次为时短暂的发作更为有害。所以 TIA 的早期诊断以及尽早、及时的治疗是很重要的。TIA 是脑血管疾病中最有治疗价值的病种。随着医学的进步，对于 TIA 的认识得到了很大提高。

一、历史背景

1951 年美国神经病学家 Fisher 首次提出命名，1958 年提出"TIA 可能持续几分钟到几小时，最常见是几秒钟到 5 或 10min"；同年美国国立卫生研究所委员会（NIH）定义 TIA 为一种脑缺血发作，局限性神经功能障碍持续时间 <1h；1964 年 Acheson 和 Hutchinson 提出 1h 作为 TIA 和脑卒中的时间界限；1975 年 NIH 委员会将持续时间确定为 <24h。目前随着对 TIA 认识的深入，为强调 TIA 的严重性和紧迫状态，有人建议改用"小中风""暂时性脑卒中""暂时性脑发作"和"先兆性脑卒中"命名 TIA。最近更提出先兆脑梗死（threatening infarct of the brain，TIB）、迫近中风综合征（impending stroke syndrome）、紧急中风前综合征（emergency prestroke syndrome）等喻义准确和预示病情严重、紧急的名称。2002 年 Albers 提出"TIA 是由局部脑或视网膜缺血所引起的短暂的神经功能缺失发作，典型的临床症状持续不到 1h，且没有急性梗死的证据。相反，持续存在的临床症状或影像上有肯定的异常梗死就是卒中"。

二、定义

TIA 是由颅内血管病变引起的一过性或短暂性、局灶性脑或视网膜功能障碍；临床症状一般持续 10~15min，多在 1h 内，不超过 24h；不遗留神经功能缺损症状和体征；结构性（CT、MRI）检查无责任病灶。需要强调 TIA 指局部脑缺血，与全脑缺血所致的晕厥在病理生理上是完全不同的，症状学上也有一定的区别。

对于 24h 这个时间限定，目前越来越受到质疑。动物实验发现脑组织缺血 3h，局部的缺血损伤不可逆，出现选择性神经元坏死；大脑中动脉阻断缺血 30min，DWI 发现有异常，但病变是可逆的，2.5h 后即不可逆。临床研究证实 70% TIA 在 10min 内消失，绝大多数 TIA <1h，典型的症状持续数秒到 10~15min。TIA >1~3h 神经功能缺损恢复的概率非常低。近年研究发现前循环 TIA 平均发作 14min，后循环平均 8min。影像学研究表明超过 1h 的 TIA 发作多发现有新的实质性脑病损，同样说明有脑梗死病理改变的 TIA 患者临床上可表现为暂时性的体征。所以有人提出若遇发作超过 1h 的患者，应按急性脑梗死处理。因此，有人提出急性缺血性脑血管综合征（Acute Ischemic Cerebrovascular Syndrome）的概念来描述基于脑缺血这个病理生理基础上的一组临床症状。

三、病因

1. 动脉粥样硬化　老年人 TIA 的病因主要是动脉粥样硬化。

2. 动脉－动脉栓子　常由大动脉的溃疡型粥样硬化释放出的栓子阻塞远端动脉所致。

3. 心源性栓子　最多见的原因为：①心房纤颤。②瓣膜疾病。③左心室血栓形成。

4. 病因　如下所述。

（1）血液成分的异常（如真性红细胞增多症、血小板减少症、抗心磷脂抗体综合征等）。

（2）血管炎或者 Moyamoya 病是青少年和儿童 TIA 的常见病因。

（3）夹层动脉瘤。

（4）血流动力学的改变：如任何原因的低血压、心律失常、锁骨下盗血综合征和药物的不良反应。

四、发病机制

不同年龄组，发病机制有所不同。

（1）源于心脏、颈内动脉系统和颅内某些狭窄动脉的微栓塞和血栓形成学说：以颈内动脉系统颅外段的动脉粥样硬化性病变最常见，也是导致脑血流量减少的主要原因之一。微栓子的产生与颈动脉颅外段管腔狭窄的程度无关，而决定于斑块易脱落的程度。多发斑块为主要的影响因素；微栓子物质常为血凝块和动脉粥样硬化斑块。老年人 TIA 要多考虑动脉硬化。

（2）低灌注学说：必须有动脉硬化的基础或有血管相当程度的狭窄前提下发生；血管无法进行自动调节来保持脑血流恒定；或者低灌注时狭窄的血管更缺血而产生 TIA 的临床表现。

一般而言，颈内动脉系统多见微栓塞，椎基底动脉系统多见低灌注。

五、临床表现

大部分患者就诊往往在发病间歇期，没有任何阳性体征，诊断通常是依靠病史的回顾。TIA 的症状是多种多样的，取决于受累血管的分布。

（一）视网膜 TIA（retinal transient ischemic attack，RTIA）

RTIA 也称为发作性黑矇或短暂性单眼盲。短暂的单眼失明是颈内动脉分支眼动脉缺血的特征性症状，但是少见。患者主诉为短暂性视物模糊、眼前灰暗感或眼前云雾状。RTIA 的发作时间极短暂，一般 <15min，大部分为 1～5min，罕有超过 30min 的。阳性视觉现象如闪光、闪烁发光或城堡样闪光暗点一般为先兆性偏头痛的症状，但颈动脉狭窄超过 75% 的 RTIA 患者也可见此类阳性现象。短暂单眼失明发作时无其他神经功能缺损。患者就医前 RTIA 发作的次数和时间变化很大，从几天到 1 年，从几次到 100 次不等。RTIA 的预后较好，发作后出现偏瘫性脑卒中和网膜性脑卒中的危险性每年为 2%～4%，较偏瘫性 TIA 的危险率低（12%～13%）；当存在有轻度颈动脉狭窄时危险率为 2.3%；而存有严重颈动脉狭窄时前两年的危险率可高达 16.6%。

（二）颈动脉系统 TIA

亦称为短暂偏瘫发作（transient hemispheric attacks，THAs），最常见的症状群为偏侧肢体发作性瘫痪和感觉异常或单肢的发作性瘫痪，以面部和上肢受累严重；其次为对侧纯运动偏瘫、偏身纯感觉障碍，肢体远端受累较重，有时可是唯一表现。主侧颈动脉缺血可表现为失语，伴或不伴对侧偏瘫。偏盲也常发生于颈动脉缺血；认知功能障碍和行为障碍有时也可是其表现。THAs 的罕见形式是肢体摇摆（shaking），表现为反复发作的对侧上肢或腿的不自主和不规律的摇摆、颤抖、战栗、抽搐、拍打、摆动。这型 TIA 和癫痫发作难以鉴别。某些脑症状如"异己手综合征"，岛叶缺血的面部情感表情的丧失，顶叶的假性手足徐动症等，患者难以叙述，一般医生认识不足，多被忽略。

（三）椎－基底动脉系统 TIA（vertebral basel transient ischemic attacks，VBTIAs）

孤立的眩晕、头晕和恶心多不是 TIA 所造成，VBTIAs 可造成发作性眩晕，但同时或其他时间多伴有其他椎基底动脉的症状和体征发作：包括前庭小脑症状，眼运动异常（如复视），单侧或双侧或交叉的运动和感觉症状、共济失调等。大脑后动脉缺血可表现为皮质性盲和视野缺损。另外，还可以出现猝倒症，常在迅速转头时突然出现双下肢无力而倒地，意识清楚，常在极短时间内自行起立，此发作可能是双侧脑干内网状结构缺血导致机体肌张力突然降低而发生。

六、影像学与 TIA

1. 头颅 MRI　TIA 发作后的 DWMRI 可以提示与临床症状相符脑区的高信号；症状持续时间越长，阳性率越高。

2. 经颅多普勒超声（TCD）　可以评价脑血管功能；可以发现颅外脑血管的狭窄或斑块。同时还可以根据血流检测过程中的异常信号血流，检测和监测有否栓子脱落及栓子的数量。对于颅内脑血管，多普勒超声检查仅仅可以间接反映颅内大血管的流速和流量，无法了解血管的狭窄，必须结合 MRA 或脑血管造影检查。

3. SPECT　TIA 发作间期由于神经元处于慢性低灌注状态，部分神经元的功能尚未完全恢复正常，SPECT 检查可以显示相应大脑区域放射性稀疏和/或缺损。

4. 脑血管造影　MRA 和 CTA 可以发现颅内或颅外血管的狭窄。选择性动脉血管造影是评估颅内外血管病最准确的方法，可以鉴别颅内血管炎、颈或椎动脉内膜分层等疾病。

七、诊断和鉴别诊断

TIA 发作的特征为：①好发于 60 岁以上的老年人，男性多于女性。②突然发病，发作持续时间 < 1h。③多有反复发作的病史。④神经功能缺损不呈进展性和扩展性（march of symptoms）。见表 8 - 1。

表 8 - 1　TIAs 的特征

持续时间（数分钟到数小时）
发作性（突然/逐渐进展/顿挫）
局灶性症状（正性症状/负性症状）
全脑症状（意识障碍）
单一症状，多发症状
刻板的，多变的
血管支配区域
伴随症状

若身体不同部分按顺序先后受累时，应考虑为偏头痛和癫痫发作。

鉴别诊断："类 TIA"的病因：①颅内出血：小的脑实质血肿或硬膜下血肿。②蛛网膜下隙出血（SAH）：预兆性发作，可能是由于小的，所谓"前哨"警兆渗漏（sentinel warning leaks）所致，如动脉瘤扩展，压迫附近的神经、脑组织或动脉内栓子脱离至动脉。③代谢异常：特别是高血糖和低血糖，药物效应。④脑微出血。⑤先兆性偏头痛。⑥部分性癫痫发作并发 Todd's 瘫痪。⑦躯体病样精神障碍。⑧其他：前庭病变、晕厥、周围神经病或神经根病变、眼球病变、周围血管病、动脉炎、中枢神经系统肿瘤等。

八、治疗

TIA 是卒中的高危因素，需对其积极进行治疗，整个治疗应尽可能个体化。治疗的目的是推迟或预防梗死（包括脑梗死和心肌梗死）的发生，治疗脑缺血和保护缺血后的细胞功能。

主要治疗措施：①控制危险因素。②药物治疗：抗血小板聚集、抗凝、降纤。③外科治疗，同时改善脑血流和保护脑细胞。

（一）危险因素的处理

寻找病因和相关的危险因子，同时进行积极治疗。其危险因素与脑卒中相同。

AHA 提出的 TIA 后危险因素干预方案：

并发糖尿病，血压 <130/85mmHg；LDL <100mg/dl；FBG <126；戒烟和酒；控制高血压；治疗心脏病；适量体育运动，每周至少 3 ~ 4 次，每次 30 ~ 60min。鉴于流行病和实验研究资料关于绝经后雌激素对于血管性疾病影响的矛盾性，AHA 不建议有 TIA 发作的绝经期妇女终止雌激素替代治疗。

（二）药物治疗

抗血小板聚集药物治疗：已证实对有卒中危险因素的患者行抗血小板治疗能有效预防脑卒中。对 TIA 尤其是反复发生 TIA 的患者应首先考虑选用抗血小板药物。

《中国脑血管病防治指南》建议：

（1）大多数 TIA 患者首选阿司匹林治疗，推荐剂量为 50 ~ 150mg/d。

（2）有条件时，也可选用阿司匹林 25mg 和潘生丁缓释剂 200mg 的复合制剂，每日 2 次，或氯吡格雷 75mg/d。

（3）如使用噻氯匹定，在治疗过程中应注意检测血常规。

（4）频繁发作 TIA 时，可选用静脉滴注抗血小板聚集药物。

AHA Stroke Council's Ad Hoc Committee 推荐：

（1）阿司匹林是一线药物，推荐剂量 50 ~ 325mg/d。

（2）氯吡格雷、阿司匹林 25mg 和潘生丁缓释剂 200mg 的复合制剂以及噻氯匹定也是可接受的一线治疗。

与 Ticlid（噻氯匹定）相比，更推荐 Plavix（氯吡格雷），因为不良反应少，Aggrenox（小剂量阿司匹林 + 潘生丁缓释剂）比 Plavix 效果更好，两者不良反应发生率相似。

（3）重申心房颤动患者 TIA 后抗凝预防心源性栓塞的重要性和有效性，建议 INR 在 2.5。

（4）非心源性栓塞卒中的预防，抗凝和抗血小板之间无法肯定。

最近发表的 WARSS 结果表明，华法林（INR 1.4 ~ 2.8）与阿司匹林（325mg/d）预防卒中再发和降低死亡上效果无统计学差异，但是因为不良反应轻、方便、经济，所以 Aspirin 在以后的治疗指南中似乎有更好的趋势。

（三）抗凝治疗

目前尚无有力的临床试验证据来支持抗凝治疗作为 TIA 的常规治疗。但临床上对心房颤动、频繁发作 TIA 或椎 - 基底动脉 TIA 患者可考虑选用抗凝治疗。

《中国脑血管病防治指南》建议：

（1）抗凝治疗不作为常规治疗。

（2）对于伴发心房颤动和冠心病的 TIA 患者，推荐使用抗凝治疗（感染性心内膜炎除外）。

（3）TIA 患者经抗血小板治疗，症状仍频繁发作，可考虑选用抗凝治疗。

（4）降纤治疗。

《中国脑血管病防治指南》建议 TIA 患者有时存在血液成分的改变，如纤维蛋白原含量明显增高，或频繁发作患者可考虑选用巴曲酶或降纤酶治疗。

（四）TIA（特别是频发 TIA）后立即发生的急性中风的处理

溶栓是首选（NIH 标准）：

（1）适用范围：①发病 <1h。②脑 CT 示无出血或清晰的梗死。③实验室检查示血球容积、血小板、PT/APTT 均正常。

（2）操作：①静脉给予 tPA 0.9mg/kg，10% 于 1min 内给予，其余量于 60min 内给予；同时应用神经保护剂，以减少血管再通 - 再灌注损伤造成近一步的脑损伤。②每小时神经系统检查 1 次，共 6 次，以后每 2h 检查 1 次，共 12 次（24h）。③第二天复查 CT 和血液检查。

（3）注意事项：区别 TIA 发作和早期急性梗死的时间界线是 1 ~ 2h。

（五）外科治疗

1. 颈动脉内膜剥脱术（carotid endarterectomy，CEA）　1951 年美国的 Spence 率先开展了颈动脉内膜切除术。1991 年北美有症状颈动脉内膜切除实验协作组（NASCET）和欧洲颈动脉外科实验协作组（ECST）等多中心大规模地随机试验结果公布以后，使得动脉内膜切除术对颈动脉粥样硬化性狭窄的治疗作用得到了肯定。

（1）适应证：①规范内科治疗无效。②反复发作（在 4 个月内）TIA。③颈动脉狭窄程度 >70% 者。④双侧颈动脉狭窄者。⑤有症状的一侧先手术。⑥症状严重的一侧伴发明显血流动力学改变先手术。

（2）禁忌证：① <50% 症状性狭窄。② <60% 无症状性狭窄。③不稳定的内科和神经科状态（不稳定的心绞痛、新近的心肌梗死、未控制的充血性心力衰竭、高血压或糖尿病）。④最近大的脑梗死、出血性梗死、进行性脑卒中。⑤意识障碍。⑥外科不能达到的狭窄。

（3）CEA 的危险或并发症：CEA 的并发症降低至 ≤3%，才能保证 CEA 优于内科治疗。

CEA 的并发症包括围手术期和术后两部分并发症。围手术期并发症有脑卒中、心肌梗死和死亡；术后并发症有颅神经损伤、伤口血肿、高血压、低血压、高灌注综合征（hyperperfusion syndrome）、脑出血、癫痫发作和再狭窄。①颅神经损伤：舌下神经、迷走神经、面神经、副神经。②颈动脉内膜剥脱术后高灌注综合征（post end arterectomy hyperperfusion syndrome）：在高度狭窄和长期低灌注的患者，狭窄远端的低灌注区的脑血管自我调节功能严重受损或麻痹，此处的小血管处于极度扩张状态，以保证适当的血流供应。当正常灌注压或高灌注压再建后，由于血管自我调节的麻痹，自我血管收缩以保护毛血管床的功能丧失，可造成脑水肿和出血。脑血流的突然增加最常见的临床表现是严重的单侧头痛，特征是直立位时头痛改善。这些头痛患者的脑血流从术前的平均（43±16）mL/100g·min 到术后的（83±39）mL/100g·min。③脑实质内出血：是继发于高灌注的最坏的情况，术后 2 周发生率为 0.6%。出血量大，后果严重，死亡率高（60%）和预后不良（25%）。④癫痫发作：发生率为 3%，高灌注综合征造成的脑水肿是重要的原因，或为高血压脑病造成。

根据 NASCFT 结果，ICA 狭窄 ≥70% 手术可以长久获益；ICA 狭窄 50%~69% 有症状的患者可从手术获益，但是益处较少。NASCET 和其他研究还发现男性患者、脑卒中过的患者，症状为半球的患者分别与女性患者、TIA 患者和视网膜缺血的患者相比，手术获益大，内科治疗脑卒中的危险大；同时提出糖尿病患者、血压偏高的患者、对侧血管有闭塞或者影像学已有明确病灶的患者手术期间发生脑卒中的危险大。因此 AHA Stroke Council's Ad Hoc Committee 推荐如果考虑给存在 ICA 中度狭窄并发生过 TIA 或卒中的患者手术，需要认真评估患者的所有危险因子，比较一般内科治疗 2~3 年和手术后 2~3 年的脑卒中危险性。

2. 血管介入治疗　相对于外科手术治疗而言，血管介入在缺血性脑血管病的应用历史较短。自 1974 年问世以来，经皮血管成形术（percutaneous transluminal angioplasty，PTA）成为一种比较成熟的血管再通技术被广泛应用于冠状动脉、肾动脉及髂动脉等全身血管狭窄性病变。PTA 成功运用于颈动脉狭窄的最早报道见于 1980 年。1986 年作为 PTA 技术的进一步发展的经皮血管内支架成形术（percutaneous transluminal angioplasty and stenting，PTAS）正式运用于临床，脑血管病的血管介入治疗开始了迅速的发展。

颅内段颈内动脉及分支的狭窄，手术困难，药物疗效差，介入治疗可能是较好的选择。但是由于颅内血管细小迂曲，分支较多，且血管壁的弹力层和肌层较薄，周围又缺乏软组织，故而手术操作困难，风险大，相关报道少。

大多数学者认为颅外段颈动脉狭窄患者符合下列条件可考虑实施 PTA 或 PTAS：①狭窄 ≥70%。②病变表面光滑，无溃疡、血栓或明显钙化。③狭窄较局限并成环行。④无肿瘤、瘢痕等血管外狭窄因素。⑤无严重动脉迂曲。⑥手术难以抵达部位（如颈总动脉近端、颈内动脉颅内段）的狭窄。⑦非动脉粥样硬化性狭窄（如动脉肌纤维发育不良、动脉炎或放射性损伤）。⑧复发性颈动脉狭窄。⑨年迈体弱，不能承受或拒绝手术。

禁忌证：①病变严重钙化或有血栓形成。②颈动脉迂曲。③狭窄严重，进入导丝或球囊困难，或进入过程中脑电图监测改变明显。④狭窄<70%。

椎动脉系统 TIA，应慎重选择适应证。

其他还有颈外-颈内动脉搭桥治疗初步研究患者可以获益，但仍需更多的随机临床研究证实，同时评价其远期疗效。

九、预防及预后

TIA 后第一个月内发生脑梗死者 4%～8%；3 月内为 10%～20%；50% 的脑梗死发生于 TIA 后 24～48h。1 年内为 12%～13%，较一般人群高 13～16 倍，5 年内增至 24%～29%。故应予积极处理，以减少发生脑梗死的概率。频发性 TIA 更需要急诊处理。积极寻找病因，控制相关危险因素。使用抗血小板聚集药物治疗，必要时抗凝治疗。见表 8-2。

表 8-2　TIA 预后

高危险因素	低危险因素
CA 狭窄>70%～99%	CA 狭窄<50%
同侧有溃疡样斑块	同侧无溃疡样斑块
高危心源性栓子	无或低心源性栓子来源
半球 TIA	TMB，非半球 TIA
年龄>65 岁	年龄<65 岁
男性	女性
上一次 TIA 发作时间<24h	上一次 TIA 发作时间>6 个月
其他的危险因子	少或无危险因子
CA：颈内动脉；TMB：短暂的单眼失明	

（郝信磊）

第二节　脑出血

一、基本概念

脑出血（intracerebral hemorrhage，ICH）为脑实质内动脉或静脉及毛细血管破裂而造成的自发性脑实质内出血，是一种常见和多发的脑血管疾病。高血压是脑出血最常见的诱因。脑出血具有很高的死亡率和致残率。在世界范围内，脑出血的发生占所有卒中的 20%，其中原发性脑出血的发生率为（10～40）/100 万，男性发病率高；发病 30d 的死亡率为 32%～50%，其中在存活 3 个月的患者中，有独立生活能力的仅占 28%～35%。在我国，脑出血的死亡数与西方国家所报道的数据一致，2006 年脑出血的死亡人数在所有卒中死亡人数中占 41%，比日本高 1 倍。

二、常见病因

主要原因有高血压、淀粉样血管病、动静脉畸形、动脉瘤、海绵状血管瘤、静脉血管瘤、静脉窦血栓、颅内肿瘤、凝血障碍疾病、血管炎等。在西方国家，主要的病因之一是淀粉样变血管病，在 70 岁以上出现的脑出血患者中占 20%；在中国，主要的病因是高血压，但淀粉样血管病所占的比例也呈上升趋势。其他的危险因素，如长期大量的酒精消耗，血清中胆固醇水平偏低（<4.16mmol/L）、使用他汀类药物与脑淀粉样血管病出现的微出血等也可能增加脑出血风险。

三、发病机制

脑内基底节的壳核及内囊是高血压脑出血的最高发部位，约占到 70%，脑叶、脑干、小脑齿状核区各占 10%。尸解发现：深穿支动脉有粟粒状动脉瘤，发生频率依次为大脑中动脉深穿支豆纹动脉、基底动脉脑桥支、大脑后动脉丘脑支、供应小脑齿状核及深部白质的小脑上动脉分支等。病理检验可见出血侧半球肿胀、充血，血液可流入蛛网膜下隙或破入脑室系统；出血灶呈大而不规则空腔，中心充满血液或紫色葡萄浆状血块，周围是坏死脑组织，血肿周围的脑组织受压，水肿明显；血肿较大时可致颅内高压，使脑组织和脑室移位、变形，严重者形成脑疝。脑疝是各类脑出血最常见的直接致死原因。急性期过后血块溶解，吞噬细胞清除含铁血黄素和坏死的脑组织，胶质细胞增生，出血灶形成胶质瘢痕，进而形成中风囊。

四、临床特征

脑出血多发生在高血压控制不好，或未经系统治疗的高血压病，发病时血压明显升高，临床症状取决于出血部位和出血量。意识障碍的程度是判断病情轻重的主要指标。通常自发性脑出血常在 30 分钟内停止，20%~40% 为活动性出血或早期再出血，24 小时内血肿仍继续扩大。其中高血压脑出血的常见特征是颈硬、抽搐、舒张压高于 110mmHg、呕吐、头痛。

1. 基底节区出血　最多见，达 60%~70%，其中壳核最多，占脑出血的 60%，丘脑占 10%，尾状核较少，共同特点：出血较多时均可侵及内囊。轻症：头痛、呕吐、轻度意识障碍、三偏征（病灶对侧偏瘫、偏身感觉缺失和偏盲）。优势半球可有失语。轻症一般出血量 30mL 以内。重症：出血量 30~160mL，突然发病、意识障碍、双眼凝视、两侧瞳孔不等大、偏瘫、病理征阳性。血液破入脑室或损伤丘脑下部、脑干可出现去脑强直、高热，最后死于枕骨大孔疝。

2. 脑叶出血　占脑出血的 10%，即皮层下白质出血，出血部位以顶叶最多见，其次为颞、枕、额叶。因出血部位不同而临床症状不一样。

3. 桥脑出血　占脑出血的 10%，多由高血压致基底动脉旁中央支破裂引起，可立即昏迷、四肢瘫、针尖大瞳孔、中枢性高热，多于数小时内死亡。小的基底动脉出血可引起闭锁综合征。小量出血表现为交叉性瘫或共济失调性轻偏瘫。

4. 小脑出血　占脑出血的 10%，多发于一侧半球，突然出现站立不能、眩晕、呕吐、共济失调，压迫脑干可致昏迷、死亡。

5. 脑室出血　占脑出血的 3%~5%，多为继发性，即脑实质出血破入脑室，临床表现酷似蛛网膜下隙出血。

五、辅助检查

1. CT　怀疑脑出血时首选头颅 CT 检查，可确定血肿大小、部位、形态及是否破入脑室，血肿周围有无水肿带及占位效应，脑组织是否有移位等，有助于确诊及选择治疗方案。CT 动态观察可发现进展型脑出血。发病后 CT 即可显示新鲜血肿，为圆形或卵圆形均匀高密度区，边界清楚。左侧基底节出血延伸脑室见图 8-1A，丘脑出血见图 8-1B。

2. CT 灌注成像（CTP）　在同步观察血肿的大小、部位、周围水肿情况和脑组织的血流动力学变化方面，CTP 有明显的优势，是临床上一种实用的血流动力学检查方法。可应用非去卷积模型斜率法来计算血肿中心、血肿周围水肿带、水肿带外（距离水肿边缘 1cm）以及远隔皮质区不同感兴趣区的脑血流量（CBF）、相对脑血容量（rCBV）、达峰值时间（PT）及各感兴趣区时间密度曲线（TDC）。所得的脑血流量可作为血肿周围组织的脑灌注损伤程度的一个评价标准。

3. CTA　作为无创、快捷、操作简单、价格低廉的一种影像学诊断技术，CTA 运用在脑出血血肿扩大的病因诊断上有很大作用，在临床颅内动脉瘤的诊断上可大部分取代 DSA 造影检查。

4. MRI　对高血压急性脑出血病灶 CT 检查敏感，一般无须 MRI 检查；对脑干出血诊断 MRI 优于 CT，但急性期对幕上及小脑出血的诊断价值不如 CT。其他疾病合并脑出血时，可选择头颅 MRI 检查进一步明确诊断。

超急性期（<24 小时）：表现为长 T_1、长 T_2 信号，与脑梗死、水肿不易鉴别。

急性期（24～48 小时）：为等 T_1、短 T_2。

亚急性期（3 天～2 周）：为短 T_1、长 T_2 信号。

慢性期（>3 周）：长 T_1、长 T_2 信号。

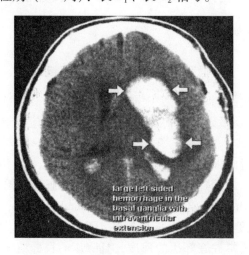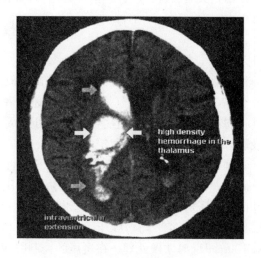

图 8 - 1A 左侧基底节出血延伸脑室　　　　　图 8 - 1B 丘脑出血

5. DSA 怀疑血管畸形、血管炎可选做。由于该技术为有创、价格相对贵、技术要求高，在临床上应用有一定的要求。

6. MRA 无创性、时间短、不受明显干扰，能清晰显示血肿的形态，是目前显示颅内动脉瘤的首选技术。对于常规 MRI 检测不到的脑微出血（CMBs），磁共振多回波采集重度 T_2WI 三维梯度回波序列（ESWAN）是检测脑微出血的一项高度敏感的技术，脑实质内几毫米大小的含铁血黄素的沉积均可以检测到，表现为信号均匀一致、类圆形、边界清晰、直径 <5mm 的低信号区，周围无水肿。ESWAN 上脑微出血见图 8 - 2。

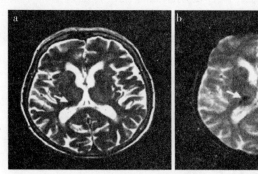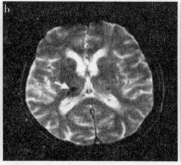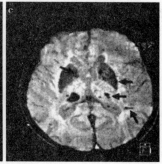

图 8 - 2 ESWAN 上脑微出血

7. 腰椎穿刺术 对于颅高压、血性脑脊液、脑出血急性期，腰椎穿刺有诱发脑疝的危险。怀疑有小脑出血的禁行腰椎穿刺。

六、诊断思路

1. 诊断标准 中老年人、有高血压者在活动或情绪激动时突然发病，迅速出现头痛、呕吐及意识障碍者，应首先考虑脑出血的可能，脑 CT 可立刻确诊。

2. 鉴别诊断 如下所述。

（1）脑梗死：多在安静时发病，神经缺失症状逐渐加重，CT 早期（12～24 小时）常无阳性病灶发现。

（2）蛛网膜下隙出血：突然出现剧烈头痛及呕吐，一过性意识障碍，明显的脑膜刺激征，腰穿为血性脑脊液。头颅 CT 可见脑沟、脑回高密度影。

（3）与引起昏迷的一些疾病鉴别：与糖尿病高渗性昏迷、CO 中毒昏迷、低血糖昏迷、肝性脑病、尿毒症等依据相关病史及检查，可鉴别清楚。外伤性颅内出血多有外伤史，脑 CT 可发现血肿。

七、救治方法

1. 内科治疗　如下所述。

（1）卧床休息：卧床休息 2~4 周，保持良好心态，避免情绪激动。

（2）保持气道通畅：保持气道通畅是昏迷患者急救的第一步。头歪向一侧，随时吸出口腔内的分泌物和呕吐物，必要时行气管内插管或气管切开。有意识障碍、缺氧或血氧饱和度下降者应给予鼻导管或面罩吸氧。

（3）高血压的处理：脑出血时常伴颅高压，此时高血压是维持有效脑灌流所必需的，故不应过分降血压，而应着重脱水降颅压，颅内压下降，血压会随之下降。2010 年 AHA/ASA 的脑出血治疗指南中，推荐根据血压值采取不同的策略，如收缩压：>200mmHg 或平均动脉压 >150mmHg，应积极降压；如收缩压 >180mmHg 或平均动脉压 >130mmHg，应适度降压。将血压控制在 160/90mmHg，一般血压超过 200/120mmHg 时才做处理。在血压的控制方面，要掌握好降压的速度，且降压的目标值需要个体化；需要综合考虑患者的年龄、发病前的血压水平、脑出血的病因以及患者的血管条件等因素。

（4）脱水降颅压：脑出血后脑水肿在 48 小时内达到高峰，维持 3~5 天后逐渐消退，可持续 2~3 周或更长。脑水肿可使颅内压增高，导致脑疝，增加死亡率，故积极控制脑水肿是治疗脑出血急性期的关键。常用 20% 甘露醇、人血白蛋白、呋塞米、甘油果糖等。

（5）止血治疗：对于大多数的脑出血患者来说，目前并没有特效的止血治疗。临床上常用的止血剂，如氨基己酸和氨甲环酸均是氨基酸衍生物，具有抗纤溶的作用，但并不能改善脑出血患者的预后。

（6）预防消化道出血：多为脑干或丘脑下部受累导致的应激性溃疡出血，常用 H_2 受体阻滞剂或质子泵抑制剂。

（7）抗感染：肺部感染和尿路感染常见，应注意排痰，定期尿路冲洗，合理选用抗生素治疗。注意翻身，预防褥疮。

（8）维持水、电解质及酸碱平衡：每日入液量按"尿量 +500mL"计算，如有高热、多汗、腹泻或呕吐，可适当增加入液量。注意维持中心静脉压在 5~12mmHg。有意识障碍者应尽早留置胃管，基本热量应从肠内供给为主。注意保证大便通畅，此可起到减轻颅内压的作用。

（9）中枢性高热的处理：用冰毯、冰帽等物理降温为主。

2. 外科手术治疗　如下所述。

（1）目的：清除血肿，降低颅内压，消除危及头部的恶性循环，减轻出血后脑损害。

（2）手术指征：①壳核出血 >30mL，丘脑出血 >15mL，可适时选择微创穿刺血肿清除术或小骨窗开颅血肿清除术；②小脑半球出血 >10mL，蚓部出血 >6mL，出现脑干受压征象时应立刻手术治疗；③意识障碍逐渐加重，尚未形成脑疝者；④脑叶出血占位效应明显，疑有形成脑疝可能的；⑤脑室出血致脑积水者。

（3）常用手术方法：①开颅血肿清除术；②锥孔颅内血肿清除术；③立体定向血肿引流术；④脑室引流术。

八、最新进展

2006 年提出了 Lund 概念的原理以及临床治疗相关的正式指南，主要是以生理学为导向的一种治疗方法，其中包括处理脑容量和调控脑灌注的血流动力学原理等，是集中针对脑水肿及颅内压的处理，同时针对改善大脑灌注以及氧合情况的，是瑞典 Lund 大学医院于1990—1991 年开始提出运用于治疗重型颅脑损伤。脑出血的发生演变一般分为：出血、血肿扩大及血肿周围水肿形成 3 个阶段，其中血肿扩大和血肿周围水肿对预后和疾病演变有着重要的影响。因此，脑水肿的处理，对于预防血肿扩大，稳定血肿，防止再出血有着积极的作用。

Lund 治疗主要是基于脑容量和脑灌注调节的生理学和病理生理学的血流动力原则，并以颅内压（ICP）治疗和保持脑灌注为特点的一种理论方法。相比于传统的指南，Lund 概念在液体治疗的处理、最佳的血红蛋白浓度、肺保护、体温控制、脑脊液（CSF）引流和减压开颅手术的风险和收益等方面，均有更为严谨的推荐意见。针对 Lund 治疗方法的研究显示：无论用于成年人还是在儿童，都产生了较乐观的疗效和前景。Lund 治疗方法，在已发表的首个运用 Lund 方法治疗严重颅脑损伤的研究结果显示：与常用的传统治疗相比，接受 Lund 方法的患者死亡率为前者的一半。

（一）治疗颅内压

人们认为高的脑灌注压（CPP）将血液挤入肿胀脑组织，从而改善受伤的脑组织氧合，并通过血管收缩反馈调节而降低颅内血容量。在受损脑组织中，氧合改善只是短暂的，高灌注压会引起毛细血管滤过、加剧水肿，毛细血管对小分子溶质的通透性被动增加，受损后脑组织自动调节能力也变得十分微弱。

Lund 治疗方法中，可接受比最初推荐的 70mmHg 甚至更低的 CPP，从而避免使用血管升压药物，使不良反应明显减轻。Lund 概念甚至主张使用 β_1 阻滞剂、α_2 激动剂和血管紧张素受体拮抗剂这一类药物，进行抗高血压治疗，以阻止水肿的发展。在 Lund 概念提出的液体疗法中，尽管使用了降血压的药物，CPP 仍将会保持在可接受的水平。而且根据 Starling 液体平衡方程，纠正下降的血浆胶体渗透压将抵消脑组织渗出，这也表示可以接受更高的 CPP 而不会引起毛细血管渗出。在最初的 Lund 概念里，当 ICP 明显升高时，双氢麦角胺被用于减少颅内静脉血容量。开颅减压术已经成为阻止 ICP 失控性增加的一种更有效的选择，而双氢麦角胺作为血管收缩剂，对人体各个组织的血液循环有一定影响，Lund 治疗中不再推荐使用这种药物。

（二）改善灌注

灌注压和血管阻力决定组织灌注，相对较低的 CPP 可以通过适当的液体疗法来保证脑灌注和脑组织氧合，这已经在 Lund 治疗的脑外伤患者的微量渗析研究中得以证实：尽管使用了降血压药物使动脉血压下降，但通过对半暗带区间质乳酸/丙酮酸的比值、甘油、葡萄糖和谷氨酸盐的测量，发现其氧合得以改善，血流量有所增加，组织降解减少。Lund 治疗方法避免了使用去甲肾上腺素所引起的血管收缩、血浆渗漏，避免出现低血红蛋白浓度。同时认为"与高 CPP 相比，对半暗带区的氧合，足够的血容量更为重要"。

运用 Lund 治疗方法，成人 CPP 维持在 60~70mmHg 范围内，当必须使增高的 ICP 降低时，应该在给予适当的液体治疗的前提下，接受 ICP 低至 50mmHg，微量透析研究也支持这一观点。儿童的 CPP 值低至 38~40mmHg 也是可以接受的。

（三）渗透疗法

自 19 世纪 60 年代以来，甘露醇作为传统指南的渗透疗法，已经在全世界广泛地运用于降低颅内压。但该疗法能否很好地改善预后，目前仍然缺乏可靠的研究证据。尽管在少数研究中得出了大剂量甘露醇有益的结论，但是由于这些研究完整性的问题，它们还不足以支持甘露醇疗法。

由于缺乏科学性和生理学支持，以及其存在已被证实的不良反应，在渗透疗法中，甘露醇和尿素的降颅内压效果是短暂的，且给药几个小时后其反弹性的颅内压升高会进一步加重脑水肿。同时甘露醇还与肾功能不全和严重的电解质紊乱具有相关性。Lund 治疗中并未采用渗透疗法。但渗透疗法，特别是高渗透盐液，在救护车上或是向手术室转送患者的途中运用，以降低颅内压、消除脑疝的威胁起到重要作用。

（四）脑脊液引流和减压手术

脑脊液引流术会诱发渗出而增加脑毛细血管压；减少的脑脊液容积将被脑水肿的增加所替代，存在脑室塌陷的风险。若在相对高压时进行脑脊液引流术，并且通过 CT 监测来估计脑室容积，则能降低该风险。在这种情况下，Lund 治疗接受运用引流术来控制增高的 ICP（只通过脑室引流），尤其是存在脑积水征象时。

开颅减压手术以清除血肿，在 Lund 治疗中是可供选择的。由于目前缺乏相关研究证实其对患者的预后有益，开颅减压仍是一个有争议的措施。开颅手术的一个重大不良反应是颅骨打开时由于脑疝的形成导致头颅的狭窄以及由于缺乏对抗的压力造成的脑组织膨出。在 Lund 治疗中，提倡降颅压治疗相对低的 CPP 以及维持正常的血浆胶体渗透压，也许可以降低开颅手术的不良反应。在 Lund 治疗中开颅减压手术是阻止脑疝的最后措施。

（郝信磊）

第三节　急性脑梗死

一、基本概念

脑梗死（cerebral infarction，CI）又称缺血性脑卒中（cerebral ischemic stroke，CIS），指因脑部血液循环障碍，缺血、缺氧所致的局限性脑组织的缺血性坏死或软化，出现相应的神经功能缺损症状和体征。血管壁病变、血液成分和血流动力学改变是引起脑梗死的主要原因，脑梗死大约占全部脑卒中70%，且 25%～75% 的脑梗死患者在 2～5 年内出现复发。有报道指出，脑梗死是目前严重危害人类健康的主要疾病之一，是致残的首位病因，死亡率仅低于心肌梗死和癌症，居第 3 位，其发病率存在一定的地区和性别差异。按发病机理及临床表现不同，通常将脑梗死分为脑血栓形成、脑栓塞和腔隙性脑梗死。脑血栓形成是脑梗死的最常见类型，约占全部脑梗死的 60%～70%，本节重点叙述脑血栓形成。

二、常见病因

1. 动脉粥样硬化　是本病的基本病因。脑动脉粥样硬化的发生主要累及管径 500μm 以上的动脉，在颈内动脉和椎－基底动脉系统的任何部位可见，其中主要以动脉分叉处多见，如颈总动脉与颈内外动脉分叉处、大脑前中动脉起始段、椎动脉在锁骨下动脉的起始部、椎动脉进入颅内段、基底动脉起始段及分叉部，在动脉粥样硬化的基础上导致血管管腔狭窄和血栓形成。高血压与动脉粥样硬化斑块的堵塞或与脑血管的缩小具有相关性，从而加快血栓的形成导致局部缺血，进而导致大脑小动脉的损害和影响脑组织血供，因此高血压与动脉粥样硬化互为因果关系。长期的高血糖易导致血管内皮功能障碍、内膜损伤，进而启动血管动脉粥样硬化进程；同时血糖的升高也对氧化应激、炎症反应、凝血酶原等有一定的影响；糖尿病患者常常合并胰岛素抵抗、脂质代谢紊乱等情况，均可加速动脉粥样硬化的进程。

2. 动脉炎　如各类细菌、病毒感染、虫媒感染以及结缔组织病等，都可导致动脉炎症，引起血管壁炎症和坏死改变，出现免疫炎性反应，从而使动脉硬化加速，进一步促使血液高凝、内皮功能受损，导致斑块失稳定，使管腔狭窄或闭塞。其具有以下共同的病理变化：内膜下炎性细胞的浸润，使内膜增厚，导致动脉中层及内弹力层水肿，动脉管腔的狭窄，血栓形成，导致动脉闭塞或远端血管栓塞。

3. 其他　如血液系统疾病、脑淀粉样血管病、Binswanger 病、夹层动脉瘤、药源性（如可卡因、安非他明）、烟雾病等。

三、发病机制

大约80%的脑梗死发生于颈内动脉系统，20%的脑梗死发生于椎－基底动脉系统。闭塞好发的血管依次为颈内动脉、大脑中动脉、大脑后动脉、大脑前动脉及椎－基底动脉。闭塞血管内可见血栓形成或栓子、动脉粥样硬化或血管炎等改变。脑缺血一般形成白色梗死，梗死区脑组织软化、坏死，伴脑水肿和毛细血管周围点状出血，大面积脑梗死后可发生出血性梗死。

病理分期：超早期（1～6 小时）：脑组织变化不明显，仅有部分血管内皮细胞、神经细胞肿胀。急性期（6～24 小时）：局部脑组织苍白、轻度肿胀，血管内皮细胞、神经细胞呈明显缺血改变。坏死期（24～48 小时）：脑组织水肿明显，大量神经细胞消失、吞噬细胞浸润，高度水肿时可致中线移位，形成脑疝。软化期（3天~3周）：中心区组织坏死、液化。恢复期（3~4周）：液化、坏死的脑组织逐渐被吞噬细胞清除，毛细血管和胶质细胞增生，大病灶形成中风囊。

脑组织对缺血、缺氧损害非常敏感，阻断血流30秒钟脑代谢即发生改变，1分钟后神经元功能活动停止，脑动脉闭塞导致脑缺血超过5分钟可发生脑梗死。缺血后神经元损伤具有选择性，轻度缺血时仅有某些神经元丧失，完全持久缺血时缺血区各种神经元、胶质细胞及内皮细胞均坏死。

急性脑梗死病灶由中心坏死区及周围的缺血半暗带组成。坏死区由于完全缺血导致细胞死亡，但缺血半暗带仍存在侧支循环，可获得部分血液供应，尚有大量存活的神经元，如果血流尽快恢复使脑代谢改善，损伤仍然可逆，神经细胞仍可存活并恢复功能。因此，保护这些可逆性神经元是急性脑梗死治疗的关键。

脑动脉闭塞血流再通后，氧与葡萄糖的供应恢复，脑组织缺血损伤理应得到恢复，但实际上并非如此，这是因为存在再灌注时间窗，研究证实，脑缺血早期治疗时间窗为6小时内。如果脑血流再通超过此时间窗时限，脑损伤可继续加剧。

四、临床特征

1. 发病形式　有高血压、糖尿病或心脏病史者，常在安静或睡眠中起病。神经系统局灶性症状多在发病后数小时或1~2天内达到高峰。除脑干梗死和大面积梗死外，大部分患者意识清楚或仅有轻度意识障碍。

2. 全脑症状　多无头痛、呕吐、昏迷，起病即有昏迷的多为脑干梗死，大片半球梗死多在局部症状出现后意识障碍逐渐加深，直至昏迷。

3. 临床类型　临床分型方法较多，较常见的按发病形式和病程分为：

（1）完全性梗死：指发病后神经功能缺失较重，常于6小时内达高峰。

（2）进展性梗死：指发病后神经功能缺失在48小时内逐渐进展。

（3）可逆性缺血性神经功能缺失：指发病后神经功能缺失较轻，持续24小时以上，但可于3周内恢复。

依临床表现及神经影像学检查分为：

（1）大面积脑梗死：指颈内动脉、大脑中动脉等主干动脉梗死。

（2）分水岭脑梗死（CWSI）：指血管供血区之间边缘带的局部缺血。

（3）出血性脑梗死：多发生于大面积脑梗死后。

（4）多发性脑梗死：指两个以上不同的供血系统发生的梗死。

4. 定位症状和体征　决定于脑血管闭塞的部位。

（1）颈内动脉系统：包括颈内动脉，大脑前、中动脉及其分支闭塞。可以出现：①构音障碍或失语，对侧中枢性面瘫，舌瘫；②双眼向对侧注视障碍，向病灶侧同向偏视，偏盲；③对侧中枢性偏瘫和偏身感觉障碍。

（2）椎－基底动脉系统：包括大脑后动脉和椎动脉血栓形成，表现为：眩晕、复视、呕吐、声嘶、吞咽困难、共济失调。体征有：①交叉性瘫，即同侧周围性颅神经瘫，对侧肢体中枢性瘫；②交叉性感觉障碍；③小脑性共济失调：眼震、平衡障碍、四肢肌张力下降。

五、辅助检查

1. CT　是目前最方便、快捷、常用的影像学检查手段。主要的缺点是对于脑干、小脑部位的病灶以及较小梗死灶其分辨率差。大部分患者发病24小时后CT逐渐显示低密度梗死灶，发病后2~15天显示均匀片状或楔形的明显低密度灶。在大面积脑梗死中显示有脑水肿和占位效应，出血性梗死时病灶呈混杂密度。梗死吸收期为发病后2~3周，病灶水肿消失，出现吞噬细胞浸润与周围正常脑组织等密度，在CT上难以分辨，称之为"模糊效应"。

2. MRI　早期缺血性梗死，脑干、小脑梗死以及静脉窦血栓形成等均可显示，梗死灶 T_1 呈低信号、

T_2 呈高信号，出血性梗死时 T_1 相有高信号混杂。MRI 弥散加权成像早期能够显示缺血病变（发病 2 小时内），是早期治疗的重要信息来源。急性脑梗死 MRI 检查：T_1WI 低信号，T_2WI 高信号，FLAIR 呈高信号，DWI 信号很高（明亮），水肿明显、轻至中度占位效应。T_1WI 见图 8-3；T_2WI 见图 8-4；FLAIR 见图 8-5；DWI 见图 8-6。

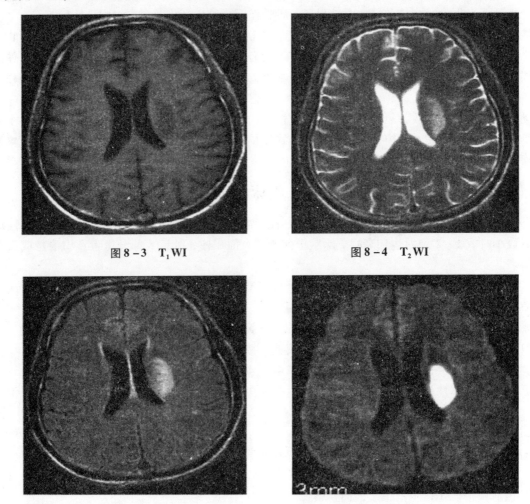

图 8-3　T_1WI　　　　　　　　　　图 8-4　T_2WI

图 8-5　FLAIR　　　　　　　　　　图 8-6　DWI

3. DSA、CTA 和 MRA　是发现血管狭窄、闭塞及其他血管病变的重要检查手段，如动脉炎、脑底异常血管网病、动脉瘤和动静脉畸形等，能够为脑梗死的血管内治疗提供依据。金标准是 DSA。CTA 与 DSA 比较，在颈动脉狭窄病变中，前者具有良好的分辨能力；MRA 的基本方法多，包括时间飞越法（TOF）、相位对比法（PCA）、血管内注射对比剂的三维对比剂增强磁共振成像（3D-CE-MRA），后者能显示主动脉弓至颅内动脉整个血管数，能很好地了解颅内外动脉的病变情况以及侧支循环建立情况。在进行血管评估的时候，MRI 可以显示脑梗死病灶，对脑梗死的分型及临床上指导治疗有很大的帮助。

4. 经颅多普勒　目前能够用于评估颅内外血管狭窄、闭塞、痉挛或血管侧支循环建立情况，用于溶栓治疗监测。由于存在血管周围软组织或颅骨干扰以及操作人员技术水平影响的缺点，目前仍不能完全替代 DSA，多被用于高危患者筛查和定期血管病变监测。

5. 超声心动图检查　用于发现心脏附壁血栓、心房黏液瘤和二尖瓣脱垂，利于脑梗死不同类型间鉴别诊断。

六、诊断思路

1. 发病特点　中老年人；有基础病变史；静态下发病，病后几小时或几天内症状达高峰。
2. 临床表现　取决于梗死灶的大小和部位，主要表现为局灶性神经功能缺损的症状和体征。
3. 影像学检查　CT 显示低密度影，MRI 显示长 T_1 和 T_2 异常信号。

七、救治方法

1. 一般治疗　如下所述。

（1）卧床休息，头部抬高 10 度。

（2）保持呼吸道通畅，预防感染，合理使用抗生素。

（3）注意营养均衡，有意识障碍的应留置胃管，以肠内营养为主，注意维持水、电解质平衡，注意预防消化道出血，可适当选用 H_2 受体拮抗剂或质子泵抑制剂。如出现明显的呼吸困难、窒息应考虑行气管插管和机械通气。

（4）脱水降颅压：根据病情选用：①甘露醇：是最常用的脱水剂，短时间内可明显提高血浆晶体渗透压，达到渗透性利尿作用，用后 10 分钟开始利尿，2 ~ 3 小时达高峰，维持 4 ~ 6 小时。用法：125 ~ 250mL 快速静脉滴注，6 ~ 8 小时一次，疗程 5 ~ 7 天。②人血白蛋白：可明显提高血浆胶体渗透压，达到渗透性利尿作用，但需与呋塞米联合应用方能取得较好的利尿效果。用法：先用白蛋白 10 ~ 12.5g 静脉滴注（每 8 小时一次），接着用呋塞米 20 ~ 40mg 静脉注射。③呋塞米：可与甘露醇或（和）人血白蛋白交替使用，20 ~ 40mg，每 6 ~ 8 小时一次。④甘油果糖：高渗性脱水剂，其渗透压相当于血浆的 7 倍，起效时间较慢，约 30 分钟，但持续时间长达 6 ~ 12 小时。用法：250 ~ 500mL 静脉滴注，1 ~ 2 次/天。

在脱水药物的使用中，需注意：老年患者大量使用甘露醇时易出现心肾衰竭，须记录出入量，观察心律及心率变化；甘油果糖在滴注过快时可能导致溶血；呋塞米易出现水、电解质紊乱，特别是低血钾，临床应重视监测相应指标。

（5）维持血压在发病前之稍高水平，一般不使用降血压药物，以免减少脑血流灌注量，加重梗死。若发病后 24 ~ 48 小时血压超过 220/120mmHg 或平均动脉压超过 130mmHg 时，可考虑加用降压药，首选 ACEI 类降压药；若舒张压超过 140mmHg，可用硝普钠 0.5 ~ 10μg/（kg·min），维持血压在 170 ~ 180/95 ~ 100mmHg 水平。

调控血压要注意：①控制过高血压的同时要防止血压下降过低、过快；②严密监测血压，尤其在降血压治疗过程中，要注意保护靶器官，特别是心、脑、肾；③降血压方案要个体化，要综合考虑患者的基础血压、对原有降血压药物敏感性以及是否合并其他疾病等；④调控血压要平稳，一般主张使用长效降血压药物。

2. 抗凝治疗　目的在于防止血栓扩散和新血栓形成。急性期是否使用抗凝治疗，目前仍存在争议。常用低分子肝素：4 000 ~ 5 000IU，2 次/天，腹壁皮下注射，连用 7 ~ 10 天。华法林：6 ~ 12mg/d，口服，3 ~ 5 天后改为 2 ~ 6mg/d 维持，逐步调整 INR，使之控制在 2.0 ~ 3.0。

3. 抗血小板　多数无禁忌证，不进行溶栓治疗的患者在 48 小时内应开始使用阿司匹林。发病后尽早口服阿司匹林 150 ~ 300mg/d，急性期后可改用 50 ~ 150mg/d 的预防剂量。对于不能耐受阿司匹林的患者，可选用氯吡格雷 75mg/d；也可考虑用小剂量阿司匹林 25mg 加双嘧达莫缓释剂的复合制剂（片剂或胶囊），2 次/天。

4. 溶栓治疗　溶栓治疗前应常规做凝血功能检查。

（1）静脉溶栓：静脉溶栓应严格掌握适应证，提倡超早期溶栓，即发病 3 ~ 6 小时内。部分因基底动脉血栓导致的死亡率非常高，而溶栓可能是唯一的抢救办法，因而溶栓治疗的时间窗和适应证可适当放宽。

静脉溶栓适应证：①年龄 18 ~ 75 岁；②发病后 6 小时内；③脑功能损害的体征持续存在超过 1 小

时，且比较严重（NIHSS 评分 7~22 分）；④CT 已排除颅内出血，且无早期脑梗死低密度改变；⑤患者或家属签署知情同意书。

静脉溶栓禁忌证：①既往有颅内出血，包括可疑蛛网膜下隙出血；近 3 个月有头颅外伤史；近 3 周内有胃肠或泌尿系统出血；近两周内进行过大的外科手术；近 1 周内有不可压迫部位的动脉穿刺。②近 3 个月有脑梗死或心肌梗死史。③严重心、肝、肾功能不全或严重糖尿病者。④体检发现有活动性出血或外伤（如骨折）证据者。⑤已口服抗凝药，且 INR > 1.5；48 小时内接受过肝素治疗（APTT 超出正常范围）。⑥血小板计数 < 100×10^9/L，血糖 < 2.7mmol/L。⑦血压：收缩压 > 180mmHg，或舒张压 > 100mmHg。⑧妊娠。⑨不合作。

常用的药物有：①尿激酶（UK）是一种非选择性的纤维蛋白溶解剂，将纤溶酶原直接激活并转化为纤溶酶，裂解血栓表面以及游离于血液中的纤维蛋白，在血栓内外发挥纤溶作用。安全、抗原性小，但其选择性较差，血液中的纤维蛋白原和血栓中的纤维蛋白可被同时溶解，容易引起出血，相比重组组织型纤溶酶原激活物（rt-PA），其价格相对便宜，临床上仍在使用。50 万~100 万 IU 加入 0.9% 氯化钠注射液中，在 1 小时内静脉滴注。②rt-PA 是我国目前广泛使用的主要溶栓药，是一种选择性的纤维蛋白溶解剂，作用原理同尿激酶，较少出现全身抗凝、纤溶状态。早期静脉溶栓再通率为 20%~60%。一次用量是 0.9mg/kg，用法：先静脉推注 10% 的药物剂量，余液在 1 小时内持续静脉滴注。

溶栓治疗时需注意：①将患者收到脑梗死单元进行全面监测；②神经功能评估需要定时进行，在静脉滴注溶栓药物的过程中每 15 分钟一次，随后 6 小时内每 30 分钟一次，此后 60 分钟一次，直至 24 小时；③如患者突然出现严重的头痛、血压急剧增高、恶心或呕吐，应立即停用药物，紧急进行头颅 CT 检查；④定时血压监测；⑤溶栓治疗 24 小时内不使用抗凝、抗血小板药物，24 小时后无禁忌证的患者可用阿司匹林 300mg/d，共 10 天，以后改为 75~100mg/d 的维持量；⑥静脉溶栓后，应综合患者病情选择个体化方案进行综合治疗。

（2）动脉溶栓：既往运用的血管内介入治疗的方法主要有动脉介入接触性溶栓术，近年也提出不少新方法，其中具有代表性的技术为机械取栓术 Penumbra、低频经颅多普勒（TCD）颅外超声辅助及 EKOS 血管内超声辅助的动脉介入溶栓术、介入溶栓或取栓辅助血管成形术等。

5. 降纤治疗　通过降解血中纤维蛋白原、增强纤溶系统活性以抑制血栓形成，常用药物有：巴曲酶、降纤酶、安克洛等。

6. 血管扩张剂及脑活化剂　急性期不宜使用，因急性期脑缺血区血管呈麻痹及过度灌流状态，会导致脑内盗血而加重脑水肿，宜在脑梗死亚急性期（2~4 周）使用。另外，可以根据患者情况选用一些中药制剂，如川芎嗪、银杏制剂、疏血通等，但目前缺乏一些大规模、多中心、随机对照的临床实验的研究。

7. 脑保护剂　丁苯酞软胶囊是目前唯一具有线粒体保护作用的脑微循环重构剂，因其独特的药理机制，在临床运用中发现对脑梗死有治疗和预防作用，同时对改善脑梗死后所致神经功能缺损、记忆障碍及血管性痴呆有一定的作用。

8. 外科治疗　小脑幕上大面积脑梗死、有严重脑水肿、占位效应明显、尚未形成脑疝者，可行开颅减压术；对于颈动脉狭窄性疾病，颈动脉内膜切除术（CEA）是一项重要的手段。颈动脉狭窄 > 70%，患者有与狭窄相关的神经症状；或颈动脉狭窄 <70%，但有明显与狭窄相关的临床症状者，可考虑行血管内介入治疗术，包括颅内外血管经皮腔内血管成形术及血管内支架置入等，其与溶栓治疗的结合已经越来越受到重视。此外，动脉血管成形术（PTA）也在临床上有一定的运用。

9. 神经干细胞移植　神经干细胞（NSCs）是一种具有分裂潜能和自我更新能力的母细胞，可产生各种类型的神经细胞，在脑梗死后神经功能修复方面有着广阔的应用前景。

八、最新进展

脑梗死是局部脑组织急性血供减少，导致局灶性神经功能的缺失。主要病因是大血管的狭窄、小血管疾病和心源性脑栓塞，也有研究指出，遗传因素是脑梗死发生的独立危险因素，这可能与遗传易感基因存在相关性。目前对脑梗死与基因的相关性研究有以下 3 种方法：连锁不平衡、候选基因、全基因组关联研究（GWAS）。其中运用微阵列数据对数以百万的基因进行基因分型方法的 GWAS，对脑梗死易感基因的研究进行了彻底的改革。然而，目前 GWAS 中脑梗死的阳性位点报道并不多，且在不同种族、地区存在着明显的差异，其中 2010 年 Ikram 等进行的全基因组关联分析，在白人和黑人样本中发现染色体 12p13 上 NINJ2 基因 rs12425791 与 rs11833579 遗传多态性与脑梗死发生风险的关联均达到 GWAS 显著水准，也是目前研究的热点之一。

但是目前对于染色体 12p13 上 NINJ2 基因 rs12425791 与 rs11833579 遗传多态性与脑梗死发生风险的关联研究中，在亚洲和欧洲人群不同样本量的研究分析中，都未得出一致的结论。近期发表一项 Meta 分析结果显示，等位基因模型和显性模型的分析中发现 rs12425791 与脑梗死存在着显著关联，但是并没有在其他的模型中重复得出相同结论。2012 年发表的另一项对亚洲人群的更大样本量的 Meta 分析得出 rs12425791 与脑梗死发生风险在显性模型中存在显著关联。2013 年对来自 10 个中国人群的研究结果并未得出 rs12425791 基因型、等位基因与中国汉族人脑梗死发生风险相关联。因此，目前对于脑梗死的易感基因并没有一致的结论，且基因与环境、种族、地区均有一定的相关性。

目前对于脑梗死并不能治愈，因此，预防十分重要。随着基因组学研究的进一步的深入，有望为寻找脑梗死的易感基因提供更多的手段和证据，为脑梗死的防治提供更多的参考。

（曹含梅）

第四节　蛛网膜下隙出血

一、基本概念

蛛网膜下隙出血（subarachnoid hemorrhage，SAH）指脑表面或脑底部血管或动脉瘤、动静脉畸形破裂，血液直接流入蛛网膜下隙，又称自发性蛛网膜下隙出血。是临床上常见且严重的脑血管意外，具有发病急、病死率高、预后差等特点。有研究表明，其年发病率高达 22.5/10 万左右，28d 内总病死率为 41.7%，存活者出现迟发性脑血管痉挛、迟发性脑缺血、迟发性缺血性神经功能障碍的风险很高。SAH 占急性脑卒中的 10%，出血性脑卒中的 20%。

二、常见病因

最常见的病因是先天性动脉瘤，其次是脑血管畸形和高血压动脉硬化性动脉瘤，其中颅内动脉瘤引起的蛛网膜下隙出血占 87%。动脉瘤性蛛网膜下隙出血是由于颅底大动脉破裂出血，因此起病急、出血量多、预后差、死亡率约 50%。动脉瘤常常在血管分叉处和较大血管的连接处发生，感染和创伤后发生率更高。影响前循环动脉瘤占 80%～90%，好发于前交通动脉、后交通动脉、大脑中动脉和其他区域；影响后循环的占 10%～20%，好发于基底部顶端、小脑后下动脉等。此外，脑底异常血管网（Moyamoya 病）、动脉炎、血液病、原发性或转移性颅内肿瘤等也是好发病因。

三、发病机制

蛛网膜下隙出血多由脑动脉瘤破裂引起，脑动脉瘤好发于动脉交叉处，由于先天缺乏内弹力层和肌层，在血流涡流冲击下易形成向外膨出的动脉瘤。血液破入蛛网膜下隙后主要引起以下临床症状：①刺激脑膜引起脑膜刺激征；②压迫脑细胞导致颅高压、脑水肿；③破裂的血管继发痉挛引起脑缺血，严重者导致脑梗死；④堵塞脑脊液循环通路引起脑积水；⑤下丘脑功能紊乱导致高热及内分泌功能紊乱；⑥自主神经功能紊乱导致心肌缺血、心律失常。

四、临床特征

（一）一般特征

任何年龄均可发病，由动脉瘤破裂所致的好发于 30～60 岁，女性多于男性，由血管畸形所致的则多见于青少年。诱因：如剧烈运动、激动、用力过猛、剧烈咳嗽、用力排便、饮酒等，少数可在安静状态下发病。

（二）临床症状

（1）突然起病，剧烈头痛，伴恶心、呕吐。

（2）出血量大者病情进展迅速，很快昏迷，出现去脑强直，直至呼吸停止死亡。

（3）脑膜刺激征阳性，腰穿脑脊液呈均匀血性。

（4）少数有一侧动眼神经麻痹（后交通支动脉瘤破裂），多无其他神经定位体征。

（5）60 岁以上老年人的临床症状常不典型，起病缓慢，头痛、脑膜刺激征不显著，而意识障碍和脑实质损害症状较重，可出现精神症状。

（三）并发症

1. 再出血　是致命的并发症，2 周内再发率最高，占再发的 50%～80%，再发的病死率为 41%～46%，明显高于 25% 的首发病死率。

2. 脑血管痉挛　是死亡和致残的重要原因，发作的高峰期为 7～10 天，可出现继发性脑梗死。

3. 脑积水　急性于发病后 1 周内发生，迟发性在发病后 2～3 周或更长时间。

4. 癫痫　常于发病后数周或数月发生。

五、辅助检查

1. CT　是确诊蛛网膜下隙出血的首选，脑沟、脑回、脑室、脑池可见高密度影。血肿常充填在脑沟和脑池内，以脚间窝及侧裂池多见，CT 值较低（20～60Hu），且常在一周内消失。蛛网膜下隙出血 CT 图，鞍上池的高密度影见图 8-7、图 8-8。

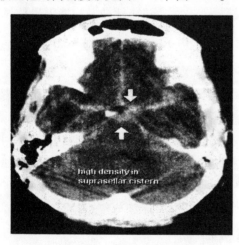 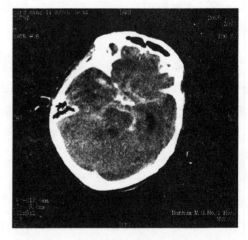

图 8-7　鞍上池的高密度影　　　　图 8-8　鞍上池的高密度影

2. 腰穿　压力高，脑脊液呈均匀血性，蛋白含量增加，糖和氯化物水平多正常。

3. DSA　可确定动脉瘤的发生部位，为病因诊断提供可靠的证据，对确定手术方案有重要的价值。

4. MRI 和 MRA　急性期不要做此项检查，易诱发再出血，MRA 对直径为 3～15mm 的动脉瘤的检出率为 90% 以上。

六、诊断思路

1. 诊断标准 如下所述。

（1）青壮年突然出现剧烈的、持续的、难于缓解的头痛，伴剧烈呕吐，脑膜刺激征阳性，结合头颅CT 即可确诊。

（2）60 岁以上老年患者发病症状常不典型，怀疑蛛网膜下隙出血时应尽早做头颅 CT 检查。

2. 鉴别诊断 根据头颅 CT 可与脑出血鉴别；根据腰穿脑脊液的改变可与脑炎、脑膜炎鉴别。

七、救治方法

1. 一般治疗 如下所述。

（1）绝对卧床 4~6 周，避免搬动和过早起床。

（2）镇静，防止情绪激动，头痛剧烈的可用止痛药。

（3）有频繁咳嗽的应用止咳剂镇咳。保持大便通畅，可加用缓泻剂，避免大便用力。

（4）维持血压稳定，保持血压在 180/100mmHg 以下。

2. 降颅压治疗 常用 20% 甘露醇、呋塞米、人血白蛋白。

3. 防治再出血 运用抗纤溶药物治疗：EACA（6－氨基己酸）首剂 5g，以后 1~1.5g/h，24~36g/d，连续 7~10 天后减量，疗程 15 天。PAMBA（氨甲苯酸），每次 100mg，每 6~8 小时一次，连续 2~3 周。

4. 激素 腰穿脊髓腔内注射地塞米松每次 5mg 可减轻脑膜粘连，有消化性溃疡或近期有活动性出血者禁用激素类药物。

5. 防治脑血管痉挛 常用钙通道阻滞剂：尼莫地平 60mg，口服，每 4 小时一次或尼莫地平 24~48mg/d 静脉滴注。

6. 防治脑积水 多在出血后 2~4 周出现，可逐渐出现颅压正常的脑积水，表现为 3 大症：痴呆、排尿障碍、步行障碍。多为可逆性，经治疗后可恢复，严重者可行脑室－腹腔分流术。

7. 脑积液置换 可减少粘连，每次放出脑脊液 10~20mL，每周 2~3 次，并注入地塞米松 5mg。如药物治疗无效，应及早施行脑室－腹腔分流术。

8. 手术或介入治疗 近年来血管介入已广泛应用于蛛网膜下隙出血的治疗，常用瘤内填塞术。介入治疗无须开颅和全身麻醉，对循环影响小，能明显减少再复发。手术常采用瘤颈夹闭术和动脉瘤切除术，术前应注意控制好血压，并用药物防止血管痉挛。

八、最新进展

蛛网膜下隙出血是高死亡率和致残率的严重疾病，大约 11% 的患者在接受治疗之前死亡；40% 患者在医院接受治疗 4 周内死亡；高达 30% 的幸存者出现严重后遗症，并且生活不能自理；大约 50% 的患者出现认知功能障碍，并且不能恢复到发病前的状态。尽管蛛网膜下隙出血的诊断和治疗不断地在完善，但临床上的治疗效果和预后往往不能令人满意。目前有确切的证据表明大脑血管痉挛和早期的脑损伤是引起高死亡率和致残率的主要原因。

中枢神经系统并非完全的免疫特免区，它与免疫系统相互作用，广泛参与了免疫监视及多种病理过程。Aihara 等在对犬蛛网膜下隙出血模型的研究中，共检测到了 14 种免疫炎性因子的大量释放，考虑出现这种免疫炎性瀑布反应，主要与免疫细胞的中枢迁徙、中枢神经细胞免疫表型的变化、免疫炎性反应时的血脑屏障功能的改变有关。目前许多证据表明，瀑布促炎反应在蛛网膜下隙出血后起到了重要的作用，蛛网膜下隙出血后脑组织及脑血管内有淋巴细胞与巨噬细胞浸润。

在一个单型出血的研究模型中发现，使用辛伐他汀片在蛛网膜下隙出血 72 小时出现抗血管痉挛和减少外周中性粒细胞的聚集，表明辛伐他汀运用它抗炎的作用能抵抗血管痉挛。在一个双线的模型中发现，在蛛网膜下隙出血发生 5 天后蛛网膜下隙出血诱导 NF－κB 的联编能力，TNF－α、IL－1b、细胞

间黏附因子 - 1 和血管细胞黏附因子的 mRNA 的水平的增加。PDTC 与 NF - κB 抑制剂颠覆了上述所描述的蛛网膜下隙出血的诱导作用，这也表明在蛛网膜下隙出血中 NF - κB 介导了促炎反应，导致血管痉挛的发展。在兔的研究模型中发现，半胱天冬酶抑制剂 Z - VAD - FMK 能减少蛛网膜下隙出血 2 天后血管痉挛的发生，这与 IL - 1b 在脑脊液的释放减少及巨噬细胞中半胱天冬酶和 IL - b 的水平在蛛网膜下隙间隙的减少有关。

MCP - 1 是一个聚集巨噬细胞的强有力的趋化因子。在鼠双精度模型中发现，mRNA 和 MCP - 1 蛋白的水平能够增加指引航线导致缺血痉挛的发生，在 5 天达到高峰，且表明这种特殊 MCP - 1 抗体可能会阻止蛛网膜下隙出血后的血管痉挛。在鼠的股动脉模型中发现炎性因子中个别的 IL - 6 与血管痉挛的发展相关。

（曹含梅）

第五节　急性中枢神经系统感染

一、基本概念

急性中枢神经系统感染是由各种生物源性致病因子侵犯中枢神经系统，包括脑实质、脑膜及脑血管等，引起的急性炎症性疾病，主要的病原体包括病毒性感染、化脓性细菌感染、结核感染、真菌感染等。

急性中枢神经系统感染的途径一般有血源感染、直接感染和神经干逆行感染。临床表现多为发热、头痛、意识障碍，可并发脑积水、硬膜下积液和颅神经受累，侵犯脑膜时出现脑膜刺激征，脑脊液异常和病原菌检测可明确诊断。急性中枢神经系统感染病情多较严重，如不能早期确诊并及时予以有效的抗感染治疗，将遗留不同程度的神经系统后遗症，甚至死亡。

二、常见病因

常见病因为病毒、细菌、立克次体、螺旋体、真菌、寄生虫等侵犯中枢神经系统。

三、发病机制

1. 病毒性脑炎、脑膜炎　由已知或可疑的病毒直接或间接侵入中枢神经系统所引起。病毒侵入机体后直接或经病毒血症不同程度地侵犯脑实质，也可累及脑膜。①脑膜炎病理上呈现软脑膜弥漫性淋巴细胞浸润，脑组织有围管性淋巴细胞浸润、胶质增生、神经节细胞肿胀及点状出血；脉络膜丛及脑室上皮亦有非特异性炎症改变。②脑炎以颞叶、边缘叶及额叶受累最为严重，其他脑叶及脑干均可被累及。在致死病例中，呈现脑实质广泛性破坏性改变，可见坏死性、炎症性或出血性损害。单纯疱疹病毒感染可在受累神经细胞核内见嗜伊红性包涵体（称为急性包涵体脑炎），是本病的特征性改变，电子显微镜下可见包涵体内含有病毒抗原及疱疹病毒颗粒。另一类为变态反应性脑炎，主要侵犯白质，致大脑白质弥漫性坏死、软化及髓鞘脱失，神经胶质弥漫性增生，可见血管周围淋巴细胞浸润。

2. 细菌性脑膜炎　多种细菌均可感染中枢神经系统，引起细菌性脑膜炎，因细菌感染除结核杆菌和布氏杆菌外，均有化脓性改变，故又称为化脓性脑膜炎。最常见的主要病原菌为脑膜炎球菌、肺炎球菌和流感杆菌。新生儿细菌性脑膜炎以 B 组链球菌、金黄色葡萄球菌和革兰阴性杆菌（大肠埃希菌）为主；5 岁以下儿童以流感杆菌和李斯特菌为主；医院获得性细菌性脑膜炎以耐药程度高的革兰阴性杆菌为主；颅脑外伤、手术或脑脓肿破溃后脑膜炎可由金黄色葡萄球菌和铜绿假单胞菌引起，也可引起混合性细菌性脑膜炎，如需氧菌和厌氧菌的混合感染。病原菌可通过多种途径侵入脑膜：可由血行、直接上呼吸道、颅脑外伤或手术、临近解剖部位感染，如鼻窦炎、中耳炎、乳突炎等。而细菌释放内毒素或细胞壁成分刺激局部炎症反应引发化脓性脑膜炎。

各种病原菌所致的急性化脓性脑膜炎病理变化基本相同。早期软脑膜及大脑浅表血管充血、扩张，炎症沿蛛网膜下隙扩展，大量脓性渗出物覆盖脑表面，常沉积于脑沟及脑基底部脑池等处。随着炎症扩展，浅表软脑膜和室管膜均因纤维蛋白渗出物覆盖而呈颗粒状。病程后期则因脑膜粘连引起脑脊液吸收及循环障碍，导致交通性或非交通性脑积水。儿童病例常出现硬脑膜下积液、积脓。偶可见静脉窦血栓形成、脑脓肿或因脑动脉内膜炎而至脑软化、梗死。

3. 结核性脑膜炎　中枢神经系统的结核感染是通过呼吸道吸入含结核杆菌的微粒，经血行播散至全身各脏器所致。感染 2～4 周后，机体产生细胞介导的免疫反应，在组织中形成结核小结节、干酪样病灶，感染后的炎症反应程度取决于宿主的免疫能力和其他一些尚未阐明的遗传因素。如果机体免疫力下降或宿主存在基础免疫缺陷，干酪样中心的病原会继续增殖，导致结核结节破溃，释放出的结核杆菌和有毒抗原产物进入脑组织或脑脊液，从而引起渗出性结核性脑膜炎。主要病理改变为脑膜广泛性炎症反应，形成结核结节，蛛网膜下隙产生大量炎症和纤维蛋白渗出，尤其在脑基底部的 Willis 动脉环、脚间池、视交叉池及环池等处，充满黄厚黏稠的渗出物，使脑膜增厚、粘连，压迫颅底脑神经及阻塞脑脊液循环通路，引起脑积水。脑膜血管因结核性动脉内膜炎及血栓形成而引起多处脑梗死及软化。

4. 隐球菌脑膜炎　新型隐球菌为条件致病菌，广泛存在于土壤和鸽粪中，鸽子是主要传染源。与其他部位相比，隐球菌最易侵犯中枢神经系统。在原有慢性疾病，尤其是长期使用抗生素、激素或免疫抑制剂的患者，更易发生此病。新型隐球菌主要通过呼吸道、消化道和皮肤 3 条途径传播至脑膜。脑膜炎是由脑膜感染沿血管周围鞘扩张进入脑实质引起，或由脑血管栓塞造成，颅底、软脑膜病变较显著，蛛网膜下隙有广泛渗出物积聚，内含单核、淋巴细胞及隐球菌等，可形成局限性肉芽肿。隐球菌可在血管周围间隙中增殖，并在灰质内形成许多肉眼可见的囊肿，囊肿内充满隐球菌。

四、临床特征

1. 一般症状　急性中枢神经系统感染常有突出的发热、头痛症状，伴频繁呕吐、颈肌强直。头痛常剧烈，呈弥散性、持续性跳痛或撕裂样痛，转头或咳嗽时头痛加剧。

2. 病毒性脑炎、脑膜炎　前驱期多为非特异性症状，如发热、咽痛、头晕、肌痛、恶心、腹泻、全身不适和上呼吸道感染的症状。发病早期以精神异常表现为主，包括神志淡漠、躁动不安、幻觉、行为异常、谵妄等；中期可出现大脑功能障碍，如抽搐、肢体瘫痪、失语、视野改变、意识障碍和椎体外系症状等，累及脑膜时除脑实质损害表现外，可出现颈项强直、病理反射阳性等脑膜刺激征；后期昏迷加深，出现视神经盘水肿和脑疝形成。

3. 细菌性脑膜炎　典型表现为感染、颅内压增高和脑膜刺激征 3 方面。急性起病、高热、头痛、呕吐，病情进展可出现意识障碍、惊厥。体征有颈项强直，克氏征、布氏征阳性等脑膜刺激征。新生儿和老年人常起病隐匿，缺乏典型表现，须引起警惕。

常见病原菌引起的细菌性脑膜炎临床特点如下：

（1）脑膜炎球菌性脑膜炎：又称为流行性脑脊髓膜炎，简称流脑。冬春流行，多见于儿童。除典型细菌性脑膜炎临床表现外，可见皮肤及黏膜瘀点、瘀斑，部分患者脑膜炎球菌可不侵犯脑膜而仅表现为败血症，严重者可呈暴发型发作，出现循环衰竭或以脑实质损害、颅内压增高为突出表现。脑脊液或皮肤瘀点组织液涂片、培养可获得病原菌。

（2）肺炎球菌性脑膜炎：常继发于肺炎、中耳炎、鼻窦炎伴菌血症或败血症的患者，约85% 发生意识障碍，脑神经损害约占50%，主要累及动眼神经和面神经，皮肤瘀点少见，因渗出物中纤维蛋白含量多，易造成粘连，故硬膜下积液或积脓、脑脓肿等并发症较其他化脓性脑膜炎多见。

（3）流感杆菌性脑膜炎：多见于 5 岁以下儿童，秋冬发病率最高，起病较其他化脓性脑膜炎缓慢，临床表现和其他化脓性脑膜炎基本相同。脑脊液涂片常见短小的革兰阴性杆菌。

（4）葡萄球菌性脑膜炎：发病率低于脑膜炎球菌、肺炎球菌和流感杆菌所致脑膜炎，多发生于夏季。本病多因脑膜附近组织葡萄球菌感染直接扩散或脓肿破裂而发病，病程中可见荨麻疹样、猩红热样皮疹或小脓疱，出现脑脓肿的机会较多。脑脊液混浊、易凝固，血及脑脊液涂片、培养可获阳性结果。

（5）肠道革兰阴性杆菌性脑膜炎：新生儿及 2 岁以内小儿多见，以大肠埃希菌最多见，常并发脑室膜炎，起病隐匿。新生儿临床表现多不典型，预后差，病死率高。

4. 结核性脑膜炎　起病隐匿，但婴儿可急性起病，症状轻重不一。主要表现为一般结核中毒症状，发热，伴畏寒、全身酸痛、食欲减退、盗汗、精神萎靡、易激惹等。神经系统症状，包括：①脑膜刺激征：早期即可出现。②颅内高压：剧烈头痛、喷射性呕吐、视盘水肿、意识障碍，严重者出现脑疝、枕骨大孔疝。③脑神经损害：常见受损神经包括动眼神经、面神经和展神经。④脑实质损害：刺激性症状，如惊厥或癫痫发作；坏死性症状，表现为瘫痪、意识障碍等。

5. 隐球菌脑膜炎　多起病隐匿，为慢性或亚急性病程，但严重免疫功能低下患者可急骤起病。病前可有呼吸道感染史，多数患者以发热、头痛为初始症状，初期头痛多为阵发性，以后呈持续性并日益加重，伴恶心、呕吐。早期脑膜刺激征明显，视盘水肿等颅内压增高症状多见，有些患者可有颅神经受损表现，主要以视神经、听神经、面神经和眼球运动神经损害为主，也可见阻塞性脑积水表现。临床病情呈进行性加重，未经治疗的患者在数月内死亡，因在明确诊断前用药针对性不强，常使病情迁延。

五、辅助检查

1. 周围血常规检查　细菌性脑膜炎多表现为白细胞总数增多，达 $15 \times 10^9 \sim 30 \times 10^9/L$，分类以中性粒细胞为主。病毒、结核、真菌性脑膜炎白细胞正常或早期略高，以淋巴细胞增高为主。急性寄生虫感染血嗜酸性粒细胞可明显增高。

2. 脑脊液检查　是快速诊断中枢神经系统感染和病原体鉴别的主要检查方法之一。常见脑膜炎的脑脊液变化，见表8-3。

病毒性脑炎脑膜炎的脑脊液呈轻度炎性改变，脑脊液压力可增高，白细胞轻度增多，以淋巴细胞为主，蛋白质正常或轻度增高，糖和氯化物多为正常。

表8-3　常见脑膜炎的脑脊液变化

脑膜炎	压力（mmHg）	外观	WBC总数（$\times 10^6/L$）	细胞分类（%）	蛋白质（g/L）	葡萄糖（mmol/L）	病原体
病毒性	正常/↑	清亮	<1 000	L为主	正常/↑	正常	病毒分离（+）
细菌性	↑	浑浊/脓样	>1 000	N为主	↑↑	↓↓	涂片、培养（+）
结核性	↑	毛玻璃样	10～500	L为主	↑	↓	抗酸染色、培养（+）
真菌性	↑↑	清亮/微混	10～800	L为主	↑	↓	墨汁涂片、隐球菌培养（+）

细菌性脑膜炎则表现为脑脊液压力增高，外观浑浊或呈脓性；白细胞明显增加，可达$1 000 \times 10^6/L$以上，以中性粒细胞为主，部分细菌性脑膜炎或治疗后的细菌性脑膜炎脑脊液白细胞数增高可不明显；脑脊液中葡萄糖含量对于细菌性脑膜炎有较好的诊断和鉴别价值，同步糖含量（脑脊液糖与血糖的同步浓度）对鉴别细菌性与病毒性脑膜炎很重要，病毒性中枢神经系统感染脑脊液糖含量常不降低，细菌性感染糖含量明显降低。另外，蛋白明显增加及氯化物降低。

结核性脑膜炎脑脊液压力增高，外观清亮或呈毛玻璃样，静置数小时后液面上可形成薄膜，白细胞增多，（100～500）$\times 10^6/L$，淋巴细胞为主，但在疾病早期，可以中性粒细胞为主，蛋白含量增高，糖和氯化物降低。

隐球菌脑膜炎脑脊液压力明显增高，多超过$20cmH_2O$，外观清亮或微混，细胞数轻至中度增高，蛋白含量增高，糖和氯化物降低。

3. 病原学检查　是中枢神经系统感染诊断最可靠的依据。病原学检查包括咽拭、血、皮肤瘀点和脑脊液的细菌涂片及培养，以获得病原菌。抗酸染色涂片、结核杆菌培养可获得结核感染的病原诊断。脑脊液墨汁涂片或培养见隐球菌，是确诊真菌性脑膜炎的依据。

4. 免疫学检查　常用的检查方法包括放射免疫测定法（RIA）和酶联免疫吸附法（ELISA），用于测定脑脊液中的抗原或抗体，特异性高。对不能镜检和分离困难的病原体如病毒，检测脑脊液或血中

IgM 抗体可用于早期诊断，如乙脑病毒 IgM 抗体阳性结合病史即可确诊。IgG 抗体滴度恢复期比急性期增高 4 倍以上具有诊断意义。

（1）分子生物学检查：采集脑脊液或血液进行核酸杂交、PCR、RT-PCR 等检测难以培养的细菌、支原体、螺旋体等的核酸，特异性及敏感性较高，应注意排除假阳性。PCR 病毒核酸检测具有快速、灵敏的特点，能提供早期诊断，目前已广泛应用于临床。

（2）影像学检查：对中枢神经系统感染仅有定位定性的辅助意义。化脓性脑膜炎早期 CT 扫描可无异常发现，出现并发症如交通性脑积水时可见脑室扩大。对脑脓肿、硬膜下脓肿、硬膜外脓肿及颅内结核、真菌、寄生虫性肉芽肿病 CT 检查可判断其位置、大小、形态及数量。胸部 X 线或 CT 发现粟粒性结核或真菌感染时，需进一步查脑脊液有无并发结核性或真菌性脑膜炎。病变部位在脑部，头颅 CT 可显示低密度区位置。MRI 检查诊断意义与 CT 相似，但 MRI 影像发现病变更敏感，观察病变更细致，较 CT 更能准确显示各类病毒性脑炎病变的性质、部位及形态。

（3）其他特异性检查：①脑电图检查有助于急性期脑炎的预后评估。病毒性脑膜炎早期脑电图主要是低至中幅度慢波活动增多，背景 α 波节律不规则；急性期常持续出现高波幅 θ 波或 δ 波，或单个尖波。脑炎早期脑电图为 α 波逐渐减少，频率减慢，θ 波为主；中期以多形性高波幅 δ 波为主混有 θ 波；急性期在广泛慢波幅背景上出现暴发性抑制；最后可呈平坦波。②乳胶凝集试验对于诊断隐球菌感染甚为重要，敏感性和特异性均达到 90% 以上，在真菌培养和鉴定结果出来前，血、脑脊液的乳胶凝集试验结果可作为早期、快速诊断依据。

六、诊断思路

1. 病毒性脑炎脑膜炎　根据急性起病、发热、脑实质损害等临床表现及脑脊液检查等实验室结果，排除其他病原体引起的中枢神经系统感染及脑肿瘤等颅内占位病变后，可考虑本病。确诊需用血清和脑脊液的病毒免疫学检查。

2. 细菌性脑膜炎　根据临床表现、体征及脑脊液检查，典型病例可确诊。细菌学检查可明确病原菌，必要时应用免疫学方法帮助诊断。对经过不规则抗感染治疗的化脓性脑膜炎，脑脊液检查结果不典型、涂片和培养均阴性者，应结合病史及临床表现等综合考虑作出诊断。在明确诊断时需与其他病原体引起的中枢神经系统感染相鉴别。

3. 结核性脑膜炎　有密切结核接触史；有呼吸系统、泌尿生殖系统、消化系统等结核病灶；发病缓慢，具有结核毒血症状，伴颅内高压、脑膜刺激征以及神经系统症状体征；脑脊液检查符合非化脓性脑膜炎表现者，考虑本病。确诊需病原学依据，同时须与其他脑膜炎、颅内占位性病变鉴别。

4. 隐球菌脑膜炎　临床表现为中枢神经系统感染症状，起病亚急性或慢性，有视盘水肿等颅内高压症状，脑脊液检查为感染性脑膜炎表现，尤其是患者有免疫力低下或养鸽习惯，应高度怀疑本病。本病的临床表现和脑脊液改变与结核性脑膜炎、病毒性脑膜炎及不典型化脓性脑膜炎很相似，其诊断有赖于脑脊液墨汁涂片、真菌培养，以及隐球菌乳胶凝集试验结果。

七、救治方法

（一）病原治疗

1. 病毒性脑炎脑膜炎　抗病毒治疗，包括阿昔洛韦、更昔洛韦等抗疱疹病毒药物，金刚烷胺抗甲型流感病毒药物，利巴韦林等广谱抗病毒药物。

2. 细菌性脑膜炎　抗菌药物应用原则包括：

（1）根据细菌培养结果和药敏结果，尽早选择敏感并易通过血脑屏障的杀菌剂。

（2）剂量高于一般常用量。

（3）疗程足：对细菌性脑膜炎的疗程因病原菌不同而异，普通社区感染如肺炎链球菌、流感嗜血杆菌、脑膜炎奈瑟球菌引起的脑膜炎，疗程为 2 周左右，对革兰阴性杆菌性脑膜炎，疗程需达 4 周以上。

（4）病原菌未明前，根据患者年龄、病史选择经验性抗菌药物进行治疗，对于婴幼儿、老年人及抵抗力低下及耐药菌株感染者应考虑联合用药。目前，社区获得性细菌性脑膜炎经验性治疗方案为：头孢曲松或头孢噻肟；医院获得性脑膜炎，尤其是颅脑手术后、脑外伤或脑室引流初始治疗方案为：万古霉素加美罗培南、头孢吡肟或头孢他啶。对于治疗 3d 内临床症状及细菌学检查无改善病例，应及时更换抗菌药物。常用细菌性脑膜炎抗菌药物见表8－4。

表 8－4　常用细菌性脑膜炎抗菌药物

细菌	首选抗生素	次选抗生素
脑膜炎双球菌	青霉素/氨苄西林	头孢曲松/头孢噻肟
肺炎链球菌（青霉素敏感）	青霉素/氨苄西林	头孢曲松/头孢噻肟
（青霉素中度敏感）	头孢曲松/头孢噻肟	万古（去甲万古）霉素
（青霉素高度耐药）	万古霉素/去甲万古霉素	
流感嗜血杆菌（敏感株）	氨苄西林	头孢曲松/头孢噻肟
（耐药株）	头孢曲松/头孢噻肟	
金黄色葡萄球菌	万古（去甲万古）霉素，可联合利福平或磷霉素	
大肠埃希菌	头孢曲松/头孢噻肟	美罗培南
铜绿假单胞菌	头孢他啶＋庆大霉素	美罗培南
李斯特菌	氨苄西林＋庆大霉素	

3. 结核性脑膜炎　目前易透过血脑屏障的抗结核药物有异烟肼和吡嗪酰胺，利福平也可达到有效脑脊液浓度，因此结核性脑膜炎治疗包括异烟肼、吡嗪酰胺和利福平三联，也可视情况加用乙胺丁醇。成人剂量：异烟肼 600～900mg/d，吡嗪酰胺 2g/d，利福平 450～600mg/d，乙胺丁醇 1g/d，待病情稳定后减量。用药过程中需注意监测抗结核药物的不良反应。结核性脑膜炎的总疗程至少需 1 年，但吡嗪酰胺一般宜限于早期 4 个月内应用。

4. 隐球菌脑膜炎　抗真菌治疗：隐球菌脑膜炎初始治疗方案首选仍为两性霉素 B 和 5 - 氟胞嘧啶（5 - FC）联合用药，以减少单药剂量。两性霉素 B 使用方法为"渐进"累积剂量，即第 1～5d，总量依次为每天 1mg、2mg、5mg、10mg、15mg，第 6 天起按体重 0.5～0.7mg/（kg·d）计算，总累积剂量 3～4g。5 - 氟胞嘧啶剂量为 150mg/（kg·d）。两者同步，疗程多在 3 个月以上。出现肾功能减退者，可选用两性霉素 B 脂质体替代两性霉素 B。治疗过程中不能耐受上述方案者，可改为氟康唑持续长程治疗。

（二）对症治疗

控制颅内压、减轻脑水肿，高热患者要降温治疗，有并发症的要积极治疗并发症，如癫痫的抗癫痫治疗、占位性病变的手术治疗、硬膜下积液穿刺放液治疗等。另外，如在两性霉素 B 治疗过程中，低钾血症发生率高，需密切监测血钾浓度并及时纠正。

肾上腺皮质激素能减轻病毒性脑炎、结核性脑膜炎脑水肿症状，改善颅内高压、椎管阻塞等症状和体征，应早期应用。隐球菌脑膜炎确诊 2～4 周内的病死率高，多与颅内高压相关，因此早期应用肾上腺皮质激素降颅压是降低其早期病死率的关键。

支持治疗：加强护理，注意患者营养、水和电解质平衡、呼吸道通畅及维持静脉通路等。

八、最新进展

如今，各类中枢神经系统感染的实验室检查技术在不断地更新发展，特别是免疫学及分子生物学检查的日益更新，给病原的快速诊断带来先机。

检测脑脊液和血液中病原体的抗原有临床参考意义，如真菌半乳甘露糖（GM）试验可测出脑脊液或血液曲霉菌 GM 抗原敏感性达 1μg/L，是曲霉菌感染筛选指标之一；对真菌细胞壁成分 1，3 - β - D 葡聚糖（glucan，G）抗原检测（G 试验）敏感性达 1ng/L，提示真菌感染可能。

目前结核也有特异性抗体、结核抗原检测，其中抗原测定是诊断结核感染的直接证据。血、脑脊液中 T – SPOT 检测，快速便捷，对于原本较难诊断的结核感染是一强有力的新手段。另外 PCR 检测脑脊液中分枝杆菌的 DNA 片段，利用免疫酶点技术测定结核感染中特异性 B 细胞，以及结核杆菌硬脂酸（TBSA）检测，都是提高结核杆菌检测率的新方法，并在进一步的研究中。

另外，研究发现，动态脑电图与常规脑电图相比，更可以监测到脑部神经元群阵发性异常放电，提高病毒性脑炎的早期诊断率。

在治疗方面：近年来由于病原菌谱变化，各类病原菌耐药性增加，激素、免疫抑制剂、颅内手术及相关创伤性内置物应用的增多，静脉吸毒，HIV 感染的增加，给抗病原治疗，特别是耐药性细菌治疗带来困难。因此，对待急性中枢神经系统感染，更应尽快获得病原培养依据及药敏结果，对症下药。对于静脉给药以外的治疗方式如鞘内注射抗菌药物，尚无定论。除病原治疗外，对症治疗对于缓解中枢神经系统感染急性期症状，减少急性期病死率有重要作用，如早期肾上腺素及激素的短期应用。另有研究表明，人免疫球蛋白与抗病毒治疗的联合应用，有助于减轻病毒性脑炎脑膜炎的临床症状，缩短住院天数。

（邓文斌）

第九章

急性中毒

第一节 急性有机磷杀虫剂中毒

急性有机磷杀虫剂中毒（acute organophosphorous poisoning，AOPP）是指机体在无保护措施或非正常接触有机磷杀虫剂，致使乙酰胆碱酯酶活性受到抑制引起体内乙酰胆碱蓄积，胆碱能神经受到持续冲动而导致的一系列以毒蕈碱样、烟碱样和中枢神经系统症状为主要特征的人体器官功能紊乱，严重患者可因昏迷和呼吸衰竭而死亡。我国现有农药生产厂家2 000家，农药品种近800种，农药原药产量为75万吨，居世界第二，其中除草剂占农药总量的25%，杀虫剂占56%，其他（包括非法农药）占19%。由于有机磷杀虫剂的生产、运输和使用不当以及误服、自服可发生急/慢性中毒，临床急诊以及危重病例较为常见，占急性中毒的49.1%，占中毒死亡人数的83.6%。

一、概述

有机磷杀虫剂绝大多数为油状液体，纯品为黄色，遇碱性溶液易分解失效。具有大蒜气味，是临床上对接触中毒者鉴别诊断的重要依据之一。但乐果乳油等用苯作溶剂，苯进入人体后大部分由呼吸道排出，故乐果中毒患者，其呼出气、呕吐物或被污染物均可混有较浓的苯气味。几乎所有的有机磷农药都具有高度经皮毒性，即使属低毒类的敌百虫，也可因小量的持续的吸收而引起中毒。

（一）化学结构

有机磷杀虫剂毒性大小与其化学结构有关（图9-1）。在其化学结构通式中，若Y为氧原子，则称为磷酸酯，是胆碱酯酶的直接抑制剂，在机体内不需经过氧化，即可与胆碱酯酶直接结合，其反应速率很快，如对氧磷反应速率比对硫磷快1 000倍。在临床上这类化合物急性中毒时，潜伏期就较短。如Y为硫原子则称为硫代磷酸酯，是胆碱酯酶间接抑制剂，当其进入机体内后需经脱硫氧化反应，使P—S键转变成P—O键，才能抑制胆碱酯酶活性，这种氧化增毒反应在昆虫要比高等动物强烈和快速得多。因脱硫氧化反应主要是在肝脏微粒体氧化酶系统的参与下进行，所以凡能影响其氧化酶活性的因素，均可增强或减弱其氧化增毒反应。

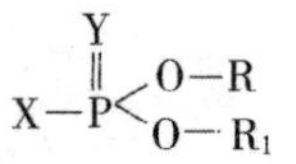

$$X-P{\overset{\displaystyle\overset{Y}{\|}}{<}}{\overset{\displaystyle O-R}{O-R_1}}$$

图9-1 有机磷杀虫剂结构通式

（二）毒性分级

有机磷农药对温血动物具有毒性，且不同品种的毒性差异较大。根据大鼠有机磷中毒灌胃模型所得急性半数致死量（LD_{50}），将国产有机磷杀虫剂分为剧毒、高毒、中毒、低毒四大类（表9-1）。常见剧毒类有甲拌磷（3911）、对硫磷（1605）、内吸磷（1059）等，高度类有氧化乐果、甲基对硫磷、甲胺磷，中毒类有敌敌畏、乐果等，低毒类有马拉硫磷、辛硫磷等。

表 9 - 1　我国有机磷农药急性毒性分类标准

	剧毒	高毒	中毒	低毒
大鼠经口 LD$_{50}$（mg/kg）	<10	10 ~ 100	100 ~ 1 000	1 000 ~ 5 000

（三）毒物的吸收、代谢及排出

有机磷农药可经消化道、皮肤、黏膜、呼吸道吸收，进入机体后经肝脏氧化，大部分毒物经氧化后转变为毒性较低或无毒物质，此过程称为解毒。但少数毒物如对硫磷、乐果、马拉硫磷等经氧化后毒性大增，但进一步代谢后可失去毒性。此外有机磷农药在体内的代谢过程还包括水解、结合反应，最终排出体外。排泄途径主要为肾脏，少量经粪便，呼出气中也有微量排出。

二、病因及发病机制

（一）中毒途径

有机磷中毒包括经消化道、呼吸道、皮肤黏膜三种途径。生产和使用过程中中毒以皮肤黏膜多见，其次为呼吸道。生活中的中毒患者以误服（被农药污染的水源、食物、蔬果等）及自服经消化道中毒为主要途径。

（二）发病机制

有机磷杀虫剂进入机体内主要表现对乙酰胆碱酯酶（真性胆碱酯酶）和丁酰胆碱酯酶（假性胆碱酯酶）具有强力的抑制作用，有机磷以其磷酰根与酶的活性部分紧密结合，形成磷酰化胆碱酯酶（中毒酶），从而失去水解乙酰胆碱（ACH）的能力，造成组织中乙酰胆碱过量蓄积，使中枢神经系统和胆碱能神经过度兴奋，而后抑制或衰竭，引起一系列症状和体征（图 9 - 2）。

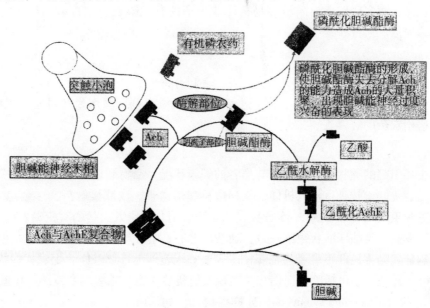

图 9 - 2　有机磷杀虫剂中毒致乙酰胆碱蓄积机制

（三）中毒酶的转归

中毒酶（磷酰化胆碱酯酶）的转归可以向三个方向转化，一是整个磷酰残基脱落，CHE 自动恢复其水解 ACH 活性，称为自动活化反应，但该反应速度较慢，红细胞 CHE 的恢复每天约为 1%，相当于红细胞的更新周期，而血浆中 CHE 活性恢复亦需月余；二是磷酰残基的部分基团脱落，CHE 失去活性即"老化"反应；三是当上述两个转化反应尚未发生时，如果应用 CHE 重活化剂促进中毒酶的磷酰基脱落而重新恢复为自由酶，称为重活化反应。前两者是自然转归，后者是采用人工手段造成的重要转归。因此，及早应用重活化剂使中毒酶恢复活力是有机磷农药中毒治疗的根本措施。重活化机制见图（图9-3）。

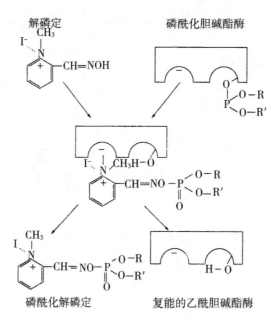

图9-3　胆碱酯酶重活化机制示意图

三、临床表现

有机磷农药中毒，病史明确者诊断较容易，而非生产性有机磷农药中毒多因病史不详，症状不典型，往往造成误诊误治。

（一）病史

注意询问有无使用、保管、配制、喷洒、包装、装卸有机磷杀虫剂的病史，或食用被有机磷杀虫剂污染的食物（误服、自服）等；同时应了解服过何种有机磷杀虫剂、服用量和时间，服用时是否饮酒、进餐等，并寻找盛用农药的容器。

（二）症状

有机磷农药中毒引起的症状及严重程度与患者的健康状况、毒物剂量及侵入途径有关。通常潜伏期短，可通过消化道、皮肤、呼吸道侵入机体，发病愈早病情愈重。皮肤接触后，多数患者4~6小时开始出现症状。经呼吸道吸入者多在30~45分钟发病。而经消化道摄入大量的有机磷农药者，多在20分钟甚至5分钟左右发病，且临床症状很不一致，通常以恶心、呕吐等消化道症状明显，但危重患者却以中枢神经系统抑制症状为主，严重患者甚至死亡。主要临床表现为毒蕈碱样、烟碱样症状及中枢神经系统症状（图9-4）。此外，还包括脏器损伤相关表现及有机磷中毒特殊表现：反跳、中间综合征。

1. 毒蕈碱样症状（muscarinic symptoms，M样症状）　如下所述。

（1）眼：典型表现为瞳孔缩小，严重中毒者可呈针尖样瞳孔，对光反射消失。但4%~6%患者可出现暂时性瞳孔散大然后缩小的现象，如敌敌畏经皮肤吸收中毒时，患者较晚出现瞳孔缩小的症状。故瞳孔缩小不宜作为早期诊断的主要依据。同时，部分患者还可出现眼痛、视力模糊等不适。

（2）腺体：腺体分泌增多，如唾液腺、汗腺、鼻黏膜腺支气管腺等，主要表现为流涎、出汗、流泪、流涕，严重患者可见口吐白沫，大汗淋漓等。

（3）呼吸系统：由于支气管平滑肌痉挛和腺体分泌增多，引起支气管阻塞、水肿，患者出现不同程度的呼吸困难，甚至肺水肿，最终可因周围性或中枢性呼吸衰竭而死亡。严重患者常在病程中发生窒息，也可在急性期症状缓解后，突然发生窒息死亡。

（4）消化系统：有机磷农药中毒后，患者胃肠黏膜受刺激，平滑肌的收缩、蠕动加强，患者出现食欲减退、恶心、呕吐、腹痛、腹泻大便失禁等症状，其中以呕吐最为常见，严重者可出现应激性溃疡。

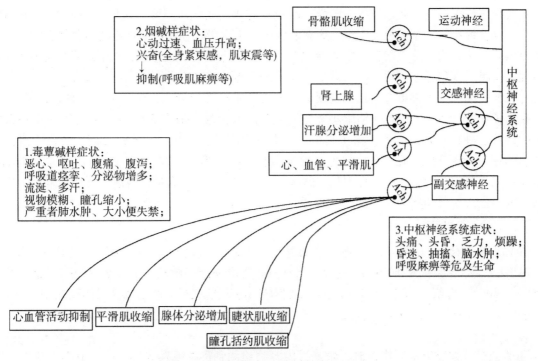

图9-4　有机磷杀虫剂中毒的临床表现

2. 烟碱样症状（nicotinic symptoms，N样症状）　中度中毒早期患者可发生骨骼肌纤维颤动常见于眼睑、颜面肌、舌肌等部位，随病情进展逐渐发展至全身，如出现牙关紧闭、颈项强直、全身肌肉抽搐、肌无力，最终因呼吸肌麻痹而死亡。

3. 神经系统症状　如下所述。

（1）中枢神经系统症状：早期可见头晕、头痛、乏力、意识模糊、昏迷和抽搐等。晚期患者可发生脑水肿、呼吸抑制。

（2）迟发性多发性神经病（organophosphate induced delayed polyneuropathy，OPIDP）：少数患者在急性症状恢复后2～4周内，出现与胆碱酯酶抑制无关的一种毒性反应，其可能原因是有机磷杀虫剂抑制神经靶酯酶（NTE）并使其老化所致。主要表现为进行性四肢麻木、刺痛、对称性手套、袜套型感觉异常，伴四肢无力。重症患者还可出现四肢肌肉萎缩，腱反射减弱或消失，足下垂。通常下肢病变重于上肢。肌电图提示神经电位和运动神经传导速度明显减慢。

4. 心、肝、肾损害和胰腺炎症状　如下所述。

（1）不同程度的心肌损害：心电图可表现为期前收缩、传导阻滞、ST-T改变、QT间期延长等，QT间期延长者预后较无QT延长者差。同时心肌酶可出现不同程度的升高。

（2）肝损害：血清转氨酶升高，可伴肝脏增大、黄疸。

（3）肾损害：蛋白尿，血尿，重症患者可出现急性肾功能衰竭。

（4）胰腺损害：无痛性急性胰腺炎较常见，不易被察觉，但实验室检查血清淀粉酶和脂肪酶升高，影像学出现相应改变。

5. 中间综合征（intermediate syndrome，IMS）　常发生在急性中毒后24～96小时，即急性中毒胆碱能危象控制后，迟发性神经病变之前，故而得名。急性中毒累及脑神经3～7和9～12支配的肌肉、屈颈肌、四肢近端肌肉及呼吸肌后，出现不能抬头、上下肢抬举困难、不能睁眼和张口、吞咽困难、声音嘶哑、复视、咀嚼不能、转颈和耸肩困难、伸舌困难等。严重时可出现呼吸肌麻痹和呼吸衰竭，后者是 IMS 致死的主要原因。神经肌电图检查发现，IMS 可能系突触后神经肌肉接头功能障碍所致。

6. 反跳　急性中毒后 2~8 天，患者症状已经缓解或控制后，突然再次昏迷，出现肺水肿，最终死亡的现象，称为"反跳"，经口服中毒和中重度中毒患者易发生反跳，而经皮肤吸收和轻度中毒患者则较少见。反跳发生前多有先兆，如精神萎靡、面色苍白、皮肤湿冷、胸闷、气短、轻咳、肺部湿啰音、血压升高、瞳孔缩小、心率缓慢、流涎、肌束震颤等。重度中毒症状甚至可出现多脏器衰竭。出现反跳的可能原因是：①毒物清除不彻底继续被吸收有关。②农药种类如久效磷、氧乐果等复能剂治疗效果不佳，易发生反跳。③阿托品停用过早或减量过快。④复能剂注射速度太快或剂量过大。

急性有机磷杀虫剂中毒患者的临床表现分为三度：①轻度中毒：头晕、头痛、恶心、呕吐、多汗、胸闷、视力模糊、无力等，瞳孔可能缩小。血液胆碱酯酶活性一般在 50%~70%。②中度中毒：除上述轻度中毒症状外，有肌肉震颤、瞳孔缩小、轻度呼吸困难、大汗、流涎，腹痛、语言不清、行路蹒跚、神志模糊、血压升高、血液胆碱酯酶活性一般在 30%~50%。③重度中毒：除上述症状加重外，瞳孔小如针眼、肌肉颤动、呼吸极度困难、肺水肿、发绀、大小便失禁、昏迷、呼吸肌麻痹、部分患者出现脑水肿，血液胆碱酯酶活性一般在 30% 以下。

（三）实验室检查

1. 全血胆碱酯酶活力测定　红细胞的胆碱酯酶（CHE）为真性 CHE（ACHE），血浆 CHE 为假性 CHE（BCHE），不能水解 ACH。CHE 主要来自肝脏，受肝功能影响较大。全血 ACHE（总活性中红细胞占 60%~80%，血浆占 20%~40%）和红细胞的 ACHE 能较好反应神经肌肉组织中的 AchE 活性。正常人全血 CHE 的活力为 100%，轻度中毒者 70%~50%，中度中毒者 50%~30%，重度中毒者 30% 以下。

2. 毒物及其代谢物鉴定　检查血、尿或胃内容物检测到毒物或其分解产物，有助于确立诊断。如敌百虫中毒时尿中三氯乙醇含量增高，对硫磷中毒时尿中可查出分解产物对硝基酚。

四、诊断及鉴别诊断

（一）诊断

根据有机磷杀虫剂接触史，结合呼出气有蒜味、针尖样瞳孔、腺体分泌增多、肌纤维颤动以及消化道症状、呼吸困难、意识障碍等表现一般可作出临床诊断。全血胆碱酯酶活力的测定为早期诊断，评估中毒严重程度和指导重活化剂的使用提供依据。血、胃内容物及可疑污染物的有机磷测定或阿托品诊断性治疗有效（阿托品 2mg 静脉注射）可帮助进一步明确诊断。

在急诊诊断过程中，急性有机磷杀虫剂中毒的诊断内容应包括农药名称、中毒途径、程度以及并发症等信息。正确评估患者中毒程度是临床医师选择治疗方案和评估预后的重要参考依据。具体内容见表 9-2。

表 9-2　急性有机磷农药中毒程度分级

分级	临床症状	危重症表现	胆碱酯酶活力
轻度中毒	M 样为主	无	70%~50%
中度中毒	M 样伴发 N 样	无	50%~30%
重度中毒	M 样及 N 样	肺水肿、抽搐、昏迷、呼吸肌麻痹、脑水肿等严重并发症	30% 以下

（二）鉴别诊断

应与中暑、急性胃肠炎、脑炎、脑血管意外等疾病相鉴别（表 9-3）。此外，还需与除虫菊酯类及杀虫脒中毒，特别是氨基甲酸酯类农药中毒相鉴别（表 9-4）。

表9-3 AOPP与常见疾病鉴别

	AOPP	急性胃肠炎	乙型脑炎	中暑
病史	有机磷农药接触史	暴饮暴食或进食不洁食物	蚊虫叮咬	高温作业
体温	多正常	可增高	增高	增高
皮肤	潮湿	多正常	多正常	多汗
瞳孔	缩小	正常	多正常	正常
肌颤	多见	无	无	无
流涎	有	无	无	无
呕吐	多见	多见	喷射性	可有
腹泻	次数少	次数多	无	无
腹痛	较轻	较重	无	无
CHE活力	降低	正常	正常	正常

表9-4 有机磷农药与氨基甲酸酯类农药鉴别要点

	有机磷农药中毒	氨基甲酸酯类农药中毒
接触式与毒物分析	有机磷农药	氨基甲酸酯类农药
呕吐物及洗胃液	蒜臭味	无蒜臭味
作用方式及作用时间	磷酰基与胆碱酯酶结合时间长	整个分子与胆碱酯酶结合时间短
血浆Ach活性	明显降低且恢复慢	降低但恢复快
病程	长	短
阿托品用量	大	小
肟类解毒剂	疗效好	无效且可能增强毒性

五、治疗

（一）清除毒物

1. 清除未被吸收的毒物　吸入中毒者，尽快脱离中毒环境，及时清除呼吸道分泌物，保持呼吸道通畅。经皮肤接触中毒者，立即脱去被污染的衣物，再用微温的肥皂水，或1%~5%碳酸氢钠溶液彻底清洗皮肤。敌百虫中毒禁用碱性液体清洗皮肤，以防转变成毒性更强的敌敌畏。口服中毒者，采取催吐、洗胃、导泻等措施，以排出尚未吸收的毒物。

（1）催吐：适用于口服神志清醒的患者及集体误食中毒患者，不能用于昏迷、惊厥、休克、肺水肿出血患者；心脏病患者及妊娠者亦慎用。

（2）洗胃：口服有机磷农药中毒患者服药时间即使超过12小时也应进行洗胃。对硫代磷酸酯类农药经口中毒者，禁止使用强氧化剂高锰酸钾溶液洗胃，进行镇静治疗时避免使用有肝微粒体酶系统诱导作用的巴比妥类镇静药物。

2. 促进已吸收毒物的排泄　如下所述。

（1）利尿：呋塞米和甘露醇可促进尿液排出，此外，甘露醇还能缓解有机磷农药中毒所致的脑水肿、肺水肿。

（2）血液净化：对重症有机磷农药中毒的患者早期使用血液净化（如腹膜透析、血液灌流、血液透析），可提高毒物清除率，缩短病程，提高治愈率。

（二）抗毒治疗

当有机磷农药进入机体与胆碱酯酶结合后，可用氯解磷定、碘解磷定等药物进行抗毒治疗，具体措施如下。

1. 胆碱酯酶复能剂　肟类化合物能使被抑制的胆碱酯酶恢复活性，并减轻或消除烟碱样作用，应早期、足量、联合、重复给药。目前国内使用的肟类复能剂有氯解磷定、碘解磷定、双复磷。其中氯解磷定为首选药物，可首剂 15～30mg/kg 静注，维持 6 小时。首剂 2～4 小时以 500mg/h 维持直至症状消失，血 CHE 活力稳定在正常值的 50%～60%。

近年动物实验研究发现，除活化 CHE 外，肟类复能剂还具有迅速恢复已衰竭的呼吸中枢、呼吸肌的神经肌肉传导功能。

禁止肟类复能剂与碱性液体配用，以免生成有剧毒的氰化物；禁止碘解磷定与氯磷定合用，以免增加不良反应。

2. 抗胆碱药　如下所述。

（1）M 受体阻断剂：代表药物为阿托品和山莨胆碱等。可对抗 ACH 的毒蕈碱样作用，但只有在极大剂量时，对 N - 受体才有作用，故不能对抗 AOPP 导致的肌颤。此外，对 AOPP 导致的中枢神经症状也无明显的缓解作用。阿托品轻度中毒 2mg，中度中毒 2～4mg，重度中毒 3～10mg，肌内注射或静注。必要时每 15 分钟一次，直到毒蕈碱样症状明显好转或出现"阿托品化"表现。阿托品化（atropinization）表现为瞳孔较前扩大、口干、皮肤潮红、肺啰音消失、心率增快。然而，瞳孔扩大和皮肤潮红并非"阿托品化"的可靠指标。当患者经呼吸道或眼部局部染毒时，即使给予超大剂量阿托品治疗，瞳孔也不明显扩大。因此较可靠的"阿托品化"的指标为：口干、皮肤干燥、心率增快。对中毒患者给予适量的阿托品治疗，可出现口干、皮肤潮红等症状；阿托品剂量过大，则可能出现瞳孔扩大、皮肤苍白、四肢发冷、意识模糊、烦躁不安、抽搐、尿潴留等症状，提示阿托品中毒，应立即停用。

因此，临床上应用阿托品应遵循早期、适量、反复、高度个体化的原则，避免阿托品中毒。一旦发生阿托品中毒，其与有机磷中毒并存，将使病情复杂化，增加有机磷中毒病死率。如何鉴别阿托品化与阿托品中毒，是临床医师必须掌握的基本内容（表 9－5）。

表 9－5　阿托品化与阿托品中毒的鉴别

	阿托品化	阿托品中毒
神经系统	意识清醒或模糊	意识模糊、谵妄、抽搐、昏迷
皮肤	颜面潮红、干燥	紫红、干燥
瞳孔	由小扩大不再小	极度扩大
体温	正常或轻度升高	高热
心率	增快≤120，脉搏快而有力	心动过速、甚至室颤

（2）中枢性抗胆碱药：如东莨菪碱、贝那替嗪等。这类药物对中枢神经 M - 受体和 N - 受体均有明显作用，不仅能对抗 AOPP 引起的毒蕈碱样症状，还能减轻烦躁不安、呼吸抑制等中枢神经系统症状。轻度、中度、重度中毒患者东莨菪碱的首次剂量分别为 0.3～0.5mg、0.5～1.0mg、2.0～4.0mg。

（3）长托宁（盐酸戊乙奎醚）：是新型抗胆碱药物。对 M 受体亚型 M_1、M_3 受体具有较强的选择性，对 M_2 受体选择性较弱。主要作用于中枢神经 M_1 受体和平滑肌、腺体受体（M_3 受体），对心脏和神经元突触前膜自身受体（M_2 受体）无明显作用。长托宁是唯一能同时较好对抗 AOPP 导致的 M 样症状、N 样症状、中枢神经系统症状的药物。

与阿托品相比，长托宁用药量减少，时间间隔延长，不良反应少。对轻、中、重度中毒患者长托宁的首次剂量分别为 2mg、4mg、6mg，肌内注射后 1 小时给予首剂的 1/2，以尽早达到"长托宁化"：口干、皮肤干燥、肺部啰音减少或消失、精神神经症状好转。维持量 1～2mg，每 6～12 小时一次。

（三）对症治疗

密切监护，保持气道通畅。一旦出现呼吸肌麻痹应尽早建立人工气道进行机械通气。积极防治肺水肿、脑水肿，纠正电解质和酸碱失衡。心电监护，尽早发现、处理心律失常。

总之，一旦疑诊或临床诊断为急性有机磷杀虫剂中毒，按照急性有机磷杀虫剂中毒救治流程合理有序地进行有效抢救与治疗（图9-5）。

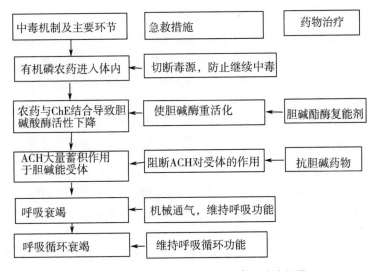

图9-5 急性有机磷杀虫剂中毒救治流程图

（四）特殊症状的处理

1. 反跳 密切观察病情变化，注意反跳前的各种临床先兆。当AOPP患者在使用抗胆碱药物治疗症状好转后，再次出现面色苍白、精神萎靡、皮肤湿冷、胸闷、气短、轻咳、肺部湿啰音、血压升高、瞳孔缩小、心率缓慢、流涎、肌束震颤等症状时，应考虑反跳。此时，需使用大量阿托品，直至出现阿托品化，维持给药3~5天。

2. 迟发性猝死 严密监护，重在预防。对严重中毒恢复期的患者，应做好心电监护，电解质监测，及时纠正心律失常和电解质紊乱。一旦发现心跳呼吸骤停，按心肺复苏程序进行抢救。

3. 中间综合征（IMS） 加强对本征的认识，主动预防和对症支持治疗；轻者预防其呼吸麻痹。若已经出现呼吸肌无力者，及时行气管插管和机械通气。适时评估患者肌力和自主呼吸恢复情况，尽早脱机。

4. 迟发性多发性神经病（OPIDP）的治疗 目前尚无针对本病的特效药物，治疗的关键在于早发现、早诊断。除采用维生素 B_1、维生素 B_{12} 治疗外，还可应用神经营养药物如神经生长因子及神经节甘酯。同时可配合针灸治疗，神经、肌肉功能锻炼。

（邓文斌）

第二节 急性百草枯中毒

百草枯（Paraquat，PQ），商晶名为克无踪（Gramoxone），化学名为1，1'-二甲基-4，4'-联吡啶二氯化物（1，1'-Dimethyl-4，4'- bipyridiniumdichloride），是一种广谱、高效、环境污染较小的接触灭生性除草剂，在全球130余个国家得到广泛使用。百草枯具有腐蚀性，不挥发，易溶于水，在酸性条件下稳定，遇碱水解，与阴离子表面活性剂如肥皂等接触也易失去活性。百草枯接触土壤后很快失去活性，无残留，不会损害植物根部，在农业上得到广泛应用。目前市售常见的百草枯为20%的水剂，无色无味，为防止意外误服，生产时加入了臭味剂和催吐剂，外观为绿色或蓝色溶液，有刺激性气味。百草枯对人、畜有很强的毒性作用。大多数由于误服或自杀口服引起中毒，但也可经皮肤和呼吸道吸收中毒，其病死率高达60%~90%，即使存活的患者，大部分也发展为肺纤维化。

一、病因与发病机制

（一）病因

百草枯中毒以农村多见，因自杀、误服、投毒等主要经消化道吸收引起中毒，也可因喷洒农药时皮肤接触后中毒。偶有经静脉注射百草枯溶液引起中毒的病例。

（二）吸收、分布与代谢

百草枯口服吸收率为 5%～15%，大部分经粪便排出体外。百草枯吸收后主要分布于肺、肝、肾、甲状腺、各种体液和脑脊液中。由于肺泡上皮细胞的主动摄取作用，百草枯在肺内形成蓄积，致使肺组织中百草枯浓度为血浆浓度的 10～90 倍。吸收后血浆浓度于 30 分钟～4 小时内达峰值，15～20 小时内缓慢下降，体内分布半衰期为 5 小时。有报道称，百草枯 4 天后血液中已测不出，但肺组织中仍可测得较高浓度。百草枯主要经肾小管以原形排泄，少量可经乳汁排出。

（三）发病机制

百草枯中毒的机制尚未完全明确，目前主要认为与其介导大量氧自由基产生从而导致急性氧化应激反应、脂质过氧化损伤及急性炎症反应等有关，导致多脏器损伤、多器官功能衰竭二脂质过氧化反应、肺泡细胞损伤，各种细胞因子、生长因子等促使成纤维细胞活化增殖及胶原纤维增生等促进肺纤维化的发生发展。

1. 氧化损伤　蓄积于肺组织中的百草枯在 NADP – 细胞色素 C 还原酶作用下被还原型尼克酰胺腺嘌呤二核苷酸磷酸（NADPH）转化为 PQ^+，并消耗 NADPH，进而 PQ^+ 再与细胞内的氧发生反应，产生大量超氧离子（O_2^-），O_2^- 在超氧化物歧化酶的作用下，转变为过氧化氢 H_2O_2，H_2O_2 在 Fe^{2+} 催化下迅速生成 OH，上述氧自由基与磷脂膜上的不饱和脂肪酸反应，引起脂质过氧化，导致细胞膜及细胞内的细胞器膜结构破坏，通透性增加，影响各种酶反应过程及离子泵功能，损伤 DNA，导致机体肺、肝、肾、心肌等多脏器损害，其中以肺损害最为严重。另外，由于在生成自由基的过程中，大量消耗 NADPH，导致需要 NADPH 的各种酶难以发挥作用，细胞难以维持其功能，造成不可逆的损害。

2. 炎性反应　百草枯引起的氧化性损伤，导致各种致炎因子迅速增加。核因子（NF – κB）的激活、肿瘤坏死因子 – α（TNF – α）、转化生长因子 – β（TGF – β）、白细胞介素（IL）及细胞间黏附分子（ICAM – 1）等炎性因子增加，促进大量炎性细胞聚集，释放各种炎性介质，加重细胞、组织损伤，导致全身炎性反应。

二、病理改变

百草枯中毒病变主要发生于肺，称为百草枯肺（paraquat lung）。基本病变为增殖性细支气管炎和肺泡炎。肺的形态学变化取决于摄入后生存期的长短。1 周内以 I 型和 II 型肺泡上皮细胞肿胀、变性和坏死等病理改变为主，表现为肺充血、水肿，肺脏重量增加，类似于氧中毒。生存期超过 1 周者，肺泡渗出物（含脱落的肺泡上皮碎屑、巨噬细胞、红细胞及透明膜）机化、单核细胞浸润、出血和间质成纤维细胞增生、肺泡间质增厚，广泛的纤维化，形成蜂窝状肺及细支气管张。百草枯中毒可引起肾小管坏死，肝中央小叶细胞损害、坏死、心肌炎、肺动脉中层增厚，肾上腺皮质坏死等。

三、临床表现

（一）症状

百草枯中毒早期可无症状或症状较轻，随着时间推移，可表现为多脏器的损害。口服中毒者，早期主要表现为消化道症状，如口、舌及咽部烧灼感，恶心、呕吐和腹痛等症状。进一步发展出现肝、肾、肺等多脏器功能不全或衰竭的表现，如发绀、呼吸困难、咳嗽、胸痛、头晕、头痛、肌肉痉挛、抽搐、昏迷等。口服量大者，1～3 内即可出现呼吸困难、呼吸窘迫并死亡；口服量小者，早期可无明显临床表现，数日后逐渐出现胸闷、呼吸困难，并逐渐加重，发生肺纤维化。

（二）体征

口服中毒者，可出现口腔、咽喉部、食管和胃黏膜糜烂，溃疡形成，重者出现胃出血、胃穿孔。肺部听诊呼吸音减低、干湿啰音。皮肤黏膜染毒者，表现相对轻，主要为皮肤红斑、水疱、溃疡，指甲接触可使指甲出现横断、脱落，结膜接触可引起溃疡、虹膜炎。

四、实验室检查

（一）毒物检测

检测血、尿中百草枯含量是确诊、判断病情严重程度和评估预后的重要依据。常用方法有液相或气相色谱法测血液浓度，碱和硫代硫酸钠试管法检测尿液。

液相色谱是分析检测百草枯浓度的最重要、最常用的方法。因百草枯是一种极性很强的离子型化合物，也可以采用高效液相色谱进行分析。

（二）其他实验室检查

血白细胞升高，血红蛋白下降，红细胞和血小板减少，血尿素氮、肌酐、胆红素和转氨酶、淀粉酶升高，可出现血尿、蛋白尿。

（三）心电图

由于百草枯中毒导致呼吸窘迫以及心肌损害，常可出现窦性心动过速、S－T段改变、心律失常等异常。

（四）血气分析

百草枯中毒主要表现为低氧血症，氧分压、氧饱和度降低。由于过度通气二氧化碳分压也常常降低。

（五）肺部 X 线检查

百草枯中毒早期（3 天~1 周），主要为肺野弥漫渗出，肺纹理增多，肺间质炎性变，可见点、片状阴影，肺部透亮度减低或呈毛玻璃状，中期（1~2 周），出现肺实变或大片实变，同时出现部分肺纤维化，后期（2 周后），出现肺纤维化及肺不张。

（六）CT 检查

中毒早期由于血管内皮受损，液体外渗，组织水肿，肺纹理增多；毛细血管压力升高，肺血管阻力增加，组织胺释放渗出与肺水肿加重，出现毛玻璃征象；如进一步发展，水肿液进入肺泡腔，出现肺实变；在病程中后期，细支气管周围淋巴组织及成纤维细胞增生，形成肺纤维化，还可伴支气管扩张、囊性变，肺气肿、纵隔气肿等表现。

五、诊断与鉴别诊断

（一）诊断

根据接触或口服百草枯的病史及临床表现特点，结合实验室检查可以诊断本病。呕吐物、洗胃液、血尿检测到百草枯可以确诊。需要注意的是某些患者病史并不清楚，如遇口腔溃疡伴进行性呼吸困难者，应怀疑本病可能，详问发病前的情况，注意搜寻百草枯服用的证据（自杀的遗书、空的百草枯容器包装、残留物、气味和颜色）有助于诊断，如可检测百草枯，即可确诊。

（二）鉴别诊断

应注意患者进行性呼吸困难，可能误诊为支气管肺炎等。详细询问病史有助于诊断本病，高度怀疑时，可定性或定量检测百草枯。

六、治疗

对于百草枯中毒，目前尚无特殊治疗方法，主要采取尽早清除毒物，促进百草枯排泄，抗氧化及对症支持治疗。

（一）一般治疗

1. **皮肤接触中毒**　立即脱去被污染的衣物，用肥皂水彻底清洗，再用清水清洗。眼部污染者，可用 2% ~4% 碳酸氢钠溶液冲洗 15 分钟，再用生理盐水洗净。

2. 口服中毒　如下所述。

（1）催吐：现场可刺激咽喉部催吐，口服肥皂水或泥浆水或活性炭等。

（2）立即洗胃：用 2% ~5% 碳酸氢钠溶液、30% 白陶土水或 1% 肥皂水或泥浆水加活性炭 50 ~ 100g 彻底洗胃，因百草枯对消化道的腐蚀作用，洗胃时应注意动作轻柔，以免食管或胃穿孔。

（3）导泻：洗胃后用活性炭悬液（50g）＋硫酸镁（20 ~40g）、20% 漂白土（思密达）悬液 300mL 或活性炭 60g/20% 甘露醇 100 ~150mL，硫酸镁 15g 导泻，每 2 ~3 小时一次交替使用，持续 3 ~ 7 天或持续到大便不再是绿色为止。

（二）药物治疗

目前尚无特效解毒剂，主要采用综合治疗，保护主要脏器功能。

1. 抗氧自由基治疗　百草枯中毒早期主要是由于脂质过氧化造成全身多脏器的损害，因此早期应积极使用抗氧化、抗自由基的药物治疗。维生素 E、维生素 C、维生素 B_1、烟酸、还原型谷胱甘肽、乙酰半胱氨酸及超氧化物酶等可破坏氧自由基，可选择使用。

2. 肺纤维化的预防和治疗　如下所述。

（1）传统的治疗方案：①普萘洛尔（心得安）应早期应用。它可与结合在肺内的受体竞争，使肺内毒物释放出来，10mg，tid。②糖皮质激素：具有强大的抗炎作用，可有效维持细胞膜的稳定性，阻止后期肺纤维化。应早期大剂量使用。根据病情演变决定给药时间，一般可用 10 ~14 天。甲泼尼龙 500 ~1 000mg/d，持续使用 5 天后逐渐减量至停用。其他尚可选择地塞米松或氢化可的松。③免疫抑制剂：环磷酰胺、环孢素 A、秋水仙碱等具有免疫调节作用，减轻炎症反应，应及早使用。环磷酰胺 5mg/（kg·d）（总量 4g）或秋水仙碱 0.5mg，bid 加入 5% 的葡萄糖溶液中静脉滴注。

（2）环磷酰胺和类同醇激素疗法：环磷酰胺 [5mg/（kg·d）总量 4g] 和地塞米松（8mg 3 次/天，持续 2 周）治疗，存活率可达 72%。

3. 改善微循环　复方丹参液（30 ~40mg/d）、东莨菪碱（2.4 ~10mg/d）和地塞米松（25mg/d），能有效改善微循环，维护器官功能，降低病死率。

（三）血液净化治疗

血液净化治疗能有效清除血液中的毒物、游离的自由基以及细胞因子、炎症介质等，从而达到减少毒物和自由基毒性以及保护脏器功能的作用。血液灌流目前在中毒领域得到广泛应用，其原理是使用活性炭、树脂等吸附剂吸附清除毒素，是临床上抢救中毒患者的常用急救方法。血液灌流可有效清除血液中的百草枯，如无禁忌可尽早使用，在 6 小时内最好。连续血液灌流，每次持续 10 小时或更长，效果更好，一般可使用 5 ~7 天。出现肾功能衰竭时可联合血液透析治疗。需要注意的是，有研究表明如果患者血液百草枯浓度超过 3mg/L，无论进行血液透析或血液灌流均不能改善其预后。

（四）肺移植

虽然国外有个别案例报道，在百草枯中毒后第 44 天，对 1 例 17 岁患者进行肺移植并获得成功，但也有案例报道患者在肺移植后再发肺纤维化死亡。因此，肺移植成功与否可能与移植选择的时机有关。由于肺移植需一定条件，技术力量及经济负担，国内尚无有关报道。

（五）给氧与机械通气

给氧有促进氧自由基生成的作用，不主张常规给氧，但在明显缺氧时可低浓度低流量给氧。一般当 PaO_2 <40mmHg（5.3kPa）或出现 ARDS 时才给予吸氧或建立人工呼吸道行机械通气治疗。通气方式一般采用呼吸末正压低流量氧吸入，可使肺泡处于一定扩张状态，增加功能残气量和气体交换，改善氧合功能，从而有利于提高氧分压。但要注意由于百草枯中毒后易并发自发性气胸及皮下气肿，故呼吸末正压选择宜偏小，并注意监测生命体征变化。

（于鹏艳）

第三节 急性杀鼠剂中毒

一、概述

杀鼠剂（Rodenticide）是指一类可以杀死啮齿动物的化合物，主要用于杀灭鼠类，分类较多。我国常用的杀鼠剂按照其作用时间的快慢可分为急性杀鼠剂和慢性杀鼠剂。前者是指动物进食毒饵后数小时至一天内毒性发作死亡的杀鼠剂，如毒鼠强，氟乙酰胺；后者是指动物进食毒饵后数天毒性发作，如抗凝血类杀鼠剂。按照其作用机制，化学结构，大体可分为九类。

1. 中枢神经兴奋类杀鼠剂　毒性强，潜伏期短，病情进展快，有的抽搐症状难以控制。如毒鼠强、鼠特灵、毒鼠硅。

2. 有机氟类杀鼠剂　为早已禁用的急性杀鼠剂，如氟乙酰胺、氟乙酸钠。

3. 植物类杀鼠剂　是从植物中提取的生物碱，如毒鼠碱。

4. 干扰代谢类杀鼠剂　如灭鼠优抑制烟酰胺代谢；鼠立死拮抗维生素 B_1，干扰 γ - 氨基丁酸的氨基转移和脱羧反应。

5. 硫脲类杀鼠剂　如安妥、灭鼠特、灭鼠肼、双鼠肼。肺水肿是其主要致死原因。

6. 有机磷酸酯类杀鼠剂　主要有毒鼠磷、溴代毒鼠磷、除鼠磷，其中毒机制、临床表现和救治措施与急性有机磷农药中毒类同。

7. 无机磷杀鼠剂　如磷化锌，是我国既往应用最早最广的杀鼠剂，现已禁用。中毒机制是口服后在胃酸的作用下分解产生磷化氢和氯化锌：前者抑制细胞色素氧化酶，影响细胞代谢，形成细胞窒息，中枢神经系统损害最为严重；后者对胃肠黏膜有强烈的刺激与腐蚀作用导致炎症、充血、溃疡、出血。

8. 氨基甲酸酯类杀鼠剂　如灭鼠安、灭鼠晴，其中毒机制、临床表现及救治原则和氨基甲酸酯类农药中毒相同。

9. 抗凝血类杀鼠剂　是我国批准合法使用的慢性杀鼠剂，第一代抗凝血类杀鼠剂有杀鼠灵、杀鼠醚、敌鼠；第二代抗凝血类杀鼠剂有溴敌隆、溴鼠灵、克鼠灵、氯鼠灵。其中杀鼠灵、杀鼠醚、克鼠灵、溴敌隆属于双香豆素类抗凝血杀鼠剂；敌鼠和敌鼠钠、氯鼠酮等属于茚满二酮类抗凝血杀鼠剂。

二、毒鼠强

（一）毒理

毒鼠强（tetramine）化学名为四亚甲基二砜四胺，分子量 240.27，大鼠经口 LD_{50} 为 $0.1 \sim 0.3$ mg/kg，对成人的致死量约为 $5 \sim 12$ mg。为白色无味粉末，化学性质稳定，微溶于水，不溶于甲醇及乙醇。可经呼吸道与消化道吸收，口服吸收后数分钟至半小时内发病。摄入后以原形无明显选择性分布于各组织器官，血液中不与蛋白结合，主要通过肾脏以原形排出，少量可经呼吸道排出或随胆道排入肠道。由于其剧烈的毒性和稳定性，易造成二次中毒。毒鼠强是不需代谢即发生毒作用的中枢神经系统兴奋性杀鼠剂，其作用机制可能是拮抗 γ - 氨基丁酸（GABA）的结果。GABA 的作用被毒鼠强非竞争性抑制后，中枢神经系统过度兴奋至惊厥，严重者死亡。

（二）临床表现

潜伏期为 5 分钟 ~ 1 小时。主要临床表现为中枢神经兴奋状态，全身阵发强直性抽搐，严重者可导致呼吸循环衰竭而死亡。

1. 神经系统　中枢神经系统是毒鼠强中毒的主要靶器官，全身阵发强直抽搐为其最突出的表现，每次抽搐持续约 $1 \sim 10$ 分钟，多可自行缓解，间隔数分钟后再次发作，每天发作可达数十次，严重者呈癫痫持续状态，可致呼吸衰竭而死亡。此外可有头痛、头晕、乏力、口唇麻木等症状；也可出现精神症状，如狂躁、幻觉、喜怒无常等，症状多可逆，脑电图显示癫痫样放电改变。

2. 消化系统　患者可出现恶心、呕吐、上腹部烧灼感、腹痛、腹胀、腹泻等表现，严重者可出现消化道出血及肝脏功能损伤，表现为转氨酶的升高。

3. 循环系统　患者有心悸、胸闷等症状，心电图可出现窦性心动过缓或过速、ST 段压低或抬高、低平倒置，频发期前收缩；患者心肌标志物异常升高。

4. 呼吸系统　气紧、呼吸困难，口唇发绀，严重可出现肺水肿、咯血。

（三）诊断

1. 诊断要点　根据接触或口服毒鼠强的病史及以癫痫样大发作等中枢神经系统兴奋为主要临床表现的特点，结合实验室检查应考虑有毒鼠强中毒可能，但尚需除外其他以癫痫样大发作为主要临床表现的疾病，如原发性癫痫、中枢神经系统感染性疾病、脑血管意外、亲神经毒物中毒等。血、尿和呕吐物等生物样品中检测到毒鼠强可以确诊。需要注意的是某些患者病史并不清楚，如遇癫痫持续状态者，应怀疑本病可能，详问发病前的情况，注意搜寻毒鼠强服用的证据（自杀的遗书、空的毒鼠强容器、包装）有助于诊断，如可检测毒鼠强，即可确诊。

2. 诊断分级　①轻度中毒：出现头痛、头晕、恶心、呕吐和四肢无力等症状，可有肌颤或局灶性癫痫样发作，生物样品中检出毒鼠强。②中度重度：在轻度中毒基础上，具有下列表现之一者：癫痫样大发作；精神病样症状（幻觉、妄想等）。③重度中毒：在中度中毒的基础上，具有下列表现之一者：癫痫持续状态；脏器功能衰竭。

（四）急救措施

目前尚缺乏明确的特效解毒剂，主要采取对症支持治疗。

1. 清除体内毒物　可采用催吐、洗胃等方法清除尚未被吸收的毒物。洗胃时使用清水即可，每次洗胃液量为 300 ~ 500mL，直至洗出液澄清；中、重度中毒的患者洗胃后要保留洗胃管，以备反复洗胃。活性炭对清除毒鼠强有一定作用，轻度中毒患者洗胃后立即予以活性炭 1 次，中、重度中毒患者在洗胃后最初 24 小时内，每 6 ~ 8 小时使用活性炭 1 次，24 小时后仍可使用。剂量：成人每次 50g，儿童每次 1g/kg，配成 8% ~ 10% 混悬液经洗胃管灌入。

2. 血液灌流　因毒鼠强在体内残留时间久，且性质稳定，血液灌流为行之有效且对预后有明显改善作用的措施。一旦高度怀疑毒鼠强中毒，都应及早开展血液灌流，中、重度中毒患者更应早期进行血液灌流，并多次进行，直至癫痫症状得到控制。

3. 镇静止痉　①苯巴比妥：为基础用药，可与其他镇静止痉药物合用。轻度中毒每次 0.1g，每 8 小时肌内注射 1 次；中、重度中毒每次 0.1 ~ 0.2g，每 6 ~ 8 小时肌内注射 1 次。儿童每次 2mg/kg。抽搐停止后减量使用 3 ~ 7d。②地西泮：癫痫大发作和癫痫持续状态的首选药物。成人每次 10 ~ 20mg，儿童每次 0.3 ~ 0.5mg/kg，缓慢静脉注射，成人的注射速度不超过 5mg/min，儿童的注射速度不超过 2mg/min。必要时可重复静脉注射，间隔时间在 15 分钟以上。不宜加入液体中静脉滴注。

4. 其他　癫痫持续状态超过 30 分钟，连续两次使用地西泮仍不能有效控制抽搐，应及时使用静脉麻醉剂（如硫喷妥钠）或骨骼肌松弛剂（如维库溴铵）。

5. 对症支持治疗　密切监护心、脑、肝、肾等重要脏器功能，及时给予相应的治疗措施。

三、氟乙酰胺

（一）毒理

氟乙酰胺（Fluoroacetamide）化学名为氟醋酸酰胺，为有机氟类杀鼠剂，为国家早已禁用的急性杀鼠剂。为白色针状结晶，易溶于水，大鼠经口 LD_{50} 为 15mg/kg，人口服致死量为 0.1 ~ 0.5g。主要通过消化道及皮肤黏膜吸收，氟乙酰胺进入人体后脱氨基转化为氟乙酸，氟乙酸与细胞内线粒体的辅酶 A 作用，生成氟代乙酰辅酶 A，再与草酰乙酸反应，生成氟柠檬酸钠，氟柠檬酸与柠檬酸虽在化学结构上相似，但不能被乌头酸酶作用，反而拮抗乌头酸酶，使柠檬酸不能代谢产生乌头酸，导致三羧酸循环中断（称之为"致死代谢合成"），使丙酮酸代谢受阻，氟柠檬酸积聚，妨碍正常的氧化磷酸化过程，从而引起中枢神经系统和心血管系统为主的毒性损害。此外，氟柠檬酸、氟乙酸还可以直接损害中枢神经系统和心肌。氟离子还可以与体内钙离子相结合，使体内血钙下降。

（二）临床表现

口服中毒潜伏期2～15小时，严重者短于1小时。急性中毒时主要出现以中枢神经系统障碍和心血管系统障碍为主的两大综合征。

1. 中枢神经系统　头晕、头痛、乏力、易激动、烦躁不安、肌肉震颤、意识障碍甚至昏迷、阵发性抽搐，因强直性抽搐致呼吸衰竭。

2. 心血管系统　表现有心悸、心动过速、血压下降、心力衰竭、心律失常（期前收缩、室速或室颤）、心肌损害（心肌酶异常增高，QT间期与ST－T段改变等）等。

3. 其他　可出现消化道症状以及包括分泌物增多、呼吸困难、咳嗽等在内的呼吸系统表现。

（三）诊断

1. 诊断要点　①氟乙酰胺杀鼠剂接触史。②有典型的临床表现。③实验室检查血氟、尿氟增高。④确诊需鉴定毒饵、呕吐物、胃液、血液或尿液毒物含量。

2. 诊断分级　①轻度中毒：头痛、头晕、视力模糊、乏力、四肢麻木、肢体小抽动；恶心、呕吐、口渴、上腹部烧灼感、腹痛；窦性心动过速；体温下降等。②中度中毒：除上述外，尚有分泌物增多、呼吸困难、烦躁、肢体痉挛、血压下降、心电图显示心肌损害等。③重度中毒：昏迷、惊厥、严重心律失常、瞳孔缩小、肠麻痹、大小便失禁、心衰、呼吸衰竭等。

（四）急救措施

1. 清除毒物　口服中毒者，立即催吐、洗胃、导泻。洗胃后可于胃管内注入适量乙醇在肝内氧化成乙酸以达到解毒目的。

2. 尽早使用特效解毒剂　乙酰胺（解氟灵）可与氟乙酰胺竞争酰胺酶，使其不能脱氢产生氟乙酸，并直接提供乙酰基，与辅酶形成乙酰辅酶A，阻止有机氟对三羧酸循环的干扰、恢复机体的氧化磷酸化代谢过程，有延长潜伏期、控制发病、减轻症状的作用。用法：成人每次2.5～5g肌内注射，每6～8小时一次，儿童按0.1～0.3g/（kg·d）分2～3次肌内注射，连用5～7d，首剂给全日总量的一半效果更好。危重患者可用20g加入500～1000mL液体中静脉滴注。

3. 控制抽搐　全身阵发性抽搐是本病的突出症状，严重的抽搐，静注安定能够达到迅速解痉的效果，但安定持续时间短，可加入液体内持续静滴；再辅以鲁米那100mg肌内注射及10%葡萄糖酸钙静注，以防止抽搐反复发作，造成脑组织及全身组织缺氧而加重病情。

4. 血液净化　对于中、重度中毒患者，可采用单纯血液灌流或血液灌流联合血液透析尽早进行血液净化，提高抢救成功率。

5. 对症支持治疗　包括心电监护、防止脑水肿、保护心肌、纠正心律失常，维持水、电解质酸碱平衡、高压氧等。

四、灭鼠优

（一）毒理

灭鼠优（Pyrinuron）为干扰代谢类杀鼠剂。又名鼠必灭，抗鼠灵、吡明尼。为淡黄色粉末，无臭无味，不溶于水，易溶于乙醇等有机溶剂。大鼠经口LD_{50}为12.3mg/kg。中毒机制是抑制烟酰胺的代谢，造成维生素B族的严重缺乏。使中枢和周围神经肌肉接头处、胰岛组织、自主神经和心脏传导等方面的障碍。还可致胰腺B细胞破坏引起糖尿病。

（二）临床表现

中毒的潜伏期约3～4小时。口服中毒者出现恶心、呕吐、腹痛、纳差等胃肠道症状，随后出现自主神经中枢及周围神经系统功能障碍，如体位性低血压、四肢感觉异常、肌力减弱、视力障碍、神经错乱、昏迷、抽搐等。早期可有短暂性低血糖，后出现尿糖，常伴酮症酸中毒。肌电图及脑电图异常。

（三）急救措施

（1）口服者催吐、洗胃导泻。

（2）尽早使用解毒剂烟酰胺：200～400mg 加入 250mL 液体中静滴。每日 1～2 次。好转后改口服，每次 100mg，每日 4 次，共 2 周。

（3）血糖升高时给予普通胰岛素。

（4）对症支持治疗立即给予心电监护、监测血糖波动、神经功能，防止低血糖、脑水肿、保护心肌，维持水、电解质酸碱平衡等。

五、溴鼠灵

（一）毒理

溴鼠灵（Brodifacoum），又名大隆、溴鼠隆、溴敌拿鼠。为第二代抗凝血类杀鼠剂，属于双香豆素类抗凝血杀鼠剂。中毒机制是干扰肝脏对维生素 K 的作用，使凝血酶原和凝血因子 Ⅱ、Ⅶ、Ⅸ、Ⅹ 等的合成受阻，导致凝血时间和凝血酶原时间延长；同时其代谢产物亚苄基丙酮，可直接损伤毛细血管壁，使其通透性增加而加重出血。

（二）临床表现

本类杀鼠剂作用缓慢，误服后潜伏期长，大多数 2～3d 后才出现中毒症状，如恶心、呕吐、纳差、精神不振、低热等。中毒量小的患者无出血现象，不治而愈。达到一定剂量时，表现为全身广泛出血，首先出现血尿、鼻出血、牙龈出出、全身皮肤黏膜出血，严重者可出现呕血、便血、咯血及颅内出血。患者可死于颅内出血及心肌出血。由于中毒患者多以出血为主诉来就诊，应提高对其警惕性，详细询问病史有助于减少误诊。

（三）急救措施

（1）清除毒物：口服中毒者催吐、洗胃、导泻；皮肤污染者用清水彻底冲洗。

（2）特效解毒剂：轻度出血者，用维生素 K_1 10～20mg 肌内注射，每日 3～4 次；严重出血者，首剂 10～20mg 静脉注射，给予 60～80mg 静脉滴注；出血症状好转后逐渐减量，一般连用 10～14 天，出血症状消失，凝血酶原时间活动度正常后停药。

（3）输血：对出血严重者，可输注新鲜血浆或凝血酶原复合物，以迅速止血。

（4）肾上腺皮质激素：可以减少毛细血管通透性，保护血小板和凝血因子，促进止血、抗过敏和提高机体应激能力，可酌情使用，同时给予大剂量维生素 C。

（5）对症支持治疗：应注意维生素 K_3、维生素 K_4、卡巴克络、氨苯甲酸等药物对此类抗凝血类杀鼠剂中毒所致出血无效。

六、安妥

（一）毒理

安妥（antu）为硫脲类杀鼠剂，不溶于水，易溶于有机溶剂。大鼠经口 LD_{50} 为 7～250mg/kg，人口服致死量为 4～6g。口服后对局部黏膜有刺激性作用而引起胃肠道症状，吸收后主要损害毛细血管，使其通透性增加，引起肺水肿、胸腔积液和肺出血，并可引起肝、肾损害，体温偏低、一过性血糖升高。肺水肿是其主要致死原因。

（二）临床表现

急性中毒时口部有灼热感、恶心、呕吐、口渴、头晕、嗜睡等；重症患者可出现呼吸困难、发绀、肺水肿等；也可有躁动、全身痉挛、休克等；稍晚期可有肝大、黄疸、血尿及蛋白尿等表现。

（三）急救措施

（1）清除毒物：口服者可用清水或者 1 ：5 000 高锰酸钾溶液洗胃，禁用碱性液洗胃；导泻，忌用油类泻剂；皮肤接触者清水冲洗。

（2）可试用半胱氨酸 100mg/kg 肌内注射，或 5% 硫代硫酸钠 5～10mL 静注，每日 2～4 次，可降低安妥的毒性。

（3）禁食脂肪性食物及碱性食物。

（4）病情严重，出现肺水肿者，应用肾上腺皮质激素，并限制入量。

（5）对症支持治疗重症者应给予心电监护、监测肝肾功能，维持水、电解质酸碱平衡等。

（于鹏艳）

参考文献

[1] 张焱焱. 规范化急救. 武汉：华中科技大学出版社，2013.

[2] 张海涛. 院前急救流程预案. 北京：科学技术文献出版社，2009.

[3] 冯庚. 院前急救时气管插管术的应用. 世界急危重病医学杂志，2011.

[4] 许铁. 张劲松. 急救医学. 南京：东南大学出版社，2010.

[5] 吴恒义，池丽庄. 实用危重症抢救技术20讲. 北京：人民军医出版社，2012.

[6] 赵世光，刘恩重. 神经外科危重症诊断与治疗精要. 北京：人民卫生出版社，2011.

[7] 黄祥成. 临床外科急诊学. 北京：科学技术文献出版社，2009.

[8] 钱义明，熊旭东. 实用急救医学. 上海：上海科学技术出版社，2013.

[9] 孙刚，刘玉法，高美. 院前急救概要. 北京：军事医学科学出版社，2013.

[10] 王丽云. 临床急诊急救学. 青岛：中国海洋大学出版社，2014.

[11] 楼滨城. 急诊医学. 北京：北京大学医学出版社，2012.

[12] 朱超云. 多器官功能衰竭58例临床分析. 江苏医药，2012，38（13）：1601－1602.

[13] 曹小平，曹钰. 急诊医学. 北京：科学出版社，2014.

[14] 左拥军. 临床常见急危重症的救治大全. 长春：吉林大学出版社，2012.

[15] 邢玉华，刘锦声. 急诊医学手册. 武汉：华中科技大学出版社，2014.

[16] 张文武. 急诊内科学. 北京：人民卫生出版社，2012.

[17] 刘大为. 实用重症医学. 北京：人民卫生出版社，2010.

[18] 宗建平. 急诊医师规范手册. 北京：人民军医出版社，2016.

[19] 杭燕南. 当代麻醉学（第二版）. 上海：上海兴界图书出版社，2011.

[20] 解建，李志强. 急危重病抢救技术. 海口：海南出版公司，2010.

[21] 张之南，沈悌. 血液病诊断及疗效标准. 北京：科学出版社，2013.

[22] 李春盛. 急诊医学高级教程. 北京：人民军医出版社，2010.

[23] 邱海波. 现代重症监护诊断与治疗. 北京：人民卫生出版社，2011.

[24] 阎锡新，蔡志刚，宋宁，张肖鹏. 呼吸内科急症与重症诊疗学. 北京：科学技术文献出版
    社，2013.

[25] 黄志俭. 呼吸与各系统疾病相关急危重症诊治通要. 厦门：厦门大学出版社，2014.

[26] 顾勇，范虹. 进性肾小球肾炎的发病机制. 内科急危重症杂志，2012.

[27] 闫丽影，黄景利. 心肺复苏技术与猝死急救成功率的相关性研究. 吉林医学，2013，34
    （28）：5872－6873.

[28] 孟庆义. 急诊临床思维. 北京：科学技术文献出版社，2010：346.

[29] 杜乃东. 心脏骤停心肺复苏60例临床分析. 山西医学教育，2011，9（2）：24.

[30] 赵宁，沙秀敏，孙又良. 现代危重病治疗学. 军事医学科学出版社，2010.

[31] 赖荣德，李奇林. 危重急症识别与处置. 北京：科学技术文献出版社，2009.

[32] 俞森洋. 现代呼吸治疗学. 北京：科学技术出版社，2013.